国家卫生健康委员会住院医师规范化培训规划教材

妇产科手术规范教程

配视频

主　编　王沂峰　狄　文
副主编　刘开江　孙大为　钟　梅　陈高文

人民卫生出版社
·北　京·

图书在版编目（CIP）数据

妇产科手术规范教程：配视频 / 王沂峰，狄文主编
. —北京：人民卫生出版社，2024.7（2025.4重印）
ISBN 978-7-117-35885-9

Ⅰ．①妇… Ⅱ．①王… ②狄… Ⅲ．①妇科外科手术
－规范－技术培训－教材②产科外科手术－规范－技术培
训－教材 Ⅳ．①R713-65

中国国家版本馆 CIP 数据核字（2024）第 024848 号

人卫智网	www.ipmph.com	医学教育、学术、考试、健康，购书智慧智能综合服务平台
人卫官网	www.pmph.com	人卫官方资讯发布平台

妇产科手术规范教程（配视频）
Fuchanke Shoushu Guifan Jiaocheng（Pei Shipin）

主　　编：王沂峰　狄　文
出版发行：人民卫生出版社（中继线 010-59780011）
地　　址：北京市朝阳区潘家园南里 19 号
邮　　编：100021
E - mail：pmph @ pmph.com
购书热线：010-59787592　010-59787584　010-65264830
印　　刷：中煤（北京）印务有限公司
经　　销：新华书店
开　　本：710×1000　1/16　　印张：19
字　　数：394 千字
版　　次：2024 年 7 月第 1 版
印　　次：2025 年 4 月第 3 次印刷
标准书号：ISBN 978-7-117-35885-9
定　　价：69.00 元

打击盗版举报电话：010-59787491　E-mail：WQ @ pmph.com
质量问题联系电话：010-59787234　E-mail：zhiliang @ pmph.com
数字融合服务电话：4001118166　E-mail：zengzhi @ pmph.com

编 者 名 单

编　者（按姓氏笔画排名）

丁永慧　宁夏医科大学总医院

马　颖　南方医科大学珠江医院

王　刚　四川省妇幼保健院

王　敏　中国医科大学附属盛京医院

王　颖　南方医科大学珠江医院

王子莲　中山大学附属第一医院

王玉东　上海交通大学医学院附属国际
　　　　和平妇幼保健院

王沂峰　南方医科大学珠江医院

王志坚　广州医科大学附属第三医院

王建六　北京大学人民医院

孔　亮　首都医科大学附属北京妇产医院

邓　浩　北京大学人民医院

卢淮武　中山大学孙逸仙纪念医院

付霞霏　南方医科大学珠江医院

朱　兰　北京协和医院

朱明玥　南方医科大学珠江医院

朱洪磊　南方医科大学珠江医院

任　常　北京协和医院

华克勤　复旦大学附属妇产科医院

向　阳　北京协和医院

庄良武　福建省人民医院

刘　红　电子科技大学附属肿瘤医院·
　　　　四川省肿瘤医院

刘　青　上海交通大学医学院附属仁济
　　　　医院

刘小红　珠海市第五人民医院

刘开江　上海交通大学医学院附属仁济
　　　　医院

刘风华　广东省妇幼保健院

刘翔宇　南方医科大学珠江医院

汤雅玲　厦门大学附属第一医院

孙大为　北京协和医院

李　敏　厦门大学附属第一医院

李　斌　首都医科大学附属北京安贞
　　　　医院

李玉宏　上海交通大学医学院附属国际
　　　　和平妇幼保健院

李肖璇　南方医科大学珠江医院

李映桃　广州医科大学附属第三医院

李佩玲　哈尔滨医科大学附属第二医院

李湘元　广东省妇幼保健院

杨　进　南方医科大学珠江医院

杨　芳　南方医科大学珠江医院

杨慧霞　北京大学第一医院

肖苑玲　南方医科大学珠江医院

吴小华　复旦大学附属肿瘤医院

吴艳欣　中山大学附属第一医院

3

狄　文　上海交通大学医学院附属仁济医院

邹冬玲　重庆大学附属肿瘤医院

宋　悦　中国医科大学附属盛京医院

张师前　山东大学齐鲁医院

张旭垠　复旦大学附属妇产科医院

张国楠　电子科技大学附属肿瘤医院·四川省肿瘤医院

张晓玉　南方医科大学珠江医院

张晓薇　广州医科大学附属第一医院

陈　坤　柳州市柳铁中心医院

陈　捷　福建省人民医院

陈小军　复旦大学附属肿瘤医院

陈高文　南方医科大学珠江医院

范　琼　上海交通大学医学院附属国际和平妇幼保健院

范江涛　广西医科大学第一附属医院

林仲秋　中山大学孙逸仙纪念医院

和小兵　泰安市妇幼保健院

周应芳　北京大学第一医院

郑友红　南方医科大学珠江医院

胡　君　北京大学第一医院

胡冬梅　南方医科大学珠江医院

哈春芳　宁夏医科大学总医院

钟　梅　南方医科大学南方医院

段　华　首都医科大学附属北京妇产医院

洪　莉　武汉大学人民医院

祝　颖　南方医科大学珠江医院

贺红英　柳州市柳铁中心医院

莫雯驭　南方医科大学珠江医院

夏志军　中国医科大学附属盛京医院

翁慧男　广东省妇幼保健院

凌　斌　中日友好医院

唐　郢　重庆大学附属肿瘤医院

黄林环　中山大学附属第一医院

崔曾营　南方医科大学珠江医院

梁　静　中日友好医院

梁志清　陆军军医大学第一附属医院

彭　超　北京大学第一医院

彭冬先　南方医科大学珠江医院

蒋　芳　北京协和医院

韩丽萍　郑州大学第一附属医院

韩娜娜　南方医科大学珠江医院

谢　咏　佛山市第一人民医院

楼微华　上海交通大学医学院附属仁济医院

黎　静　南方医科大学南方医院

潘石蕾　南方医科大学珠江医院

秘　书　李肖璇　南方医科大学珠江医院

　　　　郑友红　南方医科大学珠江医院

序

这是一部实用的妇产科手术教程。在数字化发展的时代，本书的出版，可谓恰逢其时。

对于妇产科手术，有三点值得强调：

第一，手术决策是决定性的，占成功手术的 75%。

所谓手术决策，包括对病史的全面复习，特别是妇产科相关问题的回顾，以及全身体格检查、妇产科检查、实验室和影像学检查的总结分析；讨论并确定手术的适应证、禁忌证、手术方式（甚至包括手术路径）、手术范围、术中可能遇到或可能发生的问题及处理方案，以及术后的随诊和处理等。

第二，手术技巧，是手术成功的重要组成部分，占成功手术的 25%。技巧是手术的技术与实施，包括基本的外科操作，也包括在实践和经验中升华的技能。

妇产科医生经过不断的实践，会形成自己的手术风格，那就是技巧。

第三，手术的规范化、个体化、微创化和人性化。

所谓"四化"，是手术的基本准则。规范化是规矩，是戒律，是手术决策的基础。近年来，已经制定了多种妇产科疾病和问题的临床诊治规范，其中也包括手术。因此，本书也是普及与推广规范化治疗的重要教程。个体化可以认为是技巧的基础。同样的疾病在不同的个体会有不完全相同的手术方式；同样的手术方式，也会因人因病而有所不同。微创化也是外科的基本准则，就是减少损伤。微创化不特指某种手术。人性化则是医学的本源，在任何时候，都不可忽略和小视，是手术的基本观念。

感谢主编及各位编著者的辛勤劳动，也感谢给我与各位同道交流的机会，亦恐难尽其详。

愿我们携起手来，共同努力，砥砺前行。

是为序。

郎景和
2024 年 5 月

前　言

住院医师规范化培训是学生成长为合格医生的必经之路。因此，规范化培训教材必不可少。2016年，国家卫生健康委员会住院医师规范化培训规划教材《妇产科学》问世，2020年再版。该书得到全国妇产科医师及住培医师的广泛好评。我们有幸参加了该书的编写，在细细品味它的编写理念、形式、内容和特点之后，感觉有些东西需要补充或完善，那就是妇产科手术这一部分。

手术在疾病诊治中的作用不言而喻。我们学习手术通常通过媒体、模拟和临床实践，但各有利弊。观看手术视频是学习手术操作常用的一种方式，如果再配文字加以描述说明则更为实用。所以，以手术视频为主的《妇产科手术规范教程》应运而生。

本书邀请了数十位国内在手术方面颇有建树的妇产科界专家编写，以国家卫生健康委员会住院医师规范化培训规划教材《妇产科学》为蓝本，以手术视频和手术文稿为主要内容，以住培医师及妇产科临床医师为主要读者对象。

全书共六篇，包括生育规划手术、产科手术、妇科手术、妇产科内镜简介、不孕症与辅助生殖手术和消毒铺单技巧，覆盖开腹手术、经阴道手术、腹腔镜手术和机器人手术等，力求向读者展示全系列的妇产科手术。所有手术视频均为编者亲自演示，且每个手术视频均配有手术文稿，读者不仅可从视频中观摩到手术细节，还可从手术文稿中学习手术的概念、适应证、禁忌证、术前准备、术中主要步骤、手术并发症等重要的围手术期知识。全书除介绍手术操作，更注重培养年轻医师的手术理念、手术准备的细节及手术并发症的应对策略。

最后，衷心感谢郎景和院士、曹泽毅教授、夏恩兰教授等的大力支持与帮助；感谢广西医科大学第一附属医院李大海、南方医科大学珠江医院何丽清、中国医科大学附属盛京医院金心、北京大学第一医院黄艳、中国医科大学附属盛京医院曾志在本书编写中的辛苦付出；感谢参与本教程编写的各位专家同道。

本教程虽然尽力做到教学性、规范性和完整性的统一，但由于编者经验有限，难免存在纰漏与不足，敬请广大读者提出宝贵的意见。

王沂峰　狄　文
2024年5月

目　录

第一篇

生育规划手术

第一章 节 育 手 术

宫内节育器放置术

（手术等级：1级）

宫内节育器放置术（视频）

一、适应证

1. 育龄期要求避孕。
2. 子宫腺肌病、腺肌瘤或子宫内膜息肉（上曼月乐环）。
3. 子宫纵隔切除术后预防宫腔粘连。
4. 无保护性生活后用于紧急避孕。

二、禁忌证

1. 妊娠或可疑妊娠。
2. 可疑人工流产不全或产后可疑胎盘残留。
3. 生殖道急性炎症。
4. 生殖器恶性肿瘤、生殖道畸形。
5. 宫颈过松、重度陈旧性宫颈裂伤或子宫脱垂。
6. 严重的全身疾病的急性期或发作期。
7. 不明原因引起的子宫出血。
8. 对铜等过敏者禁用含铜宫内节育器（intrauterine device，IUD）。

三、放置时间

1. 月经干净后 5 天内。
2. 人工流产术后经超声排除宫内残留后立即放置。
3. 哺乳期无月经来潮时放置前需排除妊娠。
4. 宫内已有节育器年限已满，需更换时，可在上个节育器取出时同时放置，也可在下次月经后放置。

四、术前准备

1. 充分告知患者上环的目的及手术过程,患者须签署手术知情同意书。

2. 阴道分泌物检查,排除阴道急性炎症。

3. 妇科检查,明确外阴、阴道及宫颈有无病变,双合诊明确子宫大小、位置。明确有无明显的子宫或宫颈疾病。

4. 妇科超声检查,明确有无子宫纵隔等不宜上环的情况存在。

5. 传染病检查,排除传染性疾病。

6. 排空膀胱。

7. 明确患者的适应证、禁忌证及所用节育器类型。

五、手术主要步骤

1. 患者取膀胱截石位。

2. 消毒外阴后铺单,行双合诊检查明确子宫大小、位置。

3. 放置阴道窥器,暴露宫颈,并采用碘伏棉球消毒阴道及宫颈。

4. 左手采用宫颈钳钳夹宫颈,并轻轻向外牵拉,右手持探针沿宫腔方向探查宫腔深度。

5. 对于宫颈口较紧的患者,可以采用宫颈扩张棒沿宫腔方向扩张宫颈后放置。可以从 3.5 号开始扩张,一般扩张至 5～6 号即可。扩张宫颈时,扩张棒刚好超过宫颈内口即可。

6. 放置 IUD 的方法

(1)T 形节育器:其外侧为一空心塑料鞘管,鞘管外部有刻度标记,并附着一个依据宫腔深度刻度进行滑动调整的外环;内侧为实心塑料推杆。T 形环在放置推杆的顶端,环尾端有尾线延伸至鞘管尾部开口。先将节育器两臂末端向下收拢送入鞘管内,然后根据宫腔深度调整好鞘管外部的滑动环,使之对应宫腔深度的刻度;左手牵拉宫颈钳固定宫颈,右手沿宫腔方向将鞘管顶端送入宫腔至鞘管外环位置后,左手固定鞘管,右手在鞘管尾部,前推内杆,使节育器脱出鞘管前端落入宫腔。左手捏住鞘管、右手捏住推杆同时外退,距离宫颈外口 0.5cm 处剪断节育环的尾丝。

(2)锚定式 IUD(吉妮环):探查宫腔形态和深度后,调整放置器套管外侧刻度定位器较宫腔深度长 0.5～1.0cm,左手牵拉宫颈钳,右手持放置器末端(放置过程中将针头缩至套管内),沿宫腔方向将放置器送入宫腔底部,右手轻推放置器,此时会有轻微突破感(患者可能诉突然疼痛感),将顶端的小线结置于宫底部肌层内后撤出宫腔,从放置器尾端解下尾线,轻轻拉住尾丝(切勿用力,仅使尾线稍有张力),距离宫颈外口 0.5cm 处或在宫颈管内剪断尾丝。

(3)宫形节育环:根据宫腔大小选择节育环型号。放置时,将节育环上缘正中卡

3

在上环叉处。右手将上环叉送至宫颈外口处，左手轻轻朝足侧牵拉宫颈钳，尽量使子宫呈水平位，将节育环缓慢送入宫底，轻轻撤掉上环叉，取下宫颈钳和阴道窥器。

（4）V形节育器：放置方法同T形节育器。

（5）多负荷节育器：放置方法同T形节育器，但放置时不需将两侧臂塞入套管，亦不需推进杆。

六、术后管理要点

1. 术后2周内禁止性生活及盆浴、泡温泉等。

2. 注意外阴卫生，保持外阴清洁干燥。

3. 上环后根据要求定期随访。

4. 上环后可能出现阴道少量出血、下腹坠胀感等不适。若出血量少于月经量，可予观察；若多于月经量，需及时就医。

（崔曾营）

经腹输卵管结扎术

（手术等级：2级）

010102

腹腔镜输卵管结
扎术（视频）

一、适应证

要求接受绝育手术且无禁忌证。

二、禁忌证

1. 24小时内两次体温达37.5℃及以上。

2. 全身状况不佳，如心力衰竭、血液病等，不能耐受手术。

3. 患有严重的神经官能症。

4. 各种疾病急性期。

5. 腹部皮肤有感染灶或有急、慢性盆腔炎。

6. 月经期。

三、术前准备

1. 积极治疗合并症或并发症，纠正患者一般情况。

2. 充分告知患者病情及风险，患者签署手术知情同意书。

3. 完善术前各项检查，如妇科检查。

4. 抽血查血常规、生化、凝血功能、传染病、血型等；行尿常规＋尿妊娠试验、大便常规检查；根据患者病情行其他相关检查。

5. 手术备血。

6. 肠道准备及抗生素皮试。

四、手术主要步骤

1. 一般准备 术前完善相关血液学检查、阴道分泌物检查、心电图等。患者取仰卧位，留置导尿管，常规进行腹部消毒，铺单，准备电刀、吸引器等器械，做好手术器械的布线工作。

2. 切口 下腹部横切口。

3. 暴露输卵管 清理腹腔内积血及羊水，探查双侧附件，将宫底部拨向对侧，在腹腔内填入生理盐水浸湿的大块纱布以阻挡肠管下移，同时向对侧填压宫底部，以暴露右侧输卵管全程，特别是峡部。

4. 结扎输卵管 主刀和助手分别用大拇指和示指提起输卵管峡部并向两侧捋，暴露输卵管系膜的无血管区后，用组织钳夹住输卵管峡部系膜无血管区，间距达2～3cm。轻提组织钳以固定输卵管，于两钳之间的输卵管背侧浆膜下注射生理盐水，使输卵管与其浆膜层分离，并使系膜血管远离输卵管。于输卵管背侧膨胀的浆膜处切开1.5cm，用小血管钳避开系膜血管轻轻分离并游离出该段输卵管2～3cm。小血管钳于游离的输卵管下引出两根4号丝线，分别交由术者和助手于分离段的两端打结。组织剪剪断两个线结之间的输卵管组织，再剪断靠近宫角侧的输卵管断端线结，保留输卵管远端打结的缝线，然后，用4号丝线在输卵管近端连续包埋缝合于切缘的两层浆膜内，而远端结扎留于浆膜外。

5. 手术野全面检查 全面检查无渗血、输卵管系膜无血肿后，将输卵管送回腹腔；同法处理对侧。清理腹腔，清点纱布、器械确保无误，检查子宫及双侧卵巢有无异常。

6. 关闭腹部切口 逐层缝合腹壁。

五、术中注意事项及要点

1. 密切监测患者生命体征。

2. 使用抽芯近端包埋法结扎输卵管，此法的优点是两断端有浆膜隔离，以后复通概率低，输卵管系膜内血管基本无损伤，成功率高，并发症少，是国内普遍采用的方法。

六、术中并发症及应对措施

输卵管系膜血肿：最常见的原因是水垫分离层次选择不当，分离时未及时处理出血点，导致输卵管系膜血管回缩后形成血肿。必要时可进行缝合处理。为避免上述情况，可精细分离输卵管系膜组织。

七、术后管理要点

1. 术后应用广谱抗生素有效预防感染。

2．注意观察体温、脉搏、呼吸、血压，以及小便的颜色和量。

3．早期活动预防粘连。

4．术后2周内禁止性生活。

（马　颖）

第二章　避孕失败的手术：人工流产术

（手术等级：1级）

人工流产术是对采用避孕方法失败的一种补救措施，是妊娠14周以内用手术终止妊娠的方法。可以分为负压吸引术和钳刮术。因避孕失败补救措施中的钳刮术与第二篇第一章第一节"钳刮术"相同，故此处不再赘述。以下重点讲解负压吸引术。

人工流产术（视频）

一、适应证

1. 在10周以内的妊娠，孕妇自愿要求终止妊娠且无禁忌证。
2. 因患有疾病或不宜继续妊娠。

二、禁忌证

1. 各种疾病的急性期。
2. 生殖系统急性或亚急性炎症，如阴道炎、宫颈炎、盆腔炎等，需治疗后方可手术。
3. 全身情况差，不能耐受手术。
4. 术前相隔4小时连续两次体温在37.5℃以上。

三、术前特殊性检查

1. 尿／血人绒毛膜促性腺激素（HCG）测定、妇科超声检查。
2. 阴道分泌物常规、血常规、凝血功能、传染病相关检查。
3. 其他，如有内外科基础合并症者，进行相应的检查。

四、术前准备

1. 患者准备
（1）详细询问病史及避孕史，确定孕周。
（2）签署知情同意书。
（3）测量血压、体温。
（4）术前排空膀胱。
2. 术者准备
（1）物品准备：负压吸引器、吸管、阴道窥器、宫颈钳、探针、宫颈扩张棒、刮匙、消毒物品。

（2）药品储备：子宫收缩药物、抢救药物、局部麻醉药物、镇静药等。

（3）戴口罩、帽子，洗手后戴无菌手套。

五、手术主要步骤

1. 患者取膀胱截石位。

2. 外阴及阴道消毒，行双合诊后更换无菌手套。

3. 铺单。

4. 用阴道窥器暴露宫颈，再次消毒宫颈及宫颈管口。

5. 用宫颈钳钳夹宫颈，探针探测宫腔长度及方向。

6. 宫颈扩张棒依次扩张宫颈。

7. 连接吸管至负压吸引器。

8. 负压吸引。顺子宫方向，将吸管伸入宫腔，当吸管送达宫底部，将吸管略向后退约 1cm，开动负压至 400～500mmHg（1mmHg=0.133kPa）时，开始顺时针或逆时针方向并上下移动吸宫腔 1～2 圈。折叠导管，在无负压的情况下取出吸管。

9. 探查术后宫腔深度。

10. 擦拭宫颈及阴道血迹，明确宫颈出血情况，消毒宫颈及阴道，取出宫颈钳及阴道窥器。

11. 检查吸出物。

12. 填写手术记录，记录出血量。

六、术中注意事项及要点

1. 术中严重的并发症为子宫穿孔，因此术中注意以下三点。

（1）术前明确子宫大小及位置。

（2）探针、宫颈扩张棒、吸管等进入宫腔时，都应顺着宫腔的方向。置入探针时动作缓慢、轻柔，如进入宫颈内口困难时，需适当变换探针方向，必要时可换最细的宫颈扩张棒尝试。用力均匀，避免暴力导致宫颈撕裂或穿孔。

（3）吸宫时避免吸引负压过大，如吸管将宫壁吸住，应解除负压（打开吸管的通气孔或将吸管与所连接的负压管分离），也可应用装有减压装置的吸引器。

2. 胎物残留是术后较常见的并发症，手术时需注意。

（1）吸引时先吸孕囊着床部位，可使孕囊较完整地被吸出，同时减少出血。

（2）孕囊较大嵌顿于宫颈口时，可用卵圆钳钳夹组织物并轻轻牵出。

（3）子宫前倾前屈明显、子宫畸形、宫角妊娠等，可在超声监测下手术。

七、术中并发症及应对措施

1. 出血 负压吸引术出血量超过 200ml，钳刮术出血量超过 400ml，称为人工流产出血。处理：同"钳刮术"。

2. 子宫穿孔 手术时突然有"无底洞"的感觉，或吸管进入的深度超过原来所测深度，要考虑子宫穿孔。处理：同"钳刮术"。

3. 人工流产综合征 在实行手术时，患者由于疼痛或宫颈刺激，突然出现心动过缓、心律不齐、血压下降、面色苍白、头晕、胸闷、大汗淋漓，严重者出现晕厥、抽搐等迷走神经兴奋的症状。处理：术中一旦发生，立即停止手术操作，膀胱截石位改为仰卧位，肌内注射或静脉推注阿托品。

4. 漏吸或空吸 手术时未吸出绒毛及胚胎组织称为漏吸。处理：再次行负压吸引术，必要时于超声监测下进行。原为异位妊娠，但被误诊为宫内妊娠而行人工流产术，称为空吸。须检查确定是否妊娠或为异位妊娠。

5. 宫颈裂伤、羊水栓塞等并发症同"钳刮术"。

八、术后管理要点

1. 术毕测量患者生命体征，观察1～2小时。

2. 休息2周。

3. 术后2周内禁止性生活及盆浴。

4. 必要时给予抗生素预防感染。

5. 指导避孕。

6. 手术2周后门诊复查。

（王　颖）

第二篇
产 科 手 术

第一章 妊娠并发症的手术

第一节 流产手术

刮 宫 术

（手术等级：1级）

刮宫术（视频）

一、适应证

1. 诊断性活组织检查。
2. 治疗不规则子宫出血。
3. 清除胚胎组织（用于人工流产术或治疗不完全性自然流产）。

二、禁忌证

1. 基础疾病状态不适合手术。
2. 急性、亚急性生殖器炎症或盆腔炎症性疾病。

三、术前特殊性检查

1. 妇科检查　监测血压等生命体征，明确外阴、阴道及宫颈有无病变，双合诊明确子宫大小、表面情况、活动度及与周边组织的关系。
2. 实验室检查　血常规、凝血功能等，行阴道分泌物检查，如白带常规。
3. 超声检查　明确子宫及双侧附件情况，明确盆腔有无其他占位性病变。

四、术前准备

1. 充分告知患者病情及风险，患者签署手术知情同意书。
2. 完善术前各项检查。
3. 若可能出现大出血情况，应术前输液、配血。
4. 疑有子宫内膜结核，应于月经前1周或来潮6小时内取材，检查前3天及术后第4天每天肌内注射链霉素0.75g及口服异烟肼0.3g，以防引起结核病灶扩散。

五、手术主要步骤

（一）一般刮宫术

1. 一般准备 排尿后，受检者取膀胱截石位，常规消毒外阴及阴道，铺单。进行双合诊复查子宫位置、大小及附件等情况。放置阴道窥器，暴露宫颈，再次消毒阴道穹窿及宫颈。

2. 固定宫颈及扩宫 以宫颈钳夹持宫颈前唇或后唇，向外牵拉使子宫呈水平位，用探针探查子宫位置和宫腔深度。宫颈扩张器扩张宫颈管，由小号到大号，一般从2~4号扩张至7~8号。

3. 刮宫 用小刮匙顺子宫方向进入宫腔达宫底，从宫底开始刮取内膜，达宫颈内口，按顺时针或逆时针方向依次刮取前壁→右侧壁（或左侧壁）→后壁→左侧壁（或右侧壁）→双宫角→宫底组织，直至遍及整个宫腔。收集全部组织送检。

4. 手术结束 清点器械及纱布等物品，用纱布拭净阴道，撤出宫颈钳。取出阴道窥器。

（二）分段诊刮术

操作前，先不探查宫腔深度，以免将宫颈管组织带入宫腔混淆诊断。用小刮匙自宫颈内口至外口顺序刮宫颈管1周，将所刮取组织置纱布上，然后刮匙进入宫腔刮取子宫内膜。刮出宫颈管黏膜及宫腔内膜组织分别装瓶、固定，送病理检查。

六、术中注意事项及要点

1. 分段诊刮时，若肉眼观察刮出物为可疑癌组织，则不需彻底刮宫，只要刮取组织足以供组织学诊断即可，以避免子宫穿孔、出血及癌细胞扩散。若肉眼观察未见明显癌组织，则应全面刮宫，以防漏诊。

2. 出血、子宫穿孔、感染是刮宫的主要并发症。有些疾病可能导致刮宫时大出血。应术前输液、配血并做好开腹准备。哺乳期、绝经后及子宫恶性肿瘤均应查清子宫位置并仔细操作，以防子宫穿孔。阴道出血时间长者，常有宫腔内感染，刮宫能促使感染扩散，术前、术后应给予抗生素。术中严格无菌操作。

3. 可疑子宫内膜结核者，刮宫时要特别注意刮取两侧子宫角部，因该部位阳性率较高。

4. 术者在操作时应避免反复刮宫，否则不但会伤及子宫内膜基底层，甚至还会刮出肌纤维组织，造成子宫内膜炎或宫腔粘连，导致闭经。

七、术中并发症及应对措施

1. 出血 若考虑为癌症病例，禁忌使用子宫收缩药物，而应考虑填塞或行动脉栓塞止血。

2. 子宫穿孔 发生率与术者操作技术及子宫本身情况（如哺乳期妊娠子宫、剖宫产后瘢痕子宫妊娠等)有关。手术时突然察觉"落空"感,或手术器械进入深度超过原来所测的深度,提示子宫穿孔,应立即停止手术。对于穿孔小,无脏器损伤或内出血,手术已完成者,可注射子宫收缩药物保守治疗,并给予抗生素预防感染。同时密切观察患者血压、脉搏等生命体征。若宫内组织未取净,应由有经验的医师避开穿孔部位,也可在超声引导下或腹腔镜监视下完成手术;若破口大、有内出血或怀疑脏器损伤,应开腹探查或腹腔镜检查,根据情况进行相应处理。

3.感染　可发生急性子宫内膜炎、盆腔炎等,应予以抗生素治疗,口服或静脉给药。

八、术后管理要点

合理支持治疗,积极预防感染;刮宫患者术后 2 周内禁止性生活及盆浴,以防感染;根据术后病理结果,制订后续治疗方案及随访计划。

（黎　静）

钳 刮 术

（手术等级：1级）

钳刮术（视频）

一、适应证

1.孕 10～14 周以内自愿要求终止妊娠而无禁忌证;孕 12 周及以上必须住院。
2.因某些疾病(包括遗传性疾病)不宜继续妊娠。
3.其他流产方法失败。

二、禁忌证

各种疾病的急性期、生殖器炎症、全身情况不良、不能耐受手术、术前体温两次都在 37.5℃以上,暂缓手术。

三、术前特殊性检查

1.妇科检查　测量体温、血压等生命体征,明确外阴、阴道及宫颈有无病变,双合诊明确子宫大小、表面情况、活动度及与周边组织的关系。
2.实验室检查　血常规、凝血功能、白带常规等。
3.超声检查　明确子宫及双附件情况。

四、术前准备

1.充分地病情及风险告知;术前应充分评估手术风险;签署手术知情同意书;完善术前各项检查。
2.宫颈准备(可选下列方法之一)

（1）机械扩张法：应用本法扩张宫颈，必须术前阴道冲洗用药 2～3 天。术前 24 小时将 1 根 16 号或 18 号专用无菌导尿管放入宫腔，剩余部分用无菌纱布卷住，将其置于阴道后穹窿；术前 24 小时用灭菌宫颈扩张棒或亲水棒扩张宫颈。

（2）药物准备（选其中之一）：术前 48 小时开始口服米非司酮 50mg，每天两次；术前 1～2 小时将卡孕栓 0.5～1mg 置入阴道后穹窿。

五、手术主要步骤

1. 一般准备　排尿后，患者取膀胱截石位。常规消毒外阴及阴道，铺单。进行双合诊复查子宫位置、大小及附件等情况。放置阴道窥器，暴露宫颈，再次消毒阴道穹窿及宫颈。

2. 固定及扩宫　用宫颈钳钳夹宫颈前唇或后唇，向外牵拉使子宫呈水平位。探针顺宫腔方向探查其深度。宫颈扩张器扩张宫颈管，由小号到大号，一般扩张到 10～12 号。

3. 卵圆钳破膜　将卵圆钳放入宫腔，破羊膜，排尽羊水。随后酌情应用子宫收缩药物。

4. 取胎盘及胎体　将卵圆钳沿子宫前壁或后壁逐渐滑入宫底；到达宫底后，退出 1cm，在子宫前壁、后壁或侧壁寻找胎盘附着部分；夹住胎盘（幅度宜小），左右轻轻摇动，使胎盘逐渐剥离，以便能完整地或大块地钳出胎盘；取胎体时，以保持胎儿纵位为宜，避免胎儿骨骼伤及宫壁。如妊娠月份较大，可先取胎体后取胎盘。

5. 刮宫及标本检查　用中号钝刮匙或 6～7 号吸管清理干净宫腔内残留组织；保留取出的胎块，手术结束时核对是否完整并送检；测量术后宫腔深度。

6. 手术结束　清点器械及纱布等物品，用纱布拭净阴道，撤出宫颈钳。取出阴道窥器。

六、术中注意事项及要点

1. 凡进入宫腔的任何器械，均严禁碰触阴道壁以防增加感染机会。

2. 胎儿骨骼通过宫颈时不宜用暴力，钳出时以胎体纵轴为宜，以免损伤宫体或宫颈管组织。

3. 扩宫颈口时用力均匀，以防宫颈内口撕裂。

4. 警惕出血及羊水栓塞。

七、术中并发症及应对措施

1. 出血　可在破羊膜流尽羊水后，宫颈注射缩宫素。

2. 子宫穿孔　应立即停止手术。穿孔小，无脏器损伤或内出血，手术已完成者，可注射子宫收缩药物保守治疗，并给予抗生素预防感染。同时密切观察血压、脉搏等生命体征。若宫内组织未取净，可在超声引导下或腹腔镜监视下完成手术，若破口大、有内出血或怀疑脏器损伤，应开腹探查或腹腔镜检查，根据情况进行相应处理。

3. 人工流产综合反应　发现症状应立即停止手术，给予吸氧，一般能自行恢复。严重者可加用阿托品 0.5～1mg 静脉注射/肌内注射。

4. 清宫不全　无明显感染征象，则行刮宫术，刮出物送病理检查。术后给予抗生素预防感染。若同时伴有感染，应控制感染后再行刮宫术。

5. 感染　可发生急性子宫内膜炎、盆腔炎等，给予抗生素治疗，口服或静脉给药。

6. 羊水栓塞　治疗包括抗过敏、抗休克等。

7. 远期并发症　有宫颈管粘连、宫腔粘连、慢性盆腔炎、月经失调、继发性不孕等。

八、术后管理要点

1. 在观察室卧床 30 分钟以上，若处于麻醉状态则卧床休息至完全清醒，注意出血等情况。

2. 术后口服抗生素预防感染；1 个月内禁止性生活及盆浴；指导避孕方法。

3. 如有异常情况，如阴道出血量多、出血时间过长、阴道脓性分泌物或发热等，随时就诊。

（黎　静）

第二节　妊娠期高血压疾病的治疗性手术

常规剖宫产术

（手术等级：2级）

020103

常规剖宫产术
（视频）

一、适应证

1. 胎儿窘迫　短期内不能经阴道分娩。

2. 头盆不称　绝对头盆不称或相对头盆不称经充分阴道试产失败。

3. 瘢痕子宫　2次及以上剖宫产手术后再次妊娠；既往子宫肌瘤切除术穿透宫腔。

4. 胎位异常　胎儿横位，初产足月单胎臀位（估计胎儿出生体重 >3 500g）及足先露。

5. 前置胎盘及前置血管，胎盘部分或完全覆盖宫颈内口及前置血管。

6. 双胎或多胎妊娠　第 1 个胎儿为非头位；复杂性双胎妊娠；连体双胎、三胎及以上的多胎妊娠。

7. 脐带脱垂　胎儿有存活可能，评估不能迅速经阴道分娩。

8. 胎盘早剥。

9. 孕妇存在严重合并症和并发症　如合并心脏病、呼吸系统疾病、重度子痫前期或子痫、急性妊娠期脂肪肝、血小板减少及重型妊娠期肝内胆汁淤积症等，不能承受阴道分娩。

10. 妊娠巨大儿　妊娠期糖尿病孕妇估计胎儿出生体重 >4 250g。

11. 孕妇要求的剖宫产。

二、禁忌证

没有绝对禁忌证，但要同时兼顾母亲和胎儿的风险和益处。

三、术前特殊性检查

1. 产科检查　监测血压等生命体征，测量宫高、腹围，产科四步触诊法及阴道检查等共同评估产程情况及胎儿大小。

2. 实验检查　抽血行血常规、生化、凝血功能、传染病、血型等检查，行尿常规检查。根据孕妇病情行其他相关检查。

3. 产科超声检查　了解胎儿大小、胎位、羊水量和胎盘等情况。

四、术前准备

充分地病情告知，如剖宫产手术指征及术前、术中和术后母亲和胎儿的并发症等，并签署手术知情同意书；麻醉前谈话：介绍麻醉方式及并发症，签署麻醉同意书；麻醉前 6～8 小时禁食、禁水；备皮、备血；留置导尿管；术前给予抗生素预防感染。

五、手术主要步骤

1. 一般准备　患者取仰卧位，椎管内麻醉后，用碘伏消毒皮肤，铺单。

2. 腹部切口选择　于耻骨联合上 2 横指（3cm）或下腹部皮肤皱褶水平略上切口，长约 12cm，逐层分离入腹，探查见子宫下段形成良好。

3. 子宫切口的选择　于子宫下段中上 1/3 处行横切口，长约 10cm，进入宫腔，于凸出的胎囊上刺破一小口，吸净羊水，避免羊水栓塞，娩出胎儿，组织钳钳夹子宫切口双侧角部。

4. 缩宫素的应用　胎儿娩出后吸净宫腔内羊水，给予缩宫素 20U 直接行子宫肌壁注射，新生儿交助产士及新生儿科医生，进行断脐、保暖、清理呼吸道等常规处理。

5. 胎盘娩出　控制性持续牵拉胎盘，胎盘娩出后仔细检查胎盘、胎膜是否完整。

6. 缝合子宫切口　0 号可吸收线缝合子宫切口，1/0 可吸收线加固缝合。

7. 缝合腹壁　①清理腹腔，检查双侧附件，检查是否有活动性出血、清点纱布和器械；②2/0 可吸收线连续缝合腹膜；③2/0 可吸收线间断缝合腹肌；④2/0 可吸收线连续缝合筋膜；⑤2/0 可吸收线间断缝合脂肪层；⑥4/0 Prolene 不可吸收线连续皮内缝合皮肤（术后 5 天拆线）。

六、术中注意事项及要点

1. 术中子宫下段形成良好时建议钝性分离打开子宫，这样可降低失血及产后出血的发生率。对于前置胎盘或胎盘植入的孕妇应避开胎盘附着部位酌情选择切口位置。

2. 不建议胎儿娩出后立即徒手剥取胎盘，除非存在较明显的活动性出血或 5 分钟后仍无剥离迹象。

七、术中并发症及应对措施

1. 膀胱损伤　术前留置导尿管，对于膀胱与子宫下段粘连者可剪开膀胱腹膜反折进而下推膀胱，如损伤，则行膀胱修补术。

2. 胎头娩出困难　可考虑产钳助产。

八、术后管理要点

密切监测生命体征、子宫收缩情况及阴道出血量，预防血栓形成，抗生素预防感染，常规复查血常规，腹部伤口护理，鼓励尽早下床活动。

（钟　梅）

二次剖宫产术

（手术等级：2 级）

020104

二次剖宫产术
（视频）

一、适应证

1. 存在一般的阴道分娩禁忌证，如前置胎盘、肩先露、骨产道异常、活动性生殖器疱疹等。

2. 前次子宫手术创伤严重、本次阴道分娩发生子宫破裂风险高，如前次为古典剖宫产。

二、禁忌证

没有绝对禁忌证，但要同时兼顾母亲和胎儿的风险和益处。

三、术前特殊性检查

1. 产科检查　监测血压等生命体征，测量宫高、腹围，产科四步触诊法及阴道检查等共同评估产程情况及胎儿大小。

2. 实验室检查　抽血行血常规、生化、凝血功能、传染病、血型等检查，行尿常规检查。根据孕妇病情行其他相关检查。

3. 产科超声检查了解胎儿的大小、胎位、羊水量和胎盘等情况。

四、术前准备

充分地告知患者病情，如剖宫产手术指征及术前、术中和术后母亲和胎儿的并发症，尤其盆腔粘连、胎盘粘连等风险，并签署手术知情同意书；麻醉前谈话，包括介绍麻醉方式及并发症，签署麻醉同意书；麻醉前 6～8 小时禁食、禁水；备皮、备血；留置导尿管；术前给予抗生素预防感染。

五、手术主要步骤

1. 一般准备　患者取仰卧位，椎管内麻醉后，用碘伏消毒皮肤，铺单。

2. 腹部切口选择　沿着原切口切除手术瘢痕，腹壁粘连紧密时应逐层锐性分离入腹，必要时切断腹直肌。若腹壁腹膜与子宫下段粘连严重，则锐性打开腹膜下推膀胱，充分暴露子宫下段。

3. 子宫切口的选择　于原切口上 1～1.5cm 处切开子宫肌层，进入宫腔，于凸出的胎囊上刺破一小口，吸净羊水，避免羊水栓塞，娩出胎儿，组织钳钳夹子宫切口双侧角。

4. 缩宫素的应用　胎儿娩出后吸净宫腔羊水，给予缩宫素 20U 直接行子宫肌壁注射，新生儿交台下助产士及新生儿科医生，进行断脐、保暖、清理呼吸道等常规处理。

5. 胎盘娩出　控制性持续牵拉胎盘，娩出后仔细检查胎盘、胎膜是否完整。

6. 缝合子宫切口　0 号可吸收线缝合子宫切口，1/0 可吸收线加固缝合。

7. 缝合腹壁　①要清理腹腔，检查双侧附件，检查是否有活动性出血、清点纱布和器械；②2/0 可吸收线连续缝合腹膜；③2/0 可吸收线间断缝合腹肌；④2/0 可吸收线连续缝合筋膜；⑤2/0 可吸收线间断缝合脂肪层；⑥4/0 Prolene 线连续皮内缝合皮肤，术后需要拆线；亦可采用 3-0 可吸收线进行缝合。

六、术中注意事项及要点

1. 如果腹壁腹膜与子宫下段粘连严重，则锐性打开腹膜下推膀胱，充分暴露子宫下段。

2. 不建议胎儿娩出后立即徒手剥取胎盘，除非存在较明显的活动性出血或 5 分钟后仍无剥离迹象。

七、术中并发症及应对措施

1. 膀胱损伤　术前留置导尿管，对于膀胱与子宫下段粘连者，可剪开膀胱腹膜反折进而下推膀胱，如膀胱损伤，则行膀胱修补术。

2. 胎盘粘连　人工剥离或锐性剥离完整后，及时肌内注射子宫收缩药物，如缩宫素、前列腺素、卡前列素氨丁三醇、卡贝缩宫素等，以减少宫缩乏力和产后出血的发生。

八、术后管理要点

密切监测生命体征、子宫收缩情况及阴道出血量，预防血栓形成，给予抗生素预防感染，常规复查血常规，腹部伤口护理，鼓励尽早下床活动。

（钟　梅）

第三节　产前出血的治疗性手术

凶险型前置胎盘并胎盘植入保留子宫的剖宫产术

（手术等级：4级）

凶险型前置胎盘
保留子宫的剖宫
产术（视频）

一、适应证

凶险型前置胎盘。

二、禁忌证

1. 患者及家属要求切除子宫。
2. 手术单位不能提供至少600ml红细胞悬液+600ml新鲜冰冻血浆。
3. 术中短时间出血2 000ml以上或生命体征不平稳。
4. 弥散性血管内凝血（DIC）。

三、术前特殊性检查

1. 产科检查　监测血压等生命体征，测量宫高、腹围，产科四步触诊法及阴道检查等评估产程情况及胎儿大小。
2. 实验室检查　抽血行血常规、生化、凝血功能、传染病、血型等检查，行尿常规检查。根据孕妇病情行其他相关检查。
3. 产科二维超声检查　了解胎儿的大小、胎位、羊水量和胎盘等情况。重点了解胎盘位置、与子宫瘢痕的关系、判断是否存在胎盘植入。确定胎盘上缘位置。
4. 产科三维超声检查　判断胎盘是否植入及植入范围和深度。
5. 磁共振成像（MRI）　必要时使用，判断胎盘上缘位置、胎盘是否植入及植入范围和深度。

四、术前准备

除常规剖宫产术前准备外，着重以下准备：①多学科会诊，包括产科、泌尿外科、麻醉科、重症医学科、输血科、妇科、新生儿科等;②确定手术预案,做好子宫全切准备和膀胱破裂修补术准备;③充分术前谈话,确认患者及家属保留子宫意愿,做好术中子宫切除告知并签字;④充分备血,600ml 红细胞悬液 +600ml 新鲜冰冻血浆,并确认能继续拿到红细胞及新鲜冰冻血浆;⑤选择腰麻,备全身麻醉。

五、手术主要步骤

1. 一般准备　患者取仰卧位,椎管内麻醉后,用碘伏消毒皮肤,铺单。

2. 腹部切口选择　腹部正中纵切口,长约 12cm,逐层分离入腹。

3. 探查与分离　探查子宫与腹壁、大网膜、肠管、膀胱粘连情况;分离子宫与腹壁、大网膜粘连,确保胎儿娩出后子宫能顺利翻出腹腔。

4. 下推膀胱　剪开膀胱反折腹膜,向两侧将膀胱反折腹膜切口横向延长至子宫下段两侧缘 0.5cm,钝性将膀胱下推至宫颈内口水平以下。剪开和延长膀胱反折腹膜切口及下推膀胱时如有血管断裂,则结扎血管。

5. 子宫切口的选择　触摸胎盘边缘,于胎盘上缘处行横切口,长约 10cm,进入宫腔,于凸出的胎囊上刺破一小口,吸净羊水,娩出胎儿,采用 6 把卵圆钳或组织钳钳夹子宫切口上下缘和双侧角;如胎盘覆盖子宫前壁面积较大,胎盘上缘近宫底或因胎盘上缘位置较高无法于上缘之上切开子宫,则选择能快速娩出胎儿的相应位置切开子宫,"胎盘打洞"娩出胎儿,并迅速用卵圆钳或组织钳一起钳夹子宫切缘和胎盘组织,避免破损胎盘快速出血。

6. 阻断子宫血供　胎儿娩出后吸净宫腔羊水,给予缩宫素 20U 直接行子宫肌壁注射,新生儿交助产士及新生儿科医生,进行断脐、保暖、清理呼吸道等常规处理。将子宫翻出腹腔,用 12～14 号橡胶导尿管在宫颈内口水平捆扎子宫下段。注意:①止血带内阻断的血管包括骨盆漏斗韧带、阔韧带内血管及子宫动脉;②作为止血用的导尿管要尽可能扎紧,以充分阻断子宫血供。

7. 胎盘娩出　沿胎盘边缘手剥胎盘,胎盘娩出后仔细检查胎盘、胎膜是否完整;如胎盘植入子宫前壁无法剥离,则先去除已剥离的胎盘,将植入部分胎盘留于子宫前壁。

8. 子宫前壁部分切除　胎盘完全娩出者,子宫前壁原瘢痕处往往仅残留菲薄浆膜,剪除此处菲薄浆膜;如胎盘植入子宫前壁,则沿残留胎盘边缘将胎盘与子宫前壁一起切除。

9. 清理宫腔　钝性或锐性清除宫腔内及宫颈管内残留胎盘组织。用 1-0 可吸收线间断或"8"字缝合宫腔内及宫颈内口附近可能出血的创面。放松止血用导尿管,确认宫腔内缝扎止血效果,对未能止血的出血点进行缝扎止血,确保宫腔及宫颈管内所有活动性出血点被彻底止血。如子宫下段出血点较多或缝扎止血困难,可使用宫腔止血球囊。

10. 缝合子宫切口　修剪子宫切口上下缘,双层连续缝合子宫切口。

11. 缝合腹壁　①要清理腹腔,检查双侧附件,检查是否有活动性出血、清点纱布和器械;②2/0可吸收线连续缝合腹膜;③2/0可吸收线间断缝合腹肌;④2/0可吸收线连续缝合筋膜;⑤2/0可吸收线间断缝合脂肪层;⑥4/0可吸收线连续皮内缝合皮肤。

六、术中注意事项及要点

1. 无论原手术切口是横切口还是纵切口,本次开腹均选择纵切口。

2. 进入腹腔后,如子宫与腹壁有粘连,则需先分离粘连。

3. 切开子宫前先下推膀胱是关键,目的是阻断子宫血供和子宫前壁部分切除预留空间。下推膀胱时要随时结扎断裂血管,避免术中血管持续出血。如胎盘植入至膀胱内使膀胱无法下推,则停止下推膀胱,待胎儿娩出后沿子宫下段浆膜层锐性分离膀胱,确保不损伤膀胱。

4. 避开胎盘附着部位酌情选择子宫切口位置;如无法避开胎盘,则行"胎盘打洞后"要迅速钳夹胎盘与子宫壁,尽量减少胎盘破损部位出血。

5. 子宫血供阻断前,禁止剥离胎盘。

6. 缝合子宫前需对宫腔和宫颈管内出血点彻底缝扎止血。

7. 术中及时输血。

8. 如术中出血较多,有子宫切除指征,则及时切除子宫。

七、术中并发症及应对措施

1. 膀胱损伤　术前留置导尿管,如膀胱损伤,则行膀胱修补术。

2. 胎头娩出困难　可考虑产钳助产。

八、术后管理要点

密切监测生命体征、子宫收缩情况及阴道出血量,纠正贫血,预防血栓形成,抗生素预防感染,常规复查血常规,腹部伤口护理,鼓励尽早下床活动。

(王志坚)

第四节　羊水量异常治疗性手术

超声引导下羊膜腔穿刺羊水减量术

(手术等级:2级)

超声引导下羊膜腔穿刺羊水减量术(视频)

一、适应证

1. 中重度羊水过多[中度羊水过多:12cm≤羊水最大暗区垂直深度(AFV)<16cm,重度羊水过多:AFV≥16cm]。

2. 孕妇有羊水过多压迫症状。

二、禁忌证

1. 体温超过 37.5℃。
2. 穿刺局部皮肤急性期感染。
3. 急性期的疾病，母体自身状态较差。
4. 有较频宫缩及其他先兆流产或早产征象。

三、术前准备

1. 完善术前各项基本检查，包括血常规、血型、感染性疾病筛查、凝血功能等。
2. 了解重要脏器功能情况（心电图、肝肾功能等）。
3. 超声确定 AFV。
4. 签署相关手术知情同意书等。
5. 备血。

四、手术主要步骤

1. 患者取仰卧或左侧 30°～45°卧位。
2. 术前常规超声检查胎儿发育、胎心、羊水量、胎盘位置与厚度等，注意有无宫缩。
3. 常规消毒铺单。
4. 选择脐下正中线或近中线且下方羊水池较深处为穿刺点，尽量避开胎盘。
5. 穿刺后接引流管（含延长管、三通旋塞、吸引管）和负压瓶（调节负压和负压抽吸）。

超声引导下采用 16G 或 18G 套管针经腹刺入羊膜腔，拔出针芯，见羊水溢出后，接好引流管和负压瓶，调节负压小于 0.04MPa。

6. 术后超声检查胎心、AFV 和胎盘。

五、术中注意事项与要点

1. 手术时间尽量控制在 30～40 分钟内，抽吸羊水总量一般不超过 5L，羊水减量标准为 AFV 降至正常范围（AFV<8cm）。
2. 术中注意羊水引流速度和羊水性状，注意孕妇一般情况和宫缩。

六、术中并发症及应对措施

1. 羊水引流不畅时，停止负压吸引并行超声检查胎盘和胎儿明确原因，变换孕妇体位或调节穿刺针方向。
2. 出现原因不明的血性羊水时立即拔针停止手术，进一步观察处理，必要时行超声检查胎盘和胎儿情况。

3. 孕妇出现头晕、气促等仰卧位低血压综合征症状时予以侧卧位、吸氧，必要时停止手术。

4. 孕妇出现宫缩频密时停止手术。

七、术后管理要点

1. 术后按压穿刺点，卧床休息。

2. 根据患者情况给予抗生素预防感染和宫缩抑制剂。

3. 术后注意孕妇宫缩、腹痛和胎心，第2天复查超声。

4. 如术后又出现中重度羊水过多或孕妇有自觉症状，可酌情再次行羊水减量术。

（王子莲　黄林环）

第五节　胎膜早破治疗性手术

羊膜腔灌注术

（手术等级：2级）

一、适应证

羊膜腔灌注术适用于妊娠合并早产或胎膜早破，羊水粪染、胎心率变异减速的羊水过少。在早产或胎膜早破及羊水过少患者中，用于预防脐带受压和继发的胎心率减速；对于胎心监护过程中发现胎心率变异减速的患者，羊膜腔灌注术可增加宫内羊水容量而减少脐带受压的可能性。羊膜腔灌注术能稀释已被胎粪污染的羊水，减少稠浊的羊水被胎儿吸入气管和肺部所引起的机械性阻塞和化学性感染。

二、禁忌证

1. 有先兆流产症状或宫颈管明显缩短。

2. 体温高于37.5℃。

3. 凝血功能异常。

4. 有急性盆腔炎或宫腔感染征象。

5. 胎儿畸形。

6. 子宫敏感。

7. 有妊娠合并症和并发症，如前置胎盘和胎盘早剥。

三、术前特殊性检查

1．测量生命体征。

2．术前检查，包括血常规、尿常规、肝肾功能、凝血功能、感染性疾病筛查、心电图等。

3．超声检查了解胎儿、胎盘及羊水等情况。

4．胎心监护。

四、术前准备

1．明确手术适应证，排除手术禁忌证。

2．若穿刺点位置较低，则手术区备皮。

3．手术器械准备、消毒。

4．将手术风险详细告知患者及家属并签署知情同意书。

五、手术主要步骤

1．一般准备　陪同孕妇进入手术室，超声引导下选择穿刺点，一般选择宫体部无胎盘附着区，要求穿刺后胎儿镜面对操作目标。常规消毒铺单，超声再次确定穿刺点。

2．穿刺及操作　于穿刺点在超声引导下行利多卡因局部麻醉。切开皮肤及皮下组织并刺破筋膜。助手协助固定子宫，经皮肤切口垂直穿刺套管针，进入羊膜腔后取出针芯，见清亮羊水流出后，如有进一步治疗需求，可换胎儿镜检查。观察宫内状况，根据操作目的实施手术，并录像。

3．手术结束　清点器械及纱布等物品，观察无出血后，可羊膜腔注射抗生素预防感染。观察孕妇30分钟左右，如无异常情况告知注意事项后将其送返病房。

六、术中注意事项及要点

1．严密监测母胎情况，注意胎动、胎心情况，监测体温、脉搏、宫缩及子宫压痛情况。

2．术中超声引导下穿刺点尽量避开胎盘及胎儿，尤其避开脐带插入处，对于无法避开的前壁胎盘尽可能取胎盘薄的区域。

3．无羊水时可先推注10～20ml 37℃生理盐水，若无明显阻力，且羊膜腔内出现雪花状漂浮物及液性暗区，可确认针尖进入羊膜腔。

4．结合灌注时孕妇自觉症状决定输液量，一般为300～500ml，输液目标为超声显示羊水指数超过8cm。

5．术毕穿刺部位局部压迫约30分钟。

七、术中并发症及应对措施

1. 术中出现孕妇生命体征不平稳,如血压低、脉搏细速和烦躁等,给予相应处理,并呼叫值班医生或上级医生到场参与抢救。

2. 如出现胎膜早破,针对足月者可给予积极引产,未足月者术中同时注入促胎肺成熟药物,术后抬高臀部,监测胎儿和羊水情况,若正常,则积极保胎治疗;如出现继发性羊水减少和胎儿窘迫,则及时给予剖宫产术。

3. 如出现胎儿窘迫,则立即停止操作,必要时行紧急剖宫产。

八、术后管理要点

术后一般不需要宫缩抑制剂,必要时可于术后即刻给予吲哚美辛栓 100mg 纳肛。术后仰卧 3~5 小时,观察生命体征、胎心及宫缩情况,观察伤口有无羊水渗漏及出血。术后 1 天复查超声了解胎儿状况。之后定期产前检查。双胎妊娠每 2~4 周复查超声。嘱孕妇若出现腹痛、阴道出血、阴道排液等不适时应急诊就诊。

(钟 梅)

第六节 早产的治疗性手术

宫颈环扎术

（手术等级：2级）

020107

宫颈环扎术（视频）

一、适应证

1. 单胎妊娠,既往于孕 34 周前有自发性早产史,本次孕 24 周前宫颈长度缩短<25mm。

2. 有 1 次或 1 次以上不明原因妊娠中晚期流产或早产史,排除宫缩发动、胎盘早剥等其他因素。

3. 体格检查时发现宫颈进行性扩张,无宫缩,无禁忌证。

二、禁忌证

流产或早产临产、胎膜早破、绒毛膜羊膜炎、阴道出血、胎儿窘迫、胎儿严重畸形或其他严重的妊娠并发症。

三、术前特殊性检查

1. 实验室检查 血常规、凝血功能、电解质、尿常规、白带常规、支原体和衣原体及阴道分泌物细菌培养等。

2. 超声检查　排除胎儿畸形,并了解宫颈管长度、宫颈内口宽度及胎囊楔形嵌入情况。

四、术前准备

充分地告知病情,如孕期手术易引起出血、未足月胎膜早破、流产、早产等,并签署手术知情同意书;完善术前各项检查;术前应先给予 3～5 天保胎治疗,适当使用镇静剂及子宫松弛剂;给予抗生素预防感染;术前、术后暂禁性生活。

五、手术主要步骤

经阴道手术方法种类较多,如 Shirodkar 法、McDonald 缝合法、Cautifaris 法等,以 McDonald 缝合法常用。McDonald 缝合法具体步骤如下。

1. 一般准备　孕妇取膀胱截石位,常规外阴及阴道消毒铺单,排空膀胱,放置阴道窥器,暴露宫颈,再次消毒阴道穹窿及宫颈。使用阴道拉钩充分暴露宫颈。

2. 用宫颈钳夹持宫颈向下牵引,用 10 号双股丝线,于膀胱附着稍下处,由宫颈 11 点处进针,穿入宫颈黏膜肌层,再于 10 点处穿出。

3. 用宫颈钳将宫颈向上牵拉,继续于宫颈 7～8 点、4～5 点、1～2 点处进行袋状缝合,间隔放置长约 0.5cm 的 12 号硅胶导尿管,防止丝线切割宫颈。

4. 拉紧缝线,将宫颈管缩小到 5～10mm,在阴道前穹窿处打结,结扎紧固程度以容纳一个指尖为宜。

5. 手术结束　清点手术器械和纱布等物品,用纱布拭净阴道,除去宫颈钳,取出阴道拉钩。

六、术中注意事项及要点

1. 缝针穿过宫颈应包括足够的宫颈基质,但深度不要穿透宫颈管,避免刺破胎膜。对宫颈口开大者,针距为 1.5cm,进针深度以达宫颈组织内 2mm 为宜。

2. 环扎部位在不损伤膀胱的基础上尽量靠近宫颈内口,增加宫颈的支持力,阻止宫颈口扩张。

3. 若术中宫口已扩张,羊膜囊不同程度凸向阴道,则取头低足高位,对于脱出较少、较浅者,可以用含生理盐水的纱布遮盖于羊膜囊上,使用阴道拉钩暴露宫颈边缘的一个象限,再用无齿卵圆钳牵拉暴露的宫颈边缘进针;对于羊膜囊突出较大者,可将 Folly 氏导尿管置于宫颈管,充水后将胎囊上推,术毕将导尿管水囊排空,取出。如宫颈薄,可双重缝线加固。

七、术中并发症及应对措施

1. 胎膜早破　当羊膜囊脱入宫颈管时,术中可能刺破羊膜囊而导致医源性胎膜早破，阴道异物诱发感染亦可引起胎膜早破；由于胎膜早破增加绒毛膜羊膜炎和新生儿感染的机会，故发生胎膜早破后，建议拆除环扎线。

2. 感染 阴道内异物是发生炎症及感染的高危因素，推荐在经阴道宫颈环扎术后给予长效广谱抗生素治疗预防感染。

八、术后管理要点

术后卧床休息，预防便秘；继续用子宫松弛剂，应用抗生素预防感染；定期复查感染指标及宫颈长度；无异常者于妊娠 36～37 周拆除宫颈环扎线，有分娩征兆及合并症者应尽早入院治疗，若无法继续维持妊娠应及时将宫颈环扎线拆除。

（钟　梅）

第七节　过期妊娠的治疗性手术

宫颈球囊扩张引产术

（手术等级：2级）

宫颈球囊扩张引产术（视频）

一、适应证

宫颈成熟度 Bishop 评分 <6 分，有引产指征并排除阴道分娩禁忌证及生殖道感染性疾病的引产妇。

二、禁忌证

1. 胎位异常、骨盆绝对狭窄、中央型前置胎盘、胎膜前置血管、胎儿耐受能力差、孕妇合并有严重的内外科疾病如心肺功能异常等不能经阴道分娩。

2. 胎膜早破、严重阴道炎症、乙型溶血性链球菌感染等活动性生殖道感染性疾病。

三、术前特殊性检查

1. 产科检查 监测血压等生命体征，测量宫高、腹围，产科四步触诊法等共同评估胎儿大小。骨盆内外测量、进行宫颈成熟度 Bishop 评分及再次确认胎先露及胎位，行胎心监护了解胎儿宫内情况，评估经阴道分娩的可能性。

2. 实验室检查 抽血行血常规、生化、凝血功能、传染病、血型等检查；行阴道分泌物检查，如白带常规、乙型溶血性链球菌检查。根据孕妇病情行其他相关检查。

3. 产科超声检查 了解胎儿的大小、胎位、羊水量和胎盘等情况，进一步评估经阴道分娩的可能性。

四、术前准备

1. 仔细核对孕妇基本信息及引产指征,充分了解孕妇病情。

2. 行胎心监护了解胎儿宫内状况。

3. 再次评估孕妇宫颈条件,并排除胎膜早破。

4. 告知孕妇及其家属宫颈球囊扩张引产术可能的风险并签字。

5. 物品准备:宫颈球囊 1 个;200ml 生理盐水;水囊引产包(长钳 1 个;宫颈钳 1 个;阴道窥器 1 个;无菌单);50ml 注射器 1 个;消毒液或消毒棉球;无菌纱布若干;医用润滑液;无菌手套 1 双。

五、手术主要步骤

1. 一般准备　排空膀胱,在妇检床上,孕妇取膀胱截石位。常规外阴消毒铺单,阴道窥器暴露宫颈口,消毒阴道穹窿及宫颈,宫颈钳在宫颈口 11 点方向钳夹固定宫颈口,左手扶持阴道窥器及宫颈钳。

2. 放置球囊 1　右手持长钳夹住一段球囊经宫颈口送入,有较明显阻碍后,向红色管口注射 40ml 生理盐水,轻拉球囊管向外,有阻碍感后向绿色口输注 20ml 生理盐水,松开宫颈钳,退出阴道窥器。

3. 放置球囊 2　阴道检查,明确阴道球囊在阴道内,宫颈内口球囊在宫颈内侧后,分别向红色、绿色管口输注 20ml 生理盐水至两个球囊容量为 80ml 生理盐水,用纱布包裹管口端后固定于一侧大腿。

4. 手术结束,清点手术器械和纱布等物品,用纱布拭净外阴。

六、术中注意事项及要点

注意严格无菌操作;合理指导孕妇体位;关注孕妇一般情况,照顾孕妇心理情绪,适时鼓励并安慰孕妇。

七、术中并发症及应对措施

1. 胎膜早破　禁止放置球囊,卧床待产;行胎心监护了解胎儿宫内情况,给予抗生素预防感染,酌情静脉滴注缩宫素引产。

2. 大量阴道出血　寻找出血原因,若为宫颈等软产道损伤等原因,可适当压迫止血;若仍有大量流血应怀疑是否为胎盘早剥紧急情况,应及时终止妊娠。

八、术后管理要点

1. 再次行胎心监护了解胎儿宫内情况,若无异常病房待产。

2. 向孕妇交代术后可自由下床活动,不需额外看护,若出现阴道流液、大量阴道出血、球囊脱落、严重不适反应（疼痛、发热）等异常情况，应及时通知医护人员。

3. 放置 12 小时后如无宫缩出现，取出球囊后再次评估宫颈条件后半小时内催产素引产。

（黎　静）

第二章 异常分娩的治疗性手术

第一节 产力异常手术

阴道助产术（产钳）

（手术等级：2级）

阴道助产术（产钳）（视频）

一、适应证

第二产程延长、胎儿窘迫、母体因素需缩短第二产程（如中枢神经系统疾病、循环和呼吸系统疾病、自主反射障碍的脊椎损伤等基础疾病等）、臀位后出头困难、胎头吸引失败，确认为无头盆不称或头先露位于坐骨棘平面下2cm。

二、禁忌证

1. 相对禁忌证　头先露水平≤+1cm、胎头为枕横位，无法通过手法复位至正枕前位或正枕后位。

2. 绝对禁忌证　非纵产式或胎方位或胎头高低不清楚、胎头未衔接、前置胎盘、血管前置；宫口未开全、骨盆狭窄或畸形、胎儿凝血功能障碍（血友病、同种免疫性血小板减少症等）、胎儿成骨不全，严重胎儿宫内窘迫，产钳术估计无法立即分娩。

三、术前特殊性检查

1. 产科检查　监测产妇血压等生命体征，测量宫高、腹围，产科四步触诊法等评估胎儿大小，测量骨盆内径线，了解头盆关系。

2. 实验室检查　行血常规、生化、凝血功能、传染病、血型等检查；行尿常规、大便常规检查；行阴道分泌物检查，如白带常规、乙型溶血性链球菌。根据孕妇病情行其他相关检查。

3. 产科超声检查　了解胎儿大小、胎位、羊水量和胎盘等情况，进一步评估经阴道分娩的可能性。

4. 阴道检查　必要时联合产时超声，了解胎方位、头先露下降的程度、宫口开大情况、产瘤情况、阴道及会阴情况。

5. 产程情况分析　评估产妇各段产程时间、了解胎心监护情况、评估宫缩频率强度及持续时间等,评估采取产钳助产的时间节点。

四、术前准备

向产妇及家属充分告知阴道产钳助产的必要性和风险并获得知情同意签字,配备经验丰富的助产士、产科医生,通知新生儿科医生到场。

五、手术主要步骤

1. 产妇取膀胱截石位,外阴消毒铺单,排空膀胱,持续胎心监护,留置静脉套管针,准备新生儿复苏。

2. 确定宫口开全,胎膜已破;进一步核实胎先露下降水平、胎方位和宫缩期间胎头下降的冲力。

3. 双侧阴部神经阻滞麻醉或持续性硬膜外阻滞麻醉,行左侧会阴切开术(必要时);检查产钳,并在产钳的母体面涂抹润滑剂。

4. 以标准的手法依次放置产钳。左叶产钳:左手以执笔式持左叶钳柄,右手引导钳叶垂直向下,凹面朝前,置于阴道后壁与胎头之间,右手将产钳推送入阴道,左手顺势向下推送产钳,使左前叶达胎头左侧耳前面颊部,助手固定左叶产钳;右叶产钳:右手持右叶产钳同前,左手中指、示指伸入胎头与阴道后壁之间,引导右叶产钳进入到左叶产钳相对应位置。然后顺利扣锁产钳;如扣钳困难,说明两叶放置位置不当,应重新取出两叶产钳,分析原因并再次检查胎方位后重新放置产钳。

5. 再次行阴道检查,核实产钳位置,钳叶与胎头之间有无产道软组织或脐带样组织。

6. 宫缩时,术者合拢产钳柄沿骨盆方向向外、向下缓慢牵拉。

7. 待胎儿枕隆突(枕前位)或鼻骨(枕后位)到达耻骨后,胎儿额部开始露出阴道口时,术者所握持的产钳手柄需略向上发力以协助胎头仰伸。

8. 待胎儿双顶径娩出时,术者需朝上先轻柔地撤除产钳右叶,再撤除产钳左叶。随后协助胎儿肩部及躯干等部位娩出。

9. 胎儿、胎盘娩出后,依次检查宫颈、阴道有无裂伤和血肿,以及会阴切口延裂程度及出血情况,然后采用可吸收线进行逐层缝合。会阴缝合后注意行肛管检查,排除缝线有无穿透直肠黏膜层。

六、术中注意事项及要点

1. 密切监测胎心情况和合理使用缩宫素加强宫缩强度,指导产妇合理用力,避免软产道裂伤。

2. 根据胎方位、胎头下降程度选择合适的产钳。注意如果为枕横位,需要术者徒手转为枕后位或枕前位方可上低位产钳。

3.产钳位置要放置正确,扣锁困难时要检查产钳是否放置到位、胎方位是否异常、产钳与胎头之间是否有软组织嵌入等因素,必要时需要取出产钳查找原因后再次置入。

4.最好在宫缩强度最大时牵拉产钳,同时指导产妇屏气用力,以减小产钳牵引力。当出现紧急情况急需娩出胎儿时,也可在宫缩间歇期进行产钳牵拉。如在宫缩期间未能实现胎头娩出,则可在宫缩间隙期,松解产钳根部的交锁处,以减轻对胎头的挤压。

5.注意牵引方向应与产轴一致。当枕后位时,水平牵拉后向外用力;当前额或鼻根部到达耻骨联合下缘时,以此为支点,略抬高钳柄使枕部缓缓自会阴部娩出。然后再稍向下牵拉。

6.防止产钳滑脱,注意会阴保护。产钳扣合困难或滑脱及助产失败时应采用剖宫产。

七、术中并发症及应对措施

1.产妇会阴部疼痛,持续硬膜外麻醉不足时,可追加局部阻滞麻醉。

2.产妇软产道裂伤(宫颈、阴道壁或会阴)、胎儿头部及头皮损伤、胎儿颅脑骨折,应严格把握产钳助产的操作适应证和必备条件,正确轻柔操作,产钳位置放置得当,牵引时机把握正确。

3.密切监测胎心及孕妇生命体征情况,实施产钳助产技术者须为操作熟练者,或富有经验的上级医生在场;新生儿科医生也应在场,随时准备实施新生儿复苏。

4.如出现胎儿窘迫、助产失败,立即放弃产钳助产,转行紧急剖宫产。

八、术后管理要点

注意孕妇会阴伤口的护理及有无阴道壁血肿、排尿困难;注意新生儿有无出现面瘫、抽搐、锁骨骨折、头皮损伤等情况,新生儿遵医嘱肌内注射维生素 K_1。注意随访产妇盆底恢复情况。

(潘石蕾　陈高文)

阴道助产术(胎头吸引)

(手术等级:2级)

阴道助产术(胎头吸引)(视频)

一、适应证

第二产程延长、胎儿窘迫、母体因素需缩短第二产程(如中枢神经系统疾病、循环和呼吸系统疾病、自主反射障碍的脊椎损伤等基础疾病及瘢痕子宫等)。

二、禁忌证

1.相对禁忌证　胎头位置不佳、需胎头旋转 >45° 方能正确放置胎头吸引进行助产。

2.绝对禁忌证 横位、臀位或面先露、胎方位不清楚、胎头未衔接、宫口未开全、胎膜未破、胎儿凝血功能障碍（血友病、同种免疫性血小板减少症等）、胎儿成骨不全等。

三、术前特殊性检查

1.产科检查 监测血压等生命体征，测量宫高、腹围，产科四步触诊法等评估胎儿大小，骨盆内测量了解头盆关系。

2.实验室检查 行血常规、生化、凝血功能、传染病、血型等检查；行尿常规、大便常规检查；行阴道分泌物检查，如白带常规、乙型溶血性链球菌检查。根据孕妇病情行其他相关检查。

3.产科超声检查 了解胎儿的大小、胎位、羊水量和胎盘等情况，进一步评估经阴道分娩的可能性。

4.阴道检查 必要时联合产时超声明确胎方位、头先露下降的程度、宫口开大情况、产瘤情况、阴道及会阴情况。

5.产程情况分析 评估产妇各段产程时间、了解胎心监护情况和评估宫缩频率强度及持续时间等，评估采取胎吸助产的时间节点。

四、术前准备

充分告知产妇阴道胎头吸引助产的必要性和风险并获得知情同意的签字，配备经验丰富的助产士、产科医生，通知新生儿科医生到场。

五、手术主要步骤

1.一般准备 产妇取膀胱截石位，会阴消毒铺单，排空膀胱，持续胎心监护，留置静脉套管针，准备新生儿复苏。

2.阴道检查 确定宫口开全，胎膜已破；进一步核实胎头骨质部分与坐骨棘水平的关系、胎方位。

3.双侧阴部神经阻滞麻醉或持续性硬膜外阻滞麻醉，必要时行左侧会阴切开术；检查胎头吸引器。

4.放置胎头吸引器 在吸杯外侧涂抹润滑剂，吸杯放置时避开囟门，置于矢状缝之上，两个囟门之间的区域。

5.再次徒手阴道检查，核实胎头吸引器位置，排除吸引杯缘与胎头之间有产道软组织嵌入。调整吸引器牵引横柄与胎头矢状缝一致，以作为旋转胎头的标记。

6.胎吸装置形成负压。负压达 200～300mmHg（胎头位置较高时酌情增加负压），宫缩时，沿骨盆轴方向，向下、向外缓慢牵拉。待胎儿枕隆突（枕前位）或鼻骨（枕后位）到达耻骨后，释放胎吸负压，拆除胎吸装置。

7.胎儿、胎盘娩出后，依次检查宫颈、阴道有无裂伤及会阴切口，然后逐层缝合。会阴缝合后注意行肛门检查,检查是否有透线。

六、术中注意事项及要点

1. 密切监测胎心情况;指导产妇合理用力,避免软产道裂伤。

2. 胎头吸引器位置要放置正确,吸引器压力适当。胎头娩出阴道口时,应立即解除负压,取下吸引器。

3. 牵拉吸引器,最好配合宫缩,利用产妇自身产力以减小牵引力。牵引时间不宜过长,一般20小时内结束分娩。

4. 注意牵引方向应与骨盆轴一致;牵引过程中如有滑脱,可重新放置,但一般不超过2次,如牵引失败应改用产钳助产或剖宫产。

5. 注意会阴保护,软产道裂伤时及时缝合。

七、术中并发症及应对措施

1. 产妇会阴部疼痛,持续硬膜外麻醉不足时,可追加局部阻滞麻醉。

2. 产妇软产道裂伤(宫颈、阴道壁或会阴等)、胎儿头部及头皮损伤、胎儿颅内血肿,应严格把握胎吸的操作适应证和必备条件,正确轻柔操作,胎头吸引器位置放置得当,牵引正确。

3. 密切监测胎心及孕妇生命体征情况,实施胎吸助产技术者须为操作熟练者,或富有经验的上级医生在场;新生儿科医生应在场,随时准备实施新生儿复苏。

4. 如出现胎儿窘迫、反复滑脱、牵引失败,改用产钳助产或行剖宫产。

八、术后管理要点

注意产妇会阴伤口护理及有无排尿困难、阴道壁血肿等;密切观察新生儿有无颅内出血、头皮血肿、产瘤、高胆红素血症,帽状腱膜下有无血肿;新生儿静卧,避免搬动,注意头部;新生儿遵医嘱肌内注射维生素 K_1。

(潘石蕾　陈高文)

第二节　臀先露手术

臀位剖宫产术

(手术等级:2级)

020203
臀位剖宫产术
(视频)

一、适应证

有剖宫产指征的臀先露或足先露。

二、禁忌证

同"常规剖宫产术"。

三、术前特殊性检查

1. 产科检查 监测血压等生命体征,测量宫高、腹围,产科四步触诊法及阴道检查等评估胎儿大小及确定胎方位为臀位。

2. 实验检查 抽血行血型、血常规、生化、凝血功能、传染病等检查,行尿常规检查。根据孕妇病情进行其他相关检查。

3. 产科超声检查 了解胎儿的大小、胎位、胎姿势、羊水量和胎盘等情况。

四、术前准备

同"常规剖宫产术"。

五、手术主要步骤

1. 一般准备 产妇取仰卧位,麻醉后,消毒皮肤,铺单。

2. 腹部切口选择 一般情况下,取腹部耻骨上横切口(或下腹正中切口),长约12cm,逐层切开,分离入腹。

3. 子宫切口的选择 进腹腔后,提起并剪开膀胱反折腹膜,横向向两侧延长。钝性下推膀胱暴露子宫下段3~4cm。避开膀胱,在子宫下段处先作长2~3cm横切口,切开子宫肌层,注意避免损伤胎儿。用子宫剪向切口两侧延伸,形成弯度向上的弧形切口长约10cm(根据胎儿大小调整)。也可伸入手指顺纤维方向钝性分离子宫切口。于凸出的胎囊上刺破一小口,吸羊水。

4. 娩出胎儿 单臀先露时,有两种方法娩出胎臀。一种是抬出法:用一手沿胎背滑入胎臀,手指和手掌向上轻抬胎臀至切口,助手轻压宫底,先娩出部分臀部;另一种是钩出法:术者一手进入宫腔,沿胎背到胎臀的后下方,示指指端钩住胎儿屈曲的腹股沟,另一手的示指伸入宫腔,指端钩住胎儿屈曲的前腹股沟,双手配合,轻柔地将胎臀牵拉至子宫切口,并娩出。

然后用双手中指、示指分别钩住胎儿的腹股沟,娩出胎儿臀部后,以纱布包裹胎儿下肢与躯体,尽量保持胎儿下肢伸直贴合腹部,向外平行牵拉娩出胎儿躯干。对于混合臀先露的胎儿可以采用提足法娩出,即术者一手进入宫腔,找到胎足,中指置于两足之间,示指和无名指分别放在胎足外侧,夹持双足,向外稍向上轻轻牵出胎儿足部与下肢,并在牵引过程中旋转成骶前位用纱垫包裹后娩出胎儿躯干。

娩出胎儿躯干后,以洗脸式娩出胎儿上肢,即依次轻柔向胎背旋转胎儿,使胎儿肩部下降至子宫切口,使胎儿肩部与切口垂直,继续旋转胎儿,助手帮助胎儿上肢以肩关节为支点从外向里,在胎儿前胸滑出切口,同法处理胎儿对侧上肢。以洗脸式先后娩出肩及上肢。

使用 mauriceau 手法娩出胎儿头部，国内亦称骑马式：术者将胎体骑跨在右前臂上，同时右手中指伸入胎儿口中，示指与无名指放于胎儿颧骨上保持胎头俯屈状态；先向下牵拉，同时助手在宫底施以适当压力。当胎儿枕部到达子宫切口上缘时，一边向外牵拉，一边逐渐将胎体上举，以枕部为支点，使胎儿颏、面、额部相继娩出。

胎儿娩出后吸净宫腔内的羊水，给予缩宫素 10～20U 直接子宫肌壁注射和 / 或将缩宫素 20U 加入 500ml 晶体液中静脉滴注。

5. 胎盘娩出　鼠齿钳或卵圆钳钳夹子宫切口两边侧角和上下缘。按摩子宫促进胎盘娩出。胎盘娩出后仔细检查胎盘、胎膜是否完整。用纱布擦拭宫腔清除胎膜、胎脂和凝血块。

6. 缝合子宫切口　双层连续缝合子宫切口。注意切口两边侧角的缝合，缝合应于切口侧角外 0.5～1.0cm 开始；第一层用 1/0 可吸收线全层连续缝合，第二层用 1/0 可吸收线连续褥式缝合包埋切口。

7. 缝合腹壁　①检查双侧附件，清理腹腔，再次检查子宫切口是否有活动性出血，清点纱布和器械；②1/0 可吸收线连续缝合腹膜；③1/0 可吸收线间断缝合腹肌；④1/0 可吸收线连续缝合筋膜；⑤2/0 可吸收线间断缝合脂肪层；⑥4/0 可吸收线连续皮内缝合皮肤。

8. 新生儿的处理　进行断脐、保暖、清理呼吸道等常规处理。

六、术中注意事项及要点

1. 有良好的麻醉，术前对胎儿大小应有充分的评估，腹部与子宫切口应足够大，避免因切口过小，嵌卡胎体，造成胎儿软组织挫伤、皮下出血。

2. 当子宫下段形成不良时，子宫切口两端弧形向上延伸，可防止辅助分娩时导致切口延裂，引起大出血。必要时采用 J 形切口，紧急情况下可采用倒 T 形切口。

3. 胎儿臀部比头部柔软，特别在羊水量不多的情况下，胎臀紧贴子宫肌层，宜逐层切开子宫，避免使用刀尖戳、切肌层，避免误伤胎儿。

4. 娩出胎儿时，应按照臀牵引的机制进行操作，避免损伤胎儿。

5. 足先露者，应将手探入宫腔夹持双足，沿水平向上牵拉出切口后，改用纱布包裹胎儿躯干进行牵拉，尽量避免单足持续牵引造成骨折或软组织挫伤。

6. 股骨上、中 1/3 交界处着力薄弱点是骨折好发处，因此，牵拉胎儿时需尽量减少在股骨用力，双手握持髋关节处为主要着力点。

7. 为避免胎儿上肢损伤，以洗脸方式娩出手臂时，切忌硬拽手臂，避免上肢骨折、臂丛神经损伤等后果。

七、术中并发症及应对措施

1. 后出头困难　娩胎头时避免操之过急，可一手伸入宫腔内俯屈胎头，另一手向耻骨方向牵引胎头，牵引到胎头枕骨部位在子宫切口下方时，顺势将整个胎体翻出。若胎头嵌顿在宫腔内，可考虑延长子宫切口或取倒 T 形切口。

2. 新生儿长骨骨折的处理　当发生胎儿娩出困难，尤其可闻及骨摩擦音时，建议胎儿出生后及时进行详细检查，必要时进行 X 线摄片检查。若新生儿长骨骨折得以早期处理，大多无远期后遗症。

八、术后管理要点

密切监测生命体征、子宫收缩情况及阴道出血量，纠正贫血，预防血栓形成，抗生素预防感染，术后常规应用缩宫素，必要时复查血常规、尿常规，根据麻醉方式和胃肠功能恢复情况安排饮食，无膀胱损伤者术后次日可拔除导尿管，腹部伤口护理，鼓励尽早下床活动。

（王子莲　吴艳欣）

第三章　分娩期并发症：产后出血的治疗性手术

经阴道宫腔 Baki 球囊压迫术

（手术等级：1级）

020301

宫腔 Baki 球囊
压迫术（视频）

一、适应证

产后出血，当促进子宫收缩的药物及双手压迫子宫法、缝合压迫子宫法不能控制出血时，采用宫腔 Baki 球囊压迫术（经阴道）。

二、禁忌证

1．对球囊设备任何成分过敏的产后患者。

2．进行球囊填塞可能无效的临床情况（如盆腔血管出血、宫颈或阴道创伤出血）。

3．进行球囊填塞的子宫存在异常情况：疑似子宫破裂、宫颈癌及阴道、宫颈或子宫化脓性感染。

三、术前准备

1．评估病情　当预期或已发生产后出血时，排除宫颈、阴道裂伤、胎盘因素导致的出血后应考虑放置球囊。

2．物品准备　一次性导尿管 1 个；无菌盆 1 个；生理盐水 500ml；聚维酮碘；长敷料钳 1 个；宫腔 Baki 球囊 1 个；50ml 无菌注射器 1 个；无菌纱布若干；无菌手套 1 双。

四、手术主要步骤

1．经阴道分娩后

（1）放置导尿管以确保排空膀胱。

（2）在无菌盆中填充可注入的最大容量的无菌液体（≥500ml）。

（3）用消毒液清洗阴道及宫颈。

（4）再次视诊阴道及宫颈，排除作为出血源的撕裂伤，检查胎盘以确保其完整。

（5）用宫颈钳夹住宫颈，用长卵圆钳将球囊导管插入宫腔，超过宫颈内口水平，将球囊导管置于宫腔尽可能高的位置。

（6）证实球囊放置位置正确后，用温热的无菌液体充盈球囊，直至进一步注入时感受到轻微阻力且出血减慢或停止。

2．剖宫产后

（1）经开放的子宫切口将拆除双通接头的导管末端插入至宫颈，然后进入阴道。让助手将导管末端从阴道口拉出，接上双通接头后再进行球囊内注液。

（2）术者证实球囊放置位置正确后，缝合关闭子宫切口。

（3）让助手用无菌液体填充球囊，同时术者从腹部上面检查子宫情况。

3．球囊放置完成后，应再次确认球囊位置是否正确，如果球囊扩张了宫颈可额外注入 50～100ml 液体保持球囊的位置，或通过阴道填塞保持球囊的位置。

五、效果评价

球囊位置正确，出血减少或停止。

六、术中注意事项及要点

1．在放置球囊时应避免过度用力，否则存在子宫穿孔的可能。

2．如果遇到阻力，应重新调整导管的位置或放弃该操作。

3．尽可能使用温热的无菌液体，一定的温度可促进凝血级联反应。

4．剖宫产术后放置球囊，缝合关闭子宫切口时，注意不要刺破球囊。

七、术中并发症及应对措施

1．子宫穿孔　在球囊放置过程中可能因力度不当等原因出现子宫穿孔，当出现时应及时修补。

2．宫颈裂伤　放置球囊过程中可能因位置不当导致宫颈创伤，应及时缝合修补。

3．球囊部分或全部脱出　可适当放空并重新放置，之后再次进行填充，并可通过阴道填塞防止球囊从扩张的产后宫颈滑脱。`

八、术后管理要点

1．建议在使用球囊期间预防性使用广谱抗生素。

2．放置球囊后继续使用缩宫素。

3．放置球囊后，在腹部用笔标记宫底水平，若球囊排液后，应关注宫底水平变化及引流量。

4．监测是否有持续性出血的症状及体征，如肤色苍白、头晕、低血压、心动过速、意识模糊、子宫增大、腹痛、腹胀及少尿等。

5. 取出球囊

（1）时机：如果已实现止血，患者生命体征平稳且所有凝血功能已得到纠正，2小时后可取出球囊，球囊在宫腔内滞留时间最长为24小时。

（2）步骤：可一次性或经几小时缓慢排空球囊，放空的球囊在原位置留置30分钟，其间观察阴道出血情况，若无明显出血可取出球囊，如果在此期间再次出现大量出血，可重新膨胀球囊作为一种临时措施。同时在准备放空球囊时应配备急诊手术和经验丰富的相关医护人员。

（钟　梅）

经腹子宫 B-Lynch 缝合术

（手术等级：2级）

经腹子宫 B-Lynch
缝合术（视频）

一、适应证

B-Lynch 缝合主要用于子宫收缩乏力性产后出血，子宫按摩和子宫收缩药物无效的产妇。

二、禁忌证

产道损伤和凝血功能障碍引起的产后出血。

三、术前特殊性检查

先试用两手加压，观察出血量是否减少以估计 B-Lynch 缝合术成功止血的可能性。

四、术前准备

1. 建立静脉通道。

2. 应用子宫收缩药物。

3. 配血备用。

4. 将子宫托出腹腔，行子宫压迫试验，加压后出血基本停止，则成功可能性大。

五、手术主要步骤

1. 将子宫托出腹部切口，探查宫腔并清理积血。再次辨认出血部位。

2. 组织钳钳夹子宫切口尖端，用可吸收线缝合切口两端2～3针，尽量减少子宫切口出血。继续下推膀胱腹膜反折，进一步暴露子宫下段。

3. 用 1-0 可吸收线，先从左侧子宫切口下缘 2～3cm、子宫内侧 3cm 处进针，经宫腔至切口上缘 2～3cm、子宫内侧 4cm 处出针；然后经距宫角 3～4cm 的宫底处将缝线垂直绕向子宫后壁，于前壁相应位置进针进入宫腔，横向至右侧后壁与右侧前壁相应位置出针,出针后将缝线垂直通过宫底至子宫前壁,于右侧相应位置分别于左侧子宫切口上下缘缝合。

4. 再次清除宫腔积血后,助手双手加压宫体,同时收紧两根缝线。检查宫腔出血明显减少,确认子宫加压缝合满意后,于子宫切口下方结扎缝线。整个过程中助手一直压迫子宫以减少出血。常规缝合子宫下段切口。

六、术中注意事项及要点

1. 缝线选择对 B-Lynch 缝合术十分重要。理想的缝线应为可吸收、张力能维持 48～72 小时、对组织刺激小;理想的缝针应为无创、较大的钝圆针,大的钝针更易于持握也更安全,线长更易于操作,有利于较大的子宫缝合打结,且不易滑脱断裂。

2. 充分下推膀胱,保证充分的缝合空间,分离膀胱阴道间隙时,要注意避免损伤膀胱。

3. 在进行 B-Lynch 缝合过程中,助手要用双手持续压迫子宫以减少出血。牵拉收紧两条可吸收线前应确保宫腔无残留积血,否则会影响 B-Lynch 缝合的效果。

4. 缝合过程中注意手法压迫子宫止血后,逐个节点收紧缝线,避免单纯靠缝线一端拽拉引起子宫表面的线性切割。完成 B-Lynch 缝合后打结松紧要适中,防止过松或过紧。

5. B-Lynch 缝合后观察宫腔无出血再关闭子宫切口,如止血效果不满意,可以考虑子宫下段横行环状压迫缝合、结扎子宫动脉上行支等其他手术止血方法。

6. 术中或术后及时进行知情告知。

七、术中并发症及应对措施

1. 膀胱损伤　术前留置导尿管,尤其对于粘连患者在分离膀胱宫颈间隙时手法应轻柔,如膀胱损伤,则行膀胱修补术。

2. 缝线滑脱或肠管套叠　这是子宫压迫缝合术时常有的担心,但目前鲜见缝线滑脱和肠管套叠的文献报道。在缝线绕行宫底的过程中,可分别在宫底缝合肌层 1 针,将缝线固定于子宫以防缝线滑脱。

八、术后管理要点

密切监测患者生命体征,术后 2 小时内注意宫底高度,观察子宫收缩并记录出血量。一般术后 24～48 小时拔除导尿管。B-Lynch 缝合术后并发症的报道较为罕见,但有腹腔感染和子宫坏死的可能,术后建议及早下床活动,合理支持治疗,积极预防感染。

（胡　君　杨慧霞）

经腹双侧髂内动脉前干结扎术

（手术等级：3级）

一、适应证

1. 盆腔巨大肿瘤切除前，盆腔血管成像显示肿瘤血供可能来自或部分来自髂内动脉前干，预防性结扎。

2. 凶险性前置胎盘剖宫产，预防性结扎髂内动脉前干以应对难以控制的出血。

3. 剖宫产子宫切口延裂导致大出血，结扎子宫动脉后仍无法止血者，或产时宫颈撕裂到子宫下段，难以找到出血点，难以局部压迫或缝扎止血。

二、禁忌证

1. 全身性疾病不能耐受手术。

2. 严重生殖道炎症等。

三、术前特殊性检查

如为择期手术，术前需要进行磁共振成像（MRI）评估，了解盆腔肿瘤情况、胎盘附着部位，有无可疑植入情况等，必要时可行盆腔三维血管成像。

四、术前准备

1. 术前制订详细的手术计划及出现大出血后的抢救措施。

2. 充分告知产妇病情、产时和产后大出血的风险、子宫切除风险，甚至弥散性血管内凝血（DIC）危及生命的可能性，包括术后可能出现的血栓风险等。

3. 准备充足的血源，包括血浆、冷沉淀、血小板及纤维蛋白原。

五、手术主要步骤

1. 一般准备 患者取仰卧位，气管插管全身麻醉/椎管内麻醉后，常规消毒铺单，手术台上导尿。

2. 切口 取下腹部正中纵切口。

3. 暴露及探查 切开皮肤及皮肤下层至腹直肌前鞘，经腹直肌外侧进入腹腔。如在剖宫产术中则直接从原切口开始探查盆腹腔，检查有无腹腔内脏器损伤及出血，然后探查腹膜后有无血肿及血肿的范围。可将宫体提出切口外向足侧牵拉，用纱布垫保护并推开肠管，以充分暴露手术野。

4. 分离髂内动脉主干 先触及骶骨上缘，沿骶耻线向右侧3~4cm可触及髂总动脉分叉处，并于右侧髂总动脉分叉处可直视右侧输尿管跨越盆腔血管，钳夹提起右侧骨盆漏斗韧带,在其与右侧输尿管之间提起并向足侧剪开后腹膜 4~6cm,将右侧输尿管和右侧骨盆漏斗韧带用拉钩分别牵拉向两侧,由近心端向远心端分离血管表面疏松组织。

5. 分离并结扎髂内动脉前干 暴露髂内动脉起始部,并向远心端游离 3~4cm,用大镊子夹住髂内动脉小心将其提出血管床,用血管钳贴近髂内动脉后壁分离动静脉间疏松结缔组织,分离动静脉后顺势牵出两根 7 号丝线,此处注意结扎的第一道线应在髂内动脉起始点下至少 2cm(避免结扎后干,后干的臀上动脉起始部位置较高),与之相距 0.5cm 处远端结扎第二道线,结扎线之间血管不用剪断。同法结扎左侧髂内动脉前干。

6. 手术结束 再次探查盆腹腔,检查出血情况,关闭腹膜前应再次检查同侧输尿管有无损伤,如无损伤则术毕,清点手术器械和纱布等物品,关腹。

六、术中注意事项及要点

1. 仔细辨识输尿管的走行,避免手术损伤输尿管,尤其是输尿管在骨盆入口横跨髂内、髂外动脉分叉处。

2. 分离髂内动脉和髂内静脉的时候应谨慎,仔细寻找疏松间隙。盆腔静脉壁较薄,变异分支较多,避免剥离时撕破静脉主干,导致难以控制的出血。

3. 结扎前应由台下助手触摸足背动脉、腘动脉搏动,避免误扎髂外动脉,导致患侧下肢缺血坏死;一旦发现误扎,应立即松解结扎线。

4. 排垫肠管,注意避免损伤肠管。

七、术中并发症及应对措施

1. 输尿管损伤 仔细辨别输尿管走行,如损伤可行输尿管端端吻合或留置输尿管支架。

2. 误扎 一旦发现误扎髂外动脉,应立即松解结扎线。

3. 出血 最常见的出血是分离髂内动静脉,一旦发生静脉损伤,不可盲目电凝或缝扎,应立即用手指压迫远心端,查找出血部位,静脉分支断裂可钳夹后结扎,静脉主干撕裂可用血管缝合线缝合止血。

八、术后管理要点

合理支持治疗,积极预防感染;可留置导尿管 48 小时,观察尿量;术后卧床及不能尽早下床活动者,注意床上翻身、下肢按摩,必要时可予低分子量肝素预防性抗凝;注意观察下肢有无肿胀淤血、活动受限等情况。

(贺红英 陈 坤)

经腹产科子宫切除术

020304

经腹产科子宫切除术（视频）

（手术等级：3 级）

一、适应证

胎盘因素（胎盘植入、前置胎盘、胎盘早剥）、子宫破裂、无法控制的产科感染因素（绒毛膜羊膜炎或胎盘炎）、宫缩乏力、产科因素导致凝血功能紊乱（如羊水栓塞）等导致的严重产后出血患者在采取各种保守治疗无效，或因地域因素难以获得血制品，孕产妇生命受到威胁时，应行子宫切除术。

二、禁忌证

希望保留生育功能，采取其他保守方法治疗有效。

三、术前特殊性检查

1. 产科检查　监测产妇血压、心率等生命体征，测量宫高、腹围，产科四步触诊法等共同评估胎儿大小、胎方位、胎先露入盆情况。

2. 实验室检查　抽血行血常规、电解质生化、凝血功能、传染病、血型、血栓图、备血等检查，行尿常规检查。根据孕妇病情行其他相关检查。

3. 产科超声检查　了解胎儿的大小、胎方位和胎盘附着部位、脐带附着部位等情况；必要时需行 MRI 检查明确胎盘位置及胎盘血管及胎盘与周围脏器侵袭情况。

4. 其他　有内外科合并症者，进行相应的检查。

四、术前准备

充分告知产妇病情，明确手术适应证和禁忌证；合并其他系统基础疾病或病变累及其他系统者，术前应充分评估手术风险，及时组织多学科会诊（multi-disciplinary treatment，MDT）协作诊疗；产妇签署手术知情同意书；完善术前各项检查；备皮、备血；术前用药（抗生素或促胎肺成熟药物）；做好抢救新生儿的准备。

五、手术主要步骤

1. 一般准备　患者取仰卧位，硬膜外麻醉或气管插管全身麻醉后，导尿，常规腹部手术野皮肤消毒铺单。

2. 手术切口　剖宫产时行急诊子宫切除术；术中临时决定切除子宫者，应在原腹壁切开及子宫切开的基础上施行，必要时延长切口边缘；行择期手术者，如凶险性前置胎盘（胎盘位于前壁为主）伴胎盘植入，则选择下腹部正中或旁纵切口，便于操作。

3. 冲洗双手后探查盆腹腔，暴露子宫，保护膀胱、肠管等器官；打开子宫膀胱腹膜反折,推开膀胱,推至剖宫产子宫下段切口以下(相当于子宫内口略下,侧边达宫颈旁1cm)。子宫前壁血管迂曲明显、膀胱与子宫紧密粘连者,暂不下推膀胱,选择适当切口(尽量避开胎盘、血管及脐带插入口)。

4. 切开子宫娩出胎儿　取子宫下段横切口,刺破羊膜囊后,及时吸净溢出羊水,娩出胎儿、胎盘。将子宫娩出腹腔,上提子宫切口下缘,子宫下段以止血带捆扎。大纱垫保护好子宫周围脏器。

5. 处理输卵管　长弯钳(长血管钳)钳夹两侧宫角部后,中弯钳(中血管钳)钳夹两侧输卵管系膜,予以切断后4号丝线贯穿缝扎切缘,将半游离的输卵管组织打结绑在长弯钳上固定。

6. 处理圆韧带及阔韧带前叶　置入腹部拉钩,握住位于两侧宫角处的长弯钳以上提子宫,组织钳提起圆韧带后,于组织钳两侧各上两把中弯钳钳夹圆韧带后,松开组织钳并切断圆韧带,7号丝线缝扎圆韧带两侧断端。

7. 处理卵巢圆韧带及阔韧带后叶　提起子宫,在输卵管系膜断端处钳夹并切断卵巢固有韧带,7号丝线于近心端贯穿缝合止血。顺势切开阔韧带后叶,并延伸至宫骶韧带处。另一侧同法操作。

8. 处理子宫血管　保持子宫上提状态,进一步分离膀胱腹膜反折,下推膀胱,粘连紧密者钝性和锐性结合分离膀胱与子宫前间隙。分离宫旁组织,直至子宫峡部或子宫内口处暴露子宫血管,予以钳夹并切断,7号丝线贯穿缝扎。

9. 主韧带的处理　分离暴露出主韧带,中弯钳紧贴宫颈旁逐步夹闭宫旁组织,冷刀予以切断,7号丝线缝扎,宫旁组织处理完毕后暴露阴道穹窿。

10. 阴道处理　双指触探阴道上段,确定膀胱下推至宫颈下方后,确认直肠前壁和子宫下段无粘连后,小纱布保护阴道周围组织,组织钳钳夹阴道前穹窿,冷刀切开,逐步环形切开阴道穹窿部,切下子宫。

11. 缝合阴道残端　碘伏棉球消毒阴道断端及相邻宫旁组织后,0号或1号可吸收线连续缝合阴道断端。

12. 手术结束　检查手术野无出血,缝合前后腹膜对阴道断端进行腹膜化,温生理盐水冲洗盆腔并吸净,清点手术器械和纱布等物品,再次探查盆腹腔,必要时留置腹腔引流管。术毕关腹。

六、术中注意事项及要点

1. 处理子宫膀胱腹膜反折时,要注意避免损伤膀胱,初学者先采用钝性分离更为妥当,逐渐习惯后可采用锐性分离法。

2. 辨识双侧输尿管的走行,避免手术损伤输尿管,尤其在术中容易发生输尿管损伤的步骤:①钳夹主韧带时,输尿管在宫旁组织外侧部,应注意紧贴宫旁钳夹;②钳夹主韧带前应充分下推膀胱及分离两侧宫旁组织;③缝合阴道两侧角部时,应避免靠外进针,以免误伤输尿管膝部;④缝合后腹膜时,避免缝针钩到过多的宫旁组织，因为输尿管紧贴宫骶韧带外上方，在缝合时有可能被缝入而损伤。

3. 行子宫下段剖宫产时，可先将子宫下段切缘钳夹止血，进而迅速处理圆韧带、附件及宫旁血管，然后延长子宫下段横切口进行子宫次全切除术。

4. 妊娠宫颈变软变薄，宫颈与阴道壁的界线不易认清，在行全子宫切除时，影响准确钳夹主韧带，可在下段先作一纵切口（若为下段剖宫产则可在原切口），术者伸入右手示指，辨明宫颈与阴道穹窿的界线后，于宫旁紧靠宫颈将主韧带钳夹、切断。

5. 处理骶韧带时，注意避免损伤直肠。

6. 缝扎主韧带时，防止穿透阴道黏膜，以免术后感染。

七、术中并发症及应对措施

1. 输尿管损伤　熟悉输尿管走行解剖，如损伤可行输尿管端端吻合或留置输尿管支架。术前评估盆腹腔粘连严重有损伤高风险者，可放置输尿管支架防止粘连及减少损伤。

2. 膀胱损伤　可发生于切开膀胱腹膜反折、下推分离膀胱、环切阴道穹窿或缝合阴道时，术前留置导尿管，尤其对于粘连患者分离膀胱宫颈间隙时手法应轻柔，如损伤，则立即行膀胱修补术。术毕要注意查看尿液的颜色。

3. 出血　妊娠子宫的宫旁组织及附件区静脉迂曲怒张，加上需行子宫切除患者输液较多、凝血功能障碍，术中容易损伤血管发生出血；钳夹大血管不全或钳夹不牢而滑脱，缝合与结扎不牢固均会导致出血。因此，术者需胆大心细，钳夹时不要遗漏血管且避免滑脱，不宜钳夹过多组织，结扎必须牢固，在缝扎较大血管时，宜双重结扎。如发现断端出血、渗血，则立即重新缝扎或结扎。

八、术后管理要点

合理支持治疗，纠正贫血、凝血功能障碍，积极预防感染；术后应留置导尿管；术后卧床及不能尽早下床活动者，注意床上翻身、下肢按摩和气压治疗；注意产后出血情况，密切监测产妇病情变化，给予人文关怀。

（潘石蕾）

第四章　接产及会阴裂伤修补术

第一节　单胎头位顺产接产技巧

单胎头位顺产接产技巧（视频）

（手术等级：1级）

一、适应证

有阴道试产意愿、排除有经阴道分娩禁忌证的所有单胎头位妊娠。

二、禁忌证

骨盆绝对狭窄、中央性前置胎盘、胎儿窘迫且短时间内不能经阴道分娩，孕妇合并严重的内外科疾病如心肺功能不全等不能经阴道分娩，其他经医生评估不能经阴道分娩。

三、术前特殊性检查

1. 产科检查　监测产妇血压等生命体征，测量宫高、腹围，产科四步触诊法等评估胎儿大小。骨盆内外测量、进行宫颈成熟度 Bishop 评分及再次确认胎先露及胎位，评估经阴道分娩的可能性。

2. 实验室检查　行血常规、生化、凝血功能、传染病、血型等检查；行尿常规、大便常规检查；行阴道分泌物检查，如白带常规、乙型溶血性链球菌检查。根据产妇情况行其他相关检查。

3. 产科超声检查　了解胎儿的大小、胎位、羊水量和胎盘等情况，进一步评估经阴道分娩的可能性。

四、产前准备

充分告知产妇病情、经阴道分娩可能的风险，签署知情同意书；产时配备经验丰富的助产士，有特殊情况时呼叫医生到场，必要时呼叫新生儿科医生到场。

五、手术主要步骤

1. 一般准备　产妇取膀胱截石位，排空膀胱，持续胎心监护。开通静脉通道，根据宫缩情况决定是否使用缩宫素。常规外阴消毒铺单。

2．胎膜未破者行人工破膜，注意观察羊水情况。指导产妇用力、适度保护会阴、协助胎头及胎肩娩出：嘱产妇宫缩时深吸气后屏气用力以增加腹压，宫腔间歇期产妇自由呼吸且全身肌肉放松。胎头着冠时个体化指导产妇何时用力和呼气放松，助产士可用手控制胎头娩出速度，同时左手轻轻下压胎头枕部，协助胎头俯屈，使胎头双顶径缓慢娩出，同时右手保护会阴，根据情况必要时行会阴侧切术。当胎头枕部在耻骨弓下露出时，嘱产妇在宫缩间歇期向下屏气，左手协助胎头仰伸，使胎头缓慢娩出，清理胎儿口腔黏液。胎头娩出后等待宫缩使胎头自然完成外旋转和复位，使胎肩旋转至骨盆出口前后径。再次宫缩时接产者右手托住会阴，左手将胎儿颈部向下牵拉胎头，使前肩经过耻骨弓下顺势娩出，继之托胎颈向上，使后肩从会阴前缘缓慢娩出。双肩娩出后，保护会阴的右手放松，双手协助胎体娩出。断脐后交助产士处理并对新生儿进行评分。

3．计量产后失血量，检查软产道有无裂伤，协助胎盘娩出并检查胎盘、胎膜是否完整。

4．如有产道裂伤或会阴侧切，对伤口进行缝合，恢复解剖结构。

5．有进行会阴缝合者，术后行肛门指检确定是否有透线。

六、产程中注意事项及要点

1．密切监测胎心情况。

2．合理指导产妇用力，避免急产及软产道的裂伤。

3．有高危因素者，须防止产后出血，并请新生儿科医生到产房会诊，随时做好抢救新生儿的准备。

七、术中并发症及应对措施

1．出现胎儿窘迫及产妇并发症时，必要时阴道助产或紧急剖宫产。

2．有产后出血高危因素者，术后加强宫缩，密切观察阴道出血情况，如出现阴道出血量多，需检查原因并予相应处理，同时呼叫二线值班医生或上级医生到场参与抢救。

3．对妊娠期糖尿病患者，需监测新生儿血糖水平，早开奶，避免新生儿低血糖。

八、术后管理要点

对于有产后出血高危因素患者，注意处理好第三产程，使用宫缩剂，按摩子宫，加强宫缩，预防产后出血。产程中如有发热或胎膜早破等情况，可预防性使用抗生素治疗。有妊娠期糖尿病的产妇，产后继续监测血糖水平。有妊娠期高血压的产妇，产后继续监测血压，防止产后子痫。产后需仔细核对器械、纱布、棉球等，避免发生纱布、棉球等残留。

（肖苑玲）

第二节 单胎臀位顺产接产技巧

单胎臀位顺产接产技巧（视频）

（手术等级：2级）

一、适应证

医从性好、胎儿及母体状态良好、胎儿的大小适中（体重2 000～3 500g，尤其适合经产妇）、单臀或完全臀先露、超声排除胎儿明显先天异常、骨产道及软产道无异常、非瘢痕子宫、无其他剖宫产指征；无禁忌证且产妇和家属要求臀位分娩。

二、禁忌证

1. 骨盆狭窄或软产道异常、足先露、超声示胎头仰伸、脐带先露或隐性脐带脱垂、胎膜前置血管。

2. 妊娠合并症或并发症如重度子痫前期、糖尿病等。

3. 估计胎儿体重较高（>3 800g）或体重过低（小于第10百分位数）、可疑胎儿宫内窘迫等。

三、术前特殊性检查

1. 产科检查 监测产妇血压等生命体征，测量宫高、腹围，产科四步触诊法等评估胎儿大小。骨盆内测量、软产道检查、进行宫颈成熟度Bishop评分及再次确认胎先露及胎位，评估经阴道分娩的可能性。

2. 实验室检查 抽血行血常规、生化、凝血功能、传染病、血型等检查；行尿常规、大便常规检查；行阴道分泌物检查，如白带常规、乙型溶血性链球菌检查。根据产妇情况行其他相关检查。

3. 产科超声检查 了解胎儿的大小、胎位、脐带、羊水量和胎盘等情况，进一步评估经阴道分娩的可能性。

四、术前准备

充分评估产妇后，告知产妇病情、臀位阴道分娩的风险，签署知情同意书；配备经验丰富的助产士、产科医生，制订个体化分娩方式；通知新生儿科医生到场。备好可能使用的后出头产钳及紧急剖宫产、新生儿复苏等各种抢救设备。

五、手术主要步骤

1. 一般准备 产妇取膀胱截石位，常规消毒铺单，排空膀胱，持续胎心监护；开通静脉通道,根据宫缩情况决定是否使用缩宫素,准备新生儿复苏。

2. 阴道检查　了解臀先露及胎膜完整情况,有无脐带脱垂等;胎足在阴道内或阴道口时,助产者需戴无菌手套堵住阴道口。

3. 延缓臀部娩出　自阴道口见胎臀暴露时开始堵臀,直至产妇向下屏气强烈,助产者手掌感到相当冲力时准备助产。

4. 必要时行会阴侧切术。

5. 按序助产(胎臀-下肢-躯干-肩部-上肢-胎头)　胎臀娩出后协助胎背转向上方;胎肩将娩出时,协助胎背转回侧方,以滑脱法协助上肢娩出;胎肩娩出后,协助胎背再转向上方,使胎头矢状缝与骨盆出口前后径一致,助手在母体耻骨联合上方加压,使胎头俯屈入盆,如胎头枕部达耻骨联合下方,即可将胎体向母体方向上举,娩出胎头;如胎头尚未达到耻骨联合下方,可将胎体骑跨在术者左前臂,接产者左手示指、中指置于胎儿两侧颧骨,右手中指置于胎头枕部,示指、无名指置于胎儿颈部两侧,向下牵拉并助胎头俯屈,至胎头枕部达耻骨联合下方,后续处理同前,辅助胎头娩出。

六、术中注意事项及要点

1. 密切监测胎心情况;产力要好,发生宫缩乏力时酌情给予缩宫素,指导产妇合理用力。

2. 熟练掌握臀位阴道分娩机制,操作轻柔,避免新生儿骨折,脐部娩出后避免暴露的脐带张力过大引起撕裂。

3. 产程中尽量保持胎膜完整,避免脐带脱垂。

4. 延缓臀部娩出要充分适当,产妇会阴较紧时行会阴切开术。

5. 助产时严格按照臀位分娩机制助产,准备好新生儿抢救及复苏用品。

6. 胎儿脐部娩出到胎头娩出时间不超过8分钟。

7. 胎头娩出困难时不应暴力牵拉,必要时采用产钳助产。

8. 胎儿、胎盘娩出后,检查软产道,如有裂伤需逐层缝合。

七、术中并发症及应对措施

1. 产妇软产道损伤及新生儿产伤　多因手法粗暴、延缓臀部娩出时间不充足等,要求操作者操作熟练、手法轻柔;延缓臀部娩出时间充分、充足。

2. 新生儿窒息　分娩前准备好新生儿抢救的器械及药物,新生儿科医生到场。

3. 胎心律异常　一旦出现胎心律异常,短时间内无法阴道分娩,改行紧急剖宫产。

八、术后管理要点

促进宫缩,预防产后出血,预防产褥期感染;如有会阴伤口,注意会阴伤口护理等；观察并检查新生儿有无颅内出血、臂丛神经损伤、膈神经损伤及骨折等，注意胎儿有无呼吸急促等情况，及时发现、及时处理；新生儿遵医嘱肌内注射维生素 K_1。

（潘石蕾　李映桃）

第三节　双胎顺产接产技巧

（手术等级：2 级）

双胎顺产接产技巧（视频）

一、适应证

有阴道试产意愿的双绒毛膜双羊膜囊（dichorionic diamniotic，DCDA）或单绒毛膜双羊膜囊（monochorionic diamniotic，MCDA）双胎，且第一个胎儿为头位和第二个胎儿的胎位为头位或臀位；或第二个胎儿虽然为横位，但是经评估后，可以行内倒转，转为臀位。

二、禁忌证

单绒毛膜单羊膜囊（monochorionic monoamniotic，MCMA）双胎。双胎中第一个胎儿为臀位，第二个胎儿为头位，可能出现双胎胎头交锁；或第二个胎儿为横位，内倒转没有把握。有其他明确的阴道分娩禁忌，如产妇有重度子痫前期、心肺功能不全、胎儿窘迫、骨盆畸形或明显狭窄等，也不适宜进行阴道试产。

三、产前特殊性检查

1．超声检查　检查胎儿的大小、胎位、羊水和胎盘情况，评估经阴道分娩的可行性。

2．产科检查　产科四步触诊、骨盆内外测量和阴道内诊评估宫颈成熟度。

3．阴道分泌物检查　检查白带常规、细菌性阴道病和乙型溶血性链球菌。

四、产前准备

充分告知病情，双胎阴道分娩的风险。接产时配备经验丰富的助产士至少 2 名，呼叫一线、二线产科医生及儿科医生到产房做好应急处理的准备。

五、手术主要步骤

1．一般准备　产妇取膀胱截石位，对双胎进行持续胎心监护。开通静脉通道，根据宫缩情况决定是否使用缩宫素。常规外阴消毒铺单。

2．按常规接产第一个胎儿。断脐后，新生儿交助产士处理，并由新生儿科医生对新生儿的情况进行评估。

3．第一个胎儿娩出后，助手立即用双手扶住孕妇腹部两侧，固定胎位为纵产式,防止因宫腔体积过大,导致第二个胎儿的胎位发生改变。

4. 在宫缩的间歇期,给第二个胎儿进行人工破膜。第一个胎儿为头位者,须等待宫缩时胎头自然下降;如宫缩乏力,立即滴注缩宫素;如第二个胎儿为足先露,破膜后接产者立即抓住胎足向下牵拉;单臀先露者,可待宫缩时臀先露自然下降,接产者也可将手伸入阴道,钩住胎儿的腹股沟,将胎儿向下牵拉。

5. 第二个胎儿为头先露者,按照正常头位接产处理;第二个胎儿为臀先露者,按照臀位接产处理。

六、产程中注意事项及要点

1. 第一个胎儿娩出后,助手立刻扶住产妇的腹部两侧,保持第二胎胎位为纵产式。

2. 第一个胎儿断脐后,接产者立即将手伸入阴道,人工破膜,检查第二个胎儿的胎先露和先露的高低。

3. 双胎之间分娩的间隔时间尽量缩短。

4. 做好处理脐带脱垂、第二个胎儿转成横位、第二个胎儿窘迫的应急预案,如紧急剖宫产、内倒转、产钳或胎吸助产等。

5. 新生儿科医生随时做好抢救新生儿的准备。

七、术中并发症及应对措施

1. 第一个胎儿娩出后,第二个胎儿的胎位发生改变,成为横位　第一个胎儿娩出后,助手立即双手用力扶住产妇的腹部两侧,防止胎位发生改变。如果发生改变,需要第一时间进行内倒转,把胎位转成臀位。如果宫缩强,必须先抑制宫缩后再行内倒转。

2. 第一个胎儿娩出后,第二个胎儿出现脐带脱垂　如果能够经过助产,如臀位助产、胎吸或产钳助产可以在最短时间内娩出第二个胎儿,则可经阴道分娩,否则行上推胎先露,防止对脐带造成压迫,并立即启动5分钟紧急剖宫产终止妊娠。

3. 第一个胎儿娩出后,宫缩消失　立即静脉滴注缩宫素,加强宫缩,如果第二个胎儿出现窘迫,可在行宫内复苏的同时,尽快终止妊娠,必要时行产钳或胎吸助产、臀位助产,甚至紧急剖宫产。

八、术后管理要点

双胎妊娠是产后出血的高危因素,注意处理好第三产程,使用宫缩剂,按摩子宫,加强宫缩,预防产后出血。仔细检查胎盘、胎膜的完整性,并进一步明确双胎的绒毛膜性。如宫腔操作次数多,产程中有发热或胎膜早破等情况,可预防性使用抗生素治疗。

（胡冬梅）

第四节 会阴裂伤缝合术

轻 - 中度会阴裂伤缝合术

轻 - 中度会阴裂
伤缝合术（视频）

（手术等级：2 级）

一、适应证

1. 因分娩或外伤导致的会阴轻度裂伤（中央型 + 侧边型）。
2. 因分娩或外伤导致的会阴中度裂伤（中央型 + 侧边型）。

二、禁忌证

1. 局部感染或脓肿。
2. 局部有异物未彻底清除。
3. 存在盆腔及直肠的贯通伤。
4. 存在会阴出血或血肿未控制。
5. 存在直肠阴道瘘。

三、术前特殊性检查

1. 阴道窥检　部分会阴裂伤可能会合并阴道裂伤，因此首要的检查是了解会阴和 / 或阴道撕裂的程度及范围，了解宫颈及阴道穹窿的完整性，排除生殖道深部的出血、异物及血肿情况等。
2. 直肠指检　排除三度或四度的会阴裂伤及直肠前壁的血肿等。

四、术前准备

了解会阴和 / 或阴道裂伤的病史及出血量，充分告知患者病情及手术的风险，患者签署手术知情同意书。

五、手术主要步骤

1. 一般准备　患者取膀胱截石位，常规外阴阴道消毒铺单。准备圆针 2-0 可吸收线和角针 3-0 可吸收线。
2. 充分暴露裂伤创面　探查会阴和 / 或阴道裂伤的深度和宽度，了解会阴和 / 或阴道裂缘的情况，确定肛门括约肌完整性。
3. 分层缝合切口
（1）如合并阴道裂伤，应先缝合阴道裂伤的顶端，然后再缝合外阴裂伤。采用 2-0 可吸收线过底、间断缝合创面，注意缝合完阴道黏膜及肌层后应再进行一次直肠指检,无异常后再缝合会阴裂伤的创面。

(2)采用 2-0 可吸收线先间断缝合会阴浅横肌,以减少会阴黏膜层的缝合张力。

(3)会阴肌层创面缝合完毕后,采用角针 3-0 可吸收线皮下缝合会阴裂伤黏膜与皮肤层。如遇会阴黏膜及皮肤撕裂缘不规则,可先用剪刀将裂缘修整后,再进行皮下缝合。注意:新鲜的外阴裂伤表层缝合可以采用皮下缝合,如果是延迟缝合或为污染的伤口缝合,则建议采用 1 号丝线进行间断外翻缝合。

六、术中注意事项及要点

1.注意裂伤创面要进行过底缝合,避免形成无效腔及遗漏出血点。

2.外阴裂伤缝合时,注意分层缝合,即先缝合肌层再缝合黏膜层与皮肤层。

3.缝合阴道裂伤创面后要进行直肠指检,避免缝线穿透直肠前壁黏膜。

4.外阴和/或阴道的裂伤尽量采取间断缝合。

5.缝合手术完毕后要清点物品,避免消毒材料残留于阴道。

七、术中并发症及应对措施

1.遇到外阴及阴道血肿,应该刺破并采用可吸收线过底缝合,避免血肿复发。

2.缝合过程中如患者疼痛难忍,应请麻醉医生紧急会诊,可以通过追加无痛分娩的给药量或给予其他止痛药物进行镇痛。

3.如发现缝线穿透直肠黏膜,应拆除缝线重新进行缝合。

八、术后管理要点

1.术后 24 小时内应用抗生素预防感染。

2.术后注意观察外阴皮肤颜色、切口愈合情况及阴道出血量。

3.术后注意分泌物情况和皮肤温度。

4.术后 7 天左右拆线,如有感染则提前拆线引流。

(陈高文)

重度会阴裂伤缝合术

(手术等级:无)

重度会阴裂伤缝合术(牛舌模型)(视频)

一、适应证

因分娩或外伤导致的会阴重度裂伤。

二、禁忌证

1.局部感染或脓肿。

2.局部有异物未彻底清除。

3. 存在盆腔及直肠的贯通伤。

4. 存在会阴出血或血肿未控制。

三、术前特殊性检查

本手术视频中的模型为采用牛舌制作的会阴重度裂伤模型（注肛门括约肌已经断裂）。

1. 阴道检查　重度会阴裂伤往往合并阴道裂伤，因此首要的检查是了解会阴和 / 或阴道撕裂的程度及范围，了解宫颈及阴道穹窿的完整性，排除生殖道深部的出血、异物及血肿情况等。

2. 直肠指检　在产妇吸气缩肛的情况下，了解肛门括约肌是完全断裂还是部分断裂。同时，检查直肠黏膜层是否有破裂。

四、术前准备

了解会阴和阴道裂伤的病史及出血量，充分告知患者病情及手术风险，患者签署手术知情同意书。

五、手术主要步骤

1. 一般准备　患者取膀胱截石位，常规外阴阴道消毒铺单。准备圆针 7 号丝线、圆针 2-0 可吸收线和角针 3-0 可吸收线。

2. 充分暴露裂伤创面　探查会阴、直肠和阴道裂伤的深度和宽度，了解会阴和阴道裂缘的情况，了解肛门括约肌断裂的程度。

3. 分层缝合切口

（1）如合并有直肠黏膜损伤，则对创面进行消毒清洁后，采用 3-0 可吸收线连续缝合直肠黏膜，同时注意对直肠破口周围出血点进行止血处理。3-0 可吸收线间断缝合直肠前壁脂肪层和纤维层以减轻黏膜层破口的张力并起加固作用。

（2）如有阴道裂伤，应先缝合阴道裂伤的顶端，然后再缝合外阴裂伤。采用 2-0 可吸收线过底、间断缝合阴道创面，注意缝合完阴道黏膜及肌层后应再次行直肠指检，无异常后再缝合会阴裂伤的创面。

（3）会阴重度裂伤如发生肛门括约肌断裂，应先探寻肛门括约肌的两侧断端并采用组织钳钳夹固定，对括约肌断端的根部进行锐性游离后，采用 7 号丝线 U 形间断缝合肛门括约肌断端 2～3 针。缝合后应进行肛门探查，了解缝合后肛门括约肌的回缩张力情况。肛门探查后注意再次消毒肛门及周围皮肤组织。

（4）采用 2-0 可吸收线先行间断缝合会阴浅横肌，以降低会阴黏膜层的缝合张力。

（5）会阴肌层创面缝合完毕后，采用角针 3-0 可吸收线皮下缝合会阴裂伤黏膜与皮肤层。如遇会阴黏膜及皮肤撕裂缘不规则，可先用剪刀将裂缘修整后再进行皮下缝合。注意：新鲜的外阴裂伤表层缝合可以采用皮下缝合，如果是延迟缝合、污染或水肿明显的伤口缝合，则建议采用 1 号丝线进行间断外翻缝合。

六、术中注意事项及要点

1. 注意裂伤创面要进行过底缝合，避免形成无效腔及遗漏出血点，尤其要注意排除有无直肠细小裂伤遗漏缝合的问题。

2. 缝合断裂的肛门括约肌时，可以先缝数针再打结。

3. 外阴裂伤缝合时，注意分层缝合，即先缝合肌层再缝合黏膜层与皮肤层。

4. 缝合阴道裂伤创面后要进行直肠指检，避免缝线穿透直肠前壁黏膜。

5. 外阴和 / 或阴道的裂伤尽量采取间断缝合。

6. 缝合手术完毕后要清点物品，避免消毒材料残留于阴道。

七、术中并发症及应对措施

1. 如有外阴及阴道血肿，应刺破血肿并采用可吸收线过底缝合，避免血肿复发。

2. 缝合过程中如患者疼痛难忍，应请麻醉医生紧急会诊，可以通过追加无痛分娩的给药量或给予其他止痛药物进行镇痛。

3. 如发现缝线穿透直肠黏膜，应拆除缝线重新进行缝合。

八、术后管理要点

1. 术后 24 小时内应用抗生素预防感染。

2. 术后注意观察外阴皮肤颜色、切口愈合情况及阴道出血量。

3. 术后注意分泌物情况和皮肤温度。

4. 术后 7 天左右拆线，如有感染则提前拆线引流。

5. 注意排便后消毒外阴，避免便秘。

（陈高文　刘翔宇）

第三篇

妇科手术

第一章　外阴上皮内非瘤样病变手术

外阴病灶切除术

（手术等级：2级）

外阴病灶切除术
（视频）

一、适应证

1. 外阴局限性病灶，未累及尿道口、阴道口和肛门等重要腔道开口。
2. 非前庭大腺囊肿或脓肿病灶。

二、禁忌证

1. 伴有全身性疾病，不能耐受手术。
2. 局部感染体征明显。
3. 病灶弥漫或多发。

三、术前特殊性检查

1. 妇科检查　了解患者病灶所在位置、大小、颜色、质地及与周围组织关系等。
2. 完善血常规、尿常规、大便常规、生化、凝血功能、传染病、血型、阴道分泌物及人乳头瘤病毒（HPV）等检查。根据患者病情进行其他相关检查。
3. 积极治疗合并症或并发症，纠正患者一般情况。

四、术前准备

充分告知患者病情、手术风险，患者签署手术知情同意书。术前如有外阴病灶及周围组织感染需要给予抗感染治疗和稀释的高锰酸钾溶液（1∶5 000）进行坐浴治疗。

五、手术主要步骤

1. 一般准备　患者取膀胱截石位，常规外阴消毒铺单。准备无菌画笔、电刀和吸引器等器械。
2. 标记切口　不规则的病灶可采用画笔描绘切缘。

3. 切除病灶　采用生理盐水于外阴病灶周围皮下注射形成水垫后，冷刀沿着描绘的切缘，垂直切开皮肤及皮下脂肪。术者持电刀切割分离皮下脂肪，直达病灶底层。如果病灶底部有血管或粗大的脉管组织，应单独钳夹结扎预防出血。

4. 缝合切口　对于浅表的切口，可以采用 3-0 可吸收线或 1 号丝线间断缝合外阴切口。如果切口较深，可以先采用 3-0 可吸收线间断缝合脂肪层进行切口减张预处理，再用该类型缝线或 1 号丝线角针间断缝合外阴的皮肤及皮下组织，关闭切口。如外阴缺损较大，可游离外阴皮瓣转移覆盖切口，必要时可放置引流管。

六、术中注意事项及要点

1. 不能过多切除正常的外阴组织及皮下脂肪。

2. 粗大的脉管样组织要单独结扎。

3. 缝合皮下腔隙时注意避免无效腔残留。

4. 外阴切口缝合前如张力过大，要提前进行减张处理。

七、术中并发症及应对措施

1. 如有出血，随时按压、电凝或绑扎止血。

2. 如切缘皮肤缝合张力过大，可行皮瓣转移覆盖切口。

3. 为减少渗液以利于愈合，可放置引流管。

八、术后管理要点

1. 术后应用抗生素预防感染。

2. 病灶如果靠近尿道、阴道或会阴周围，视情况留置导尿管或排尿后擦洗外阴。

3. 术后及便后保持外阴清洁，每天注意观察缝合切口的颜色及有无异常分泌物。

4. 如有引流片或引流管，可以在 48～72 小时拔除。

5. 术后 7 天左右拆线，如有感染提前拆线引流。

（陈高文）

第二章 宫颈炎症手术

宫颈息肉切除术

（手术等级：2级）

宫腔镜宫颈息肉切除术（视频）

一、适应证

1. 宫颈息肉增大阻塞宫颈内口，导致不孕。

2. 宫颈息肉恶变可能。息肉位于宫颈外口者（常规宫颈息肉切除术）或位于宫颈内口（宫腔镜下宫颈息肉切除术）。

二、禁忌证

基础疾病状态不适合手术、严重生殖道炎症、妊娠期宫颈内口息肉需行宫腔镜手术等。

三、术前特殊性检查

1. 妇科检查　明确外阴、阴道有无病变，双合诊明确子宫大小、表面情况、活动度及与周边组织的关系。了解宫颈息肉位置、大小、形态。

2. 宫颈脱落细胞学检查　于1年内进行宫颈脱落细胞学检查［液基薄层细胞学检测（thin-prep cytologic test，TCT）］，以排除隐匿性宫颈恶性肿瘤，建议联合检测HPV分型。

3. 盆腔超声检查　明确子宫及双侧附件情况，明确盆腔有无其他占位性病变。

4. 肿瘤标记物检测　如鳞状细胞癌抗原（squamous cell carcinoma antigen，SCCA）。

5. 其他　如有异常子宫出血或宫腔占位性病变者，术前需要进行子宫内膜评估，排除子宫内膜恶性病变；年龄大（>60岁）者完善心脏超声、肺功能检查及下肢静脉超声检查，其余患者酌情安排；有内外科合并症者，进行相应的检查，并完善相关科室会诊。

四、术前准备

充分告知患者病情；合并其他系统基础疾病，或病变累及其他系统者，术前应充分评估手术风险,必要时需组织多学科协作诊疗(MDT);患者签署手术知情同意书;完善术前各项检查(阴道分泌物滴虫、真菌、清洁度检查等);手术备血;必要时预约冰冻病理检查;肠道准备及阴道准备。对于宫腔镜患者术前给予宫颈扩张(宫颈扩张棒、放置导尿管或给予药物处理等);建议月经干净后 3～7 天内进行手术治疗;对可疑感染患者应先对症治疗;术前 24 小时禁妇科检查及性生活。

五、手术主要步骤

(一)常规宫颈息肉切除术

1．一般准备　患者取膀胱截石位,行静脉麻醉,常规外阴和阴道消毒铺单,术中进行导尿排空膀胱再妥善放置阴道窥器。

2．碘伏棉球消毒宫颈后,根据患者息肉的蒂部粗细、息肉大小及息肉的附着形式考虑手术方式,可使用长血管钳或卵圆钳对息肉进行切除。

3．若息肉体积较小,以血管钳进行直接钳除;若息肉略大一些,则用血管钳夹住蒂部进行顺时针方向旋转,拧除息肉组织;若息肉直径较大,则用血管钳钳夹息肉,采用电刀点切法进行息肉切除。

4．局部实施压迫止血(碘伏纱布、凡士林纱布等),12 小时后取出;或缝合手术切口,避免出血过多。

5．取下病理组织放入甲醛溶液固定,放置组织的容器应常规标注患者姓名、年龄、取材具体部位,并与病理申请单记录相符,及时送检。

(二)宫腔镜下息肉切除术

1．一般准备　患者取膀胱截石位,静脉麻醉后,常规消毒铺单,导尿,妥善放置阴道窥器。

2．器械准备　参照第五篇第四章。

3．根据息肉大小选择治疗方式;对于较小的息肉,可以直接使用宫腔镜电切镜从息肉蒂部进行切除;如息肉较大,则在了解患者宫颈管的前提下,使用宫腔电切镜深入宫颈管对息肉从根部进行切除,而后使用滚球电极进行滚动止血。

4．手术结束,用纱布填充宫颈管给予止血。

5．标本处理同上。

六、术中注意事项及要点

1．暴露清晰,如果阴道窥器暴露局限(息肉过大或位置不合适),则可以考虑使用阴道拉钩。

2．为防止术后复发,息肉需从根部去除。

七、术中并发症及应对措施

1．宫腔穿孔　参照宫腔镜处理。

2. 出血　给予电凝处理，必要时行缝合处理。

八、术后管理要点

手术当日休息，避免过多活动。孕妇可适当延长休息时间至 3 天；术后 12 小时取出阴道纱布，取纱布后会有少量阴道出血，一般持续 3～5 天，但若出血量多于月经量，应及时就诊；合理支持治疗，但若术前有炎症性疾病、宫腔镜下单息肉切除患者可酌情预防性抗感染治疗 48 小时，并注意随访了解患者治疗情况，包括患者术后阴道出血停止时间、是否有复发等；根据术后病理结果，制订后续治疗方案及随访计划。

（韩娜娜）

第三章 盆腔炎症性疾病手术

附件切除术

腹腔镜附件切除术

（手术等级：3级）

030301

腹腔镜附件切除术（视频）

一、适应证

有医学指征需要行单侧或双侧附件切除者，如卵巢肿瘤、卵巢输卵管脓肿、乳腺癌患者卵巢去势治疗等。

二、禁忌证

合并基础疾病不适合手术、卵巢肿瘤巨大术中不免破裂或取出困难、卵巢恶性肿瘤广泛种植等。

三、术前特殊性检查

1. 妇科检查　明确外阴、阴道、宫颈及子宫有无病变，双合诊明确卵巢肿瘤的大小、表面情况、活动度及与周边组织的关系。

2. 盆腔影像学检查　超声、计算机体层成像（CT）或磁共振成像（MRI）明确卵巢肿瘤性质、位置、大小，明确盆腔有无其他占位性病变。

3. 肿瘤标记物检测。

4. 其他　年龄大（>60岁）者完善心脏超声、肺功能检查及下肢静脉超声检查，其余患者酌情安排；有内外科合并症者，进行相应的检查，并完善相关科室会诊。

四、术前准备

充分告知患者病情；合并其他系统基础疾病，或病变累及其他系统者，术前应充分评估手术风险，必要时需组织MDT；患者签署手术知情同意书；完善术前各项检查；必要时备血；预约冰冻病理检查；肠道准备及阴道准备。

五、手术主要步骤

1. 一般准备 患者取仰卧位或膀胱截石位，全身麻醉，常规消毒铺单，导尿。

2. 腹腔穿刺 建立气腹［压力12mmHg（1mmHg=0.133kPa）］，布置穿刺套管（Trocar），4个Trocar分别为脐部1个（置入腹腔镜镜头），左下腹反麦氏点及其上方6cm处各1个，右侧麦氏点1个，探查盆腹腔脏器情况。

3. 细胞学检查 取腹水或腹腔冲洗液50～100ml送细胞学检查。

4. 切除附件 紧贴骨盆漏斗韧带打开侧腹膜，分离骨盆漏斗韧带周围组织，裸化骨盆漏斗韧带，分段电凝闭合，必要时使用Ham-lock夹靠近心端夹闭骨盆漏斗韧带后，超声刀离断该韧带。沿圆韧带切断输卵管系膜，于宫角部电凝闭合卵巢固有韧带和输卵管间质部，超声刀切断，至此完全切除附件。将其装入标本袋，从切口处拉出标本袋口，纱布保护周围组织，刺破肿物，吸净囊液，取出已切除组织，送快速冰冻病理检查。

5. 再次探查 生理盐水冲洗盆腔，检查有无出血点。

6. 手术结束 冰冻病理检查报告为良性肿瘤，清点手术器械和纱布等物品，再次探查盆腹腔，术毕，采用4-0可吸收线皮内缝合小切口。

六、术中注意事项及要点

1. 腹腔镜Trocar布局要合理。

2. 辨识输尿管的走行，避免手术损伤输尿管，尤其是在切断骨盆漏斗韧带时，输尿管在骨盆入口横跨髂内、髂外动脉分叉处；注意骨盆漏斗韧带及卵巢固有韧带中的血管出血；注意不要损伤子宫圆韧带；取出肿物时，用标本袋保护，避免肿物破裂，污染腹腔。

七、术中并发症及应对措施

1. 输尿管损伤 熟悉输尿管走行，如损伤可行输尿管端端吻合或留置输尿管支架。

2. 出血 最常见的出血是血管电凝闭合效果不佳，应分段凝闭，必要时可使用Ham-lock夹或缝合处理。为避免出血，可在精细分离组织、裸化血管后再进行电凝切断。

八、术后管理要点

合理支持治疗，早下床活动者早进食；根据术后病理结果，制订后续治疗方案及随访计划。

（汤雅玲　李　敏）

经腹附件切除术

030302

经腹附件切除术
（视频）

（手术等级：2 级）

一、适应证

1. 附件炎性包块、脓肿；附件良性肿瘤；需保留生育能力的附件交界性 / 恶性肿瘤。
2. 子宫内膜异位症。
3. 卵巢去势手术。

二、禁忌证

1. 全身性疾病不能耐受手术。
2. 严重神经官能症，情绪不稳定，对手术顾虑大。
3. 严重感染、高热等。

三、术前特殊性检查

1. 妇科检查　明确外阴、阴道及宫颈有无病变，双合诊明确子宫大小、活动度、有无压痛；双侧附件区有无包块、压痛及与周边组织的关系等。
2. 如疑为卵巢肿瘤，术前需行超声、MRI 等影像学及肿瘤标记物检查，必要时行肠镜检查，以充分评估良恶性。
3. 如为炎症性手术，必要时行 CT 检查评估肠粘连情况。

四、术前准备

1. 制订详细的手术计划；充分告知患者病情，因炎症 / 肿瘤粘连导致的术中肠道损伤、泌尿系统损伤可能，必要时术前组织 MDT。
2. 术前完善常规检查，手术备血，必要时联系术中快速病理，肠道准备及阴道准备。

五、手术主要步骤

1. 一般准备　患者取仰卧位，椎管内麻醉 / 气管插管全身麻醉后，常规消毒铺单，台上导尿。
2. 切口　取下腹部正中纵切口，根据术前评估确定切口长度。
3. 暴露及探查　切开皮肤及皮下层至腹直肌前鞘，经腹直肌外侧进入腹腔。探查盆腹腔脏器情况、肿瘤情况（侵犯盆腹腔的范围，包括上腹部及肠间隙等）、粘连情况（如有粘连则进行分离），必要时留取腹水或腹腔冲洗液。
4. 离断骨盆漏斗韧带　钳夹并提起患侧附件，将附件牵引向子宫侧，暴露骨盆漏斗韧带并使之伸展，于骨盆入口输尿管跨越髂血管处确认远离输尿管，用两把止

67

血钳靠近卵巢钳夹骨盆漏斗韧带，在钳间切断，用 7 号丝线双重缝扎近心断端（粘连严重者可先剪开后腹膜，完全暴露输尿管走行后再行离断骨盆漏斗韧带）。

5. 离断卵巢固有韧带及输卵管间质部　将子宫牵引向健侧，用一把大弯钳穿过患侧卵巢固有韧带下方阔韧带无血管区并稍撑开，在患侧子宫角处用两把血管钳钳夹卵巢固有韧带、输卵管间质部，钳间切断，7 号丝线双重缝扎子宫侧断端。剩余的输卵管系膜血管较少，可用电刀/剪刀切断，如出血可钳夹后结扎。

6. 手术结束　再次探查盆腹腔，检查出血情况，关闭腹膜前应再次检查患侧输尿管有无损伤，清点手术器械和纱布等物品，关腹。

六、术中注意事项及要点

1. 术中钳夹切断骨盆漏斗韧带时应辨识输尿管的走行，此处输尿管在骨盆入口横跨髂内、髂外动脉分叉，距离骨盆漏斗韧带较近，应避免发生损伤。

2. 钳夹离断卵巢固有韧带时不要距离子宫过近，以免切开宫旁血管导致出血。

3. 必要时可将子宫圆韧带缝合包埋于子宫侧残端，预防粘连。

4. 如术中快速病理提示卵巢恶性/交界性肿瘤，应根据情况扩大手术范围。

七、术中并发症及应对措施

1. 输尿管损伤　仔细辨别输尿管走行，如损伤可行输尿管端端吻合或留置输尿管支架。

2. 出血　最常见的出血是钳夹切断固有韧带时距子宫太近，导致宫旁血管破裂，可予缝扎止血；骨盆漏斗韧带缝扎止血应确切，以免血管回缩后出血引起腹膜后血肿。

八、术后管理要点

合理支持治疗，积极预防感染；如无泌尿系统损伤，一般不需留置导尿管；术后尽早下床活动。

（陈　坤　贺红英）

第四章　外阴恶性肿瘤手术

第一节　外阴广泛性切除 ± 单侧或双侧腹股沟淋巴结清扫术（多术式）

（手术等级：4级）

一、适应证

外阴癌除ⅠA期外，其他采用手术治疗的各期患者均需要行根治性外阴切除术及腹股沟淋巴结清扫术。单侧外阴癌可考虑只清扫同侧腹股沟淋巴结，中线部位肿瘤及患侧腹股沟淋巴结阳性需清扫对侧腹股沟淋巴结。

二、禁忌证

1. 基础疾病未控制，不能耐受手术。
2. 局部有感染灶。

三、术前特殊性检查

1. 妇科检查，了解癌灶所在位置、大小、颜色、质地及与周围组织关系等。
2. 根据患者情况，若有基础疾病则术前多学科会诊控制基础疾病，不仅需要完善肿瘤术前常规检查项目，还需加做下肢动静脉超声检查以排除血栓，行膀胱镜检查和直肠指诊以排除邻近脏器转移。
3. 积极治疗合并症或并发症，纠正患者一般情况。

四、术前准备

充分告知患者病情、手术风险，患者签署手术知情同意书。术前如有外阴病灶或周围组织感染需抗感染治疗并进行高锰酸钾溶液（1∶5 000）坐浴。术前2天行外阴、阴道擦洗1次/d。肠道准备：术前48小时半流质饮食、术前24小时全流质饮食、术前24小时口服复方聚乙二醇电解质散导泻并清洁灌肠1次，术前8小时禁食，术前2小时禁水。术前外阴部备皮。

五、手术主要步骤

1. 广泛性外阴切除术

（1）一般准备：经气管插管全身麻醉后摆膀胱截石位，常规外阴消毒铺单。准备无菌画笔、电刀、超声刀和吸引器等器械。

（2）标记内外切缘并切除外阴：标记广泛性外阴切除术的外切缘，手术外切缘为癌灶旁开2cm；若癌灶接近尿道或肛门，肿瘤的阴性边缘为1cm。于处女膜缘外侧及尿道外口前方画线标记内切缘。冷刀沿标记线切开外阴皮肤层，短柄超声刀电凝切开皮肤的淋巴和脂肪组织。从外阴外环到内环，深度达到泌尿生殖膈。用超声刀直接切除阴蒂背侧的筋膜和肌腱及会阴复合体，贯通内环和外环，将癌灶及其周围皮肤、皮下脂肪组织整块切除，直达泌尿生殖膈层，暴露球海绵体肌、耻骨降支、尿道外口等。

（3）缝合外阴伤口：松解切口周围的皮下脂肪，降低皮肤缝合张力；3-0可吸收线缝合皮下间隙；4号丝线间断垂直褥式外翻缝合伤口皮肤；其中在尿道口黏膜即内环12点处，回针需缝到尿道前方的浅层组织，以消除该处无效腔。

2. 腹腔镜腹股沟淋巴结清扫术　　根据手术方式的不同，将患者分为经下肢皮下通路腹腔镜腹股沟淋巴结清扫术（video endoscopic inguinal lymphadenectomy via the limb subcutaneous approach，VEIL-L）和经下腹皮下通路腹腔镜腹股沟淋巴结清扫术（video endoscopic inguinal lymphadenectomy via the hypogastric approach，VEIL-H）。

（1）VEIL-L

1）一般准备：经气管插管全身麻醉后，先摆仰卧分腿外旋位（两腿分开约30°）。于腰骶部垫棉垫或水垫，以消除腹股沟区域皮肤皱褶。待完成VEIL-L后再摆膀胱截石位行外阴广泛切除术。

2）下肢Trocar的布局：①手术开始前标记下肢3个Trocar布局和股三角解剖标志；②第一穿刺孔位于股三角顶点下方5～6cm处，朝腹股沟韧带方向将Trocar置入皮下间隙；③置入30°腹腔镜后，利用腹腔镜向头侧钝性扩大皮下间隙分别至股三角边缘的体表投影处；④在腹腔镜的监视下，于股三角顶点水平向两侧旁开约5cm处，将两个5mm Trocar置入皮下间隙，导入超声刀和抓钳等器械。

3）腹股沟浅淋巴结清扫术：①沿术前体表标记的缝匠肌内缘及长收肌外缘的投影线，使用超声刀在皮下阔筋膜前方向头侧分离腹股沟皮下淋巴和脂肪组织，建立皮下操作空间，称前工作间隙（AWS）；②建立良好的AWS后，超声刀自股三角顶点开始，由股三角周边向卵圆窝中央以"聚拢式"的方式分离淋巴和脂肪组织；③在分离的过程中，会分离暴露出阴部外动静脉、腹壁浅动静脉、旋髂浅动静脉，拟于股三角外围闭合切断这些血管的外周部，再于大隐静脉根部即隐静脉裂孔处切断上述血管的根部；④逆行分离大隐静脉周围的淋巴和脂肪组织至隐静脉裂孔处；⑤于卵圆窝和大隐静脉根部处切断获取整块腹股沟浅淋巴组织；⑥取出切除的腹股沟浅淋巴组织并送快速病理检查。

4）腹股沟深淋巴结清扫术：①超声刀于股三角顶端开始沿股动静脉长轴向头侧切开阔筋膜，直达卵圆窝上方；提起阔筋膜两侧切缘，分离其后方组织间隙，清扫位于股静脉内侧、长收肌外缘、腹股沟韧带下方和股动静脉前方 180°平面的腹股沟深淋巴组织；②将清扫的腹股沟深淋巴组织经 10mm Trocar 取出送快速冰冻病理检查；③于大腿内侧的操作孔处置入真空引流管并妥善缝合固定于皮肤，接负压引流瓶（球），缝合手术各切口，使用弹力绷带加压包扎手术野消除皮下无效腔。

（2）VEIL-H

1）一般准备：两腿分开约 45°，其余同 VEIL-L 术式部分。

2）下腹部 3 个 Trocar 的布局：①第一穿刺孔位于脐轮下缘，将 Trocar 朝腹股沟韧带方向置入皮下间隙；②导入腹腔镜后钝性扩大分离皮下间隙，注入 CO_2 气体协助建立 AWS，同时继续钝性分离皮下间隙使之外侧至髂前上棘内缘、内侧到达脐部耻骨连线中点，下到腹股沟韧带上方；③在腹腔镜监视下，第二切口位于髂前上棘内侧，第三切口位于脐耻连线中点，切开皮肤后各置入 5mm Trocar，以便导入超声刀或其他手术器械。

3）腹股沟浅深淋巴结清扫术：使用超声刀自腹外斜肌腱膜表面起，沿长收肌和缝匠肌体表投影线，由上往下、整体推进式地分离腹股沟浅淋巴组织；基本同 VEIL-L 术式。

3.单切口外阴癌根治术（single incision radical vulvectomy，SIRV）

（1）一般准备：分腿仰卧位（两腿分开约 60°，膝盖外展 20°～30°），腰骶部后方放置棉垫或水垫。

（2）标记"桥部区域"和股三角：先行广泛性外阴切除术，然后通过外阴切除术切口进行腹股沟淋巴结清扫术。

（3）形成 AWS：使用组织钳提起耻骨结节外阴切口的皮肤以提供张力，组织剪分离皮肤与皮下疏松组织间隙，建立 AWS 的初始部分，包括"桥部区域"，保留厚约 1cm 的皮瓣，包括所有皮下脂肪，直至浅表筋膜（Camper 筋膜）的水平。然后用小 S 拉钩代替组织钳，以提供更好的牵引力。使用超声刀向外上、外下扩大分离 AWS。AWS 的形成覆盖了整个股三角形，向上至髂前上棘内侧，向下至股三角顶点。

（4）切除腹股沟淋巴结：提起淋巴和脂肪组织，并在超声刀直视下将腹股沟淋巴结从内收肌的内侧边缘向缝匠肌的方向分离。依次仔细分离并离断大隐静脉的附属分支，尽可能保护大隐静脉和副大隐静脉的完整性。于卵圆窝和大隐静脉的根部离断以完整地切除淋巴和脂肪组织。使用手指触诊股动脉搏动，并向头侧触探，找到腹股沟管与腹股沟韧带的交界处。于股静脉内侧切除腹股沟深部淋巴结。

（5）缝合伤口：仔细检查手术后的间隙并彻底止血。使用 3-0 可吸收线间断缝合浅筋膜及筛状筋膜组织，关闭腹股沟区域的皮下间隙。在即将完全缝合前，若使用猪源纤维蛋白黏合剂喷于腹股沟区域则不需留置引流管，否则需留置橡胶引流管接负压引流瓶（球）。

六、术中注意事项及要点

腹腔镜下腹股沟淋巴结清扫术时，于第一穿刺孔置入 Trocar 后，维持 12～14mmHg 的 CO_2 灌注压，利用腹腔镜钝性扩大皮下间隙分别至股三角的体表投影处；置入其余 Trocar 后，将 CO_2 灌注压下调后保持在 8～10mmHg。余同"局部广泛外阴切除术"。

七、术中并发症及应对措施

同"局部广泛外阴切除术"。

八、术后管理要点

术后 3 天采用弹性压缩绷带将腹股沟区域缠成"蝴蝶"形，以减少淋巴液渗出并促进手术区域的愈合。一旦明确为腹股沟区淋巴囊肿，囊肿不大可不予特殊处理；如囊肿增大，影响肢体活动或带来其他不适症状，可在超声引导下行穿刺术，再进行局部加压，减少淋巴液产生。余同"局部广泛外阴切除术"的术后护理。

（王沂峰）

第二节　局部广泛外阴切除术

（手术等级：3级）

030402

局部广泛外阴切除术（视频）

一、适应证

1. 外阴恶性肿瘤局限于外阴的单个病灶，直径 <2cm，浸润深度 1～2mm。

2. 癌灶未累及阴蒂或会阴部。

二、禁忌证

1. 伴有全身性疾病，不能耐受手术。

2. 局部有感染灶。

三、术前特殊性检查

1. 妇科检查，了解病灶所在位置、大小、颜色、质地及与周围组织关系等。

2. 抽血查血常规、生化、凝血功能、传染病、血型等；行尿常规、大便常规检查；行阴道分泌物检查；根据患者病情行其他相关检查。

3.积极治疗合并症及并发症,纠正患者异常情况。

四、术前准备

充分告知患者病情、手术可能的风险,患者签署手术知情同意书。术前如有外阴病灶及周围组织感染需要给予抗感染治疗和稀释的高锰酸钾溶液(1∶5 000)进行坐浴治疗。

五、手术主要步骤

1.一般准备　患者取膀胱截石位,常规外阴消毒铺单。准备无菌标记笔、电刀、超声刀和吸引器等器械。

2.标记切口　旁开癌灶缘2cm处标记切缘。

3.外环切口　沿着标记的切缘,垂直切开皮肤及皮下脂肪。术者持超声刀闭合切割分离皮下脂肪,直达尿生殖膈层,并向内侧的阴道口和尿道外口聚拢。

4.内环切口　自会阴后联合的处女膜缘外侧6点开始,沿着阴道外口侧壁弧形标记内环切缘直至尿道外口前方。冷刀沿着标记的内环切缘切开黏膜层,超声刀跟进补充分离,向下与会阴后联合外缘的切口会师,向外与外侧切口相通。贯通切口,分离阴唇脂肪垫时如遇血管样组织,则必须进行缝扎或绑扎。将癌灶及其周围皮肤、皮下脂肪组织整块切除,直达泌尿生殖膈层,暴露球海绵体肌、耻骨降支、尿道外口等。

5.缝合切口　先用3-0可吸收线皮下缝合外阴切口的脂肪层进行切口减张预处理,再用4号丝线角针间断缝合外阴的皮肤及皮下组织,关闭切口。如外阴缺损较大,可用游离的外阴皮瓣覆盖切口,必要时可放置引流管。

六、术中注意事项及要点

1.不能过多切除正常的外阴组织及皮下脂肪。

2.粗大的脉管样组织要单独结扎。

3.缝合皮下腔隙时注意避免无效腔残留。

4.外阴切口缝合前如张力过大,要提前进行减张处理。

七、术中并发症及应对措施

1.遇有出血,随时按压、电凝或绑扎止血。

2.如切缘皮肤缝合张力过大,可行皮瓣转移覆盖切口。

3.为减少渗液以利于愈合,可放置引流管。

八、术后管理要点

1.术后应用广谱抗生素有效预防感染。

2. 术后保留导尿管至少 7 天。

3. 术后及便后保持外阴清洁,每日消毒外阴。注意切缘皮肤颜色及温度。

4. 如有引流装置,于 48～72 小时拔除。

5. 术后 7 天左右拆线,如有感染则提前拆线引流。

（马 颖）

第五章　宫颈肿瘤手术

第一节　宫颈鳞状上皮内病变手术

阴道镜检查＋宫颈活检术

（手术等级：1级）

阴道镜检查＋宫颈活检术（视频）

一、适应证

1. 宫颈细胞学检查低级别鳞状上皮内病变（low grade squamous intraepithelial lesion，LSIL）及以上、未明确意义的不典型鳞状细胞（atypical squamous cell of undetermined significance，ASCUS）伴高危型 HPV 阳性或不典型腺细胞（atypical glandular cell，AGC）。

2. HPV 检测 16 型或 18 型阳性，或其他高危型 HPV 阳性持续 1 年以上。

3. 宫颈、阴道及外阴病变治疗前病变范围的评估。

4. 宫颈、阴道及外阴病变治疗后的复查和评估。

5. 反复地接触性阴道出血，肉眼可见宫颈溃疡、异常赘生物可疑癌。

二、禁忌证

1. 急性、亚急性的内外生殖器炎症。

2. 月经期。

三、术前特殊性检查

1. 妇科检查　明确内外生殖器是否有急性、亚急性炎症，必要时取阴道分泌物送检，若有炎症，则先治疗后检查。

2. 血液检查　血常规、凝血功能检查和常规传染病筛查。

四、术前准备

1. 患者准备　检查前24小时内应避免性生活、阴道冲洗或上药。

2. 医生准备　详细了解患者病史，末次月经时间；核对宫颈细胞学及 HPV 检查报告单，告知检查的必要性及注意事项，患者签署知情同意书；洗手，戴口罩及帽子。

3. 物品准备　无菌盘、阴道窥器、生理盐水棉球、3%～5% 醋酸棉球、复方碘溶液（Lugol's 碘溶液）棉球、长镊子、活检钳、刮匙、干棉球及纱布，装有 10% 福尔马林液的标本瓶。

五、手术主要步骤

1. 打开阴道镜设备电源，录入患者资料，开始检查。

2. 患者排空膀胱，臀下垫一次性垫单，取膀胱截石位，常规观察外阴及肛门口周围组织。

3. 阴道窥器暴露宫颈阴道部，用生理盐水棉球擦净宫颈阴道分泌物，肉眼观察宫颈形态。

4. 移动阴道镜物镜，使之距离阴道口 15～20cm（镜头距离宫颈 25～30cm）处，对准宫颈或病变部位，调整焦距及放大倍数。

5. 醋酸试验　用 3%～5% 醋酸棉球浸湿宫颈表面 50～60 秒，正常及异常组织中核质比增加的细胞会出现暂时性的白色（醋白），周围正常鳞状上皮保留原有粉红色。醋白出现和消失的速度随病变类型的不同而不同，病变级别越高，醋白上皮越厚，持续时间越长。同时观察阴道壁。

6. 必要时用绿色滤光镜片并放大 20 倍观察，可使血管图像更清晰。

7. 碘试验　复方碘溶液棉球浸湿宫颈表面，富含糖原的成熟鳞状上皮细胞染成棕褐色，柱状上皮、未成熟化生上皮、角化上皮及不典型增生上皮不含糖原，涂碘后不着色。

8. 活检　选择病变最严重区，即醋酸试验及碘试验异常图像部位取活检，局部消毒，用活检钳多点取材（2～4 块），注意取材深度，应钳取上皮全层及部分间质，以适合组织学评估。

9. 当病变延伸至宫颈管或细胞学 AGC 及以上或转化区不可见时，应同时行宫颈管搔刮术（endocervical curettage，ECC）。

10. 宫颈局部填塞带尾纱布压迫止血，嘱患者 24 小时后自行取出。

六、术中注意事项及要点

1. 急性、亚急性生殖器炎症或盆腔炎症性疾病应治疗后再取活检。

2. 月经前期不宜活检，以免与活检处出血相混淆，且月经来潮时创口不易愈合，有增加内膜种植的机会。妊娠期必要时可活检，不进行宫颈管搔刮术。

3. 月经期不行阴道镜检查，但是应区别宫颈病变导致的阴道出血和月经血，以免延误病情。

4. 阴道镜检查时需兼顾外阴、肛周、阴道壁的病变。

5. 绝经后患者阴道暴露困难,可改用小号窥器。

七、术中并发症及应对措施

1. 出血　少量出血为正常现象,纱布压迫即可。特殊情况,如宫颈恶性肿瘤患者、孕期患者活检容易出现大量出血,局部使用止血药物喷洒,增加压迫纱布数量,恶性肿瘤患者必要时介入止血。

2. 感染　检查前排除生殖器炎症,有感染高危因素的患者活检后适当给予预防感染的处理。

八、术后管理要点

嘱患者 24 小时后取出阴道纱布,2 周内禁止性生活及盆浴;根据病理结果,制订后续治疗方案及随访计划。

(汤雅玲　李　敏)

宫颈环形电切术

（手术等级：2 级）

030502

宫颈环形电切术
（视频）

一、适应证

1. 组织学活检为宫颈低级别病变,但阴道镜检查不满意。
2. 病理提示宫颈高级别病变。
3. 宫颈管搔刮术阳性或不能确定。
4. 细胞学和组织学检查结果不一致、阴道镜检查不满意。
5. 高度怀疑宫颈微小浸润癌、宫颈原位（腺）癌,锥切范围要求宫颈深度 >2.0cm,宽度 >2.5cm。

二、禁忌证

1. 生殖道感染未控制。
2. 下生殖道畸形未获有效治疗。
3. 考虑宫颈浸润癌。
4. 孕妇。
5. 基础疾病状态不适合手术。

三、术前特殊性检查

1. 妇科检查,了解宫颈大小和形态,阴道穹窿和阴道腔大小情况。
2. 宫颈脱落细胞学和宫颈 HPV 分型检测。
3. 阴道镜检查和宫颈组织活检。需要在术前重点了解阴道镜下宫颈病灶的数量、部位。

4. 盆腔超声检查,明确子宫及双侧附件情况,明确盆腔有无其他占位性病变。

5. 宫颈肿瘤标记物检测和阴道分泌物常规检查。

四、术前准备

告知患者手术风险,患者签署知情同意书,尤其是有生育要求者需要详细告知手术对后续妊娠的影响;有基础疾病者应在术前积极控制;完善术前各项检查,术前进行肠道准备及阴道准备。

五、手术主要步骤

1. 一般准备 患者取膀胱截石位,静脉全身麻醉后常规消毒铺单。

2. 暴露宫颈 窥器暴露宫颈,再次消毒下生殖道,组织钳钳夹宫颈前唇,于宫颈多点注射 1∶20 稀释的垂体后叶素 2U,注意观察术中血压变化。

3. 切除范围 宫颈涂复方碘溶液,再次确认病灶。采用两把组织钳从窥器前后叶的两侧夹角间隙处置入阴道并钳夹宫颈的 3 点和 9 点处。根据宫颈的大小选择不同直径的电切环,于碘不着色区边缘外 5mm 水平切除宫颈组织,如果宫颈前后唇还有残留病灶,可以补刀切除。

4. 切取组织送病理检查 更换锥形电切环,置入宫颈管,旋切宫颈管组织,尽量实现锥高≥2.5cm。体外标记好切缘面,术后送病理检查。

5. 手术结束 阴道填塞 1 条碘伏纱布压迫宫颈创面。清点手术器械和纱布等物品,术毕。

六、术中注意事项及要点

1. 切除范围 如术前病灶界限不清晰,可以术中再次采用复方碘溶液涂擦宫颈,以确认病灶切缘。于碘不着色边缘外 5mm 处作环形切口,切口深度应达宫颈间质,锥高应达 2.5cm。标本切除后,于 12 点处做缝线标志。

2. 宫颈创面处理 如创面电凝止血不牢靠,可采用 2-0 可吸收线予以缝扎止血。

七、术中并发症及应对措施

1. 宫颈创面出血 可用电凝或阴道纱布压迫止血,如效果欠佳,应在严格消毒后缝合止血。

2. 感染 术前做好阴道碘伏擦洗准备,术中切缘不要过深,彻底止血,无菌操作,围手术期预防性使用抗生素,术后外阴护理,禁坐浴及过早开始性生活等。

3. 宫颈狭窄 注意追踪术后月经情况,如出现经量减少伴腹痛或月经未来潮等情况,应尽快复诊。

4. 阴道分泌物增多 宫颈上皮化未完成前,如果仅是阴道分泌物增多、无明确的感染证据,可予以观察。

八、术后管理要点

1. 积极预防感染。

2. 有阴道塞纱者务必注意适时取出阴道内的纱布。

3. 术后月经干净后复查宫颈创面。术后应及时追踪病理报告结果,避免漏诊。

4. 禁性生活、坐浴、游泳3个月。

5. 术后3个月复查TCT及HPV检测,根据结果进行相应治疗。阴道镜检查推荐术后3个月以上再进行。

（王沂峰　陈高文）

冷刀宫颈锥切术

（手术等级：2级）

冷刀宫颈锥切术
（视频）

一、适应证

1. 活检提示宫颈高级别病变。

2. 宫颈管搔刮术阳性或不能确定。

3. 细胞学和组织学检查结果不一致、阴道镜检查不满意。

4. 怀疑为宫颈原位腺癌。

二、禁忌证

1. 基础疾病状态不适合手术。

2. 急性生殖道炎症、性传播疾病、生殖道畸形。

3. 宫颈浸润癌。

4. 有血液病、严重出血倾向。

三、术前特殊性检查

1. 妇科检查　双合诊明确子宫大小、表面情况、活动度及与周边组织的关系。

2. 宫颈TCT和HPV分型检测　筛选宫颈有无异常细胞学病变。

3. 阴道镜检查和宫颈组织活检　在阴道镜下对可疑细胞进行活组织检查,明确病变的程度及种类。

4. 盆腔超声检查　明确子宫及双侧附件情况,明确盆腔有无其他占位性病变。

5. 肿瘤标记物检测。

四、术前准备

充分告知患者病情,尤其育龄期有生育要求者;合并其他系统基础疾病者,术前应充分评估手术风险,必要时需组织 MDT;患者签署手术知情同意书;完善术前各项检查;手术备血;肠道准备及阴道准备。

五、手术主要步骤

1.一般准备　患者取膀胱截石位,全身麻醉后常规消毒铺单,手术器械准备。

2.暴露宫颈　阴道拉钩暴露,再次消毒阴道、宫颈,宫颈钳钳夹宫颈前后唇,宫颈注射稀释的垂体后叶素 6U。

3.切除范围　宫颈涂复方碘溶液,再次确认病灶,碘不着色区边缘外 5mm 冷刀环形切开宫颈浆膜层,钝性和锐性结合分离宫颈浆膜层间隙,用手术刀以宫颈为中心,锥形切向宫颈内口,完整切除宫颈管组织,锥高约 2.5cm。标记好切缘面,术后送病理检查。

4.宫颈成形　创面以 2/0 可吸收线采用 sturmdorf 方法缝合宫颈前后唇及其肌层组织,形成新的宫颈;见图 3-5-1。

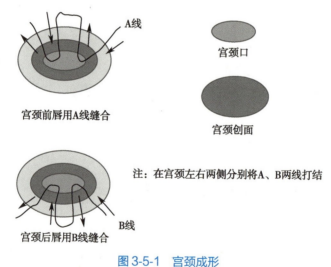

图 3-5-1　宫颈成形

5.填塞　阴道填塞 1 条凡士林纱条及 1 块碘伏纱布。

6.手术结束　清点手术器械和纱布等物品,术毕。

六、术中注意事项及要点

1.切除范围　术中采用复方碘溶液涂擦宫颈,再次确认病灶,于碘不着色边缘外 5mm 处作环形切口,切口深度应达宫颈间质,锥高应达 2.5cm。标本切除后,于宫颈锥形切除标本的 12 点处做缝合标志。

2.宫颈创面处理　创面可用电凝止血。如电凝止血无效,可予以缝扎止血。包括宫颈成形术、褥式缝合和间断“8”字缝合。

七、术中并发症及应对措施

1. 包括术中、术后早期和术后晚期出血　创面出血可用电凝止血，但应避免损伤宫颈深部和周围组织；亦可行缝扎止血等。

2. 感染　术前应治疗阴道炎症，行阴道擦洗；术中无菌操作；可预防性使用抗生素，术后进行外阴护理，禁坐浴等。

3. 宫颈狭窄（痛经、宫腔积血和闭经）和宫颈穿孔　术中缝合时将锥切后的宫颈前唇、后唇各自折叠缝合，不可直接封闭宫颈口。术后注意月经情况，有无出现经量减少、腹痛、月经未来潮等情况。

八、术后管理要点

1. 合理支持治疗，积极预防感染。
2. 术后应留置导尿管 24～48 小时。
3. 宫颈管内填塞 1 条凡士林纱条，阴道内填塞 1 块碘伏纱布压迫宫颈处止血。
4. 注意阴道出血情况，术后 48 小时拔出阴道内纱条。
5. 禁止性生活、坐浴 3 个月。
6. 术后每 3 个月复查宫颈 TCT 及 HPV，根据结果进行相对应治疗。

（陈　捷　庄良武）

扩大宫颈切除术

（手术等级：3 级）

030504

扩大宫颈切除术
（视频）

一、适应证

1. 国际妇产科联盟（International Federation of Gynecology and Obstetrics，FIGO）分期为 I A1 期要求保留生育功能的年轻宫颈鳞状细胞癌 / 腺癌患者。

2. 宫颈锥切术后切缘阳性的患者，有保留子宫的要求。

二、禁忌证

1. 基础疾病状态不适合手术。
2. 泌尿生殖道炎症。
3. 月经期。
4. 超过 I A1 期的宫颈癌，除鳞状细胞癌和腺癌以外的特殊类型宫颈癌。

三、术前特殊性检查

1. 妇科检查　明确宫颈癌病变累积的范围，明确宫颈质地、宫旁情况、子宫大小、表面情况、活动度及与周边组织的关系。

2. 肿瘤标记物检测。

3. 妇科及腹部超声检查　明确子宫及双侧附件情况,明确盆腹腔有无其他占位性病变。注意查看肾盂有无积水等。

4. 宫颈组织活检　以明确病理结果。

5. MRI 或 CT　明确病变盆腔浸润范围,盆腹腔是否有其他器官或淋巴结转移。

6. 其他　有内外科合并症者,根据具体情况完善心脏超声、肺功能检查及下肢静脉超声等相应的检查,并完善相关科室会诊。

四、术前准备

1. 检查并治愈生殖道急性或亚急性感染、慢性溃疡等,防止术后感染并发症。

2. 充分告知患者病情及该手术保留生育功能不仅有疾病复发进展风险,还有妊娠相关并发症及风险。

3. 合并其他系统基础疾病的患者,术前应充分评估手术风险,必要时需组织MDT;患者签署手术知情同意书;完善术前各项检查;手术备血;肠道准备及阴道准备。

五、手术主要步骤

1. 患者取膀胱截石位,硬腰联合麻醉后,常规消毒铺单。

2. 金属导尿管插入膀胱导尿,并确定膀胱与宫颈的分界。

3. 于阴道穹窿处黏膜下注射稀释的垂体后叶素形成水垫后,距穹窿 2cm 处切开阴道黏膜。

4. 分离膀胱阴道间隙,逐渐扩大膀胱阴道间隙,分离膀胱。

5. 分离直肠阴道间隙,推离直肠。切开宫颈两侧的黏膜,钳夹宫旁和主韧带组织后切断并缝合止血。

6. 在宫颈内口下方采用 2-0 可吸收线缝扎两侧子宫动脉下行支后,截断缝线下的宫颈组织。

7. 电刀电凝宫颈管外露的黏膜及宫颈创面的出血点以预防术后出血;碘伏棉球消毒宫颈创面。

8. 采用 1-0 或 2-0 可吸收线连续缝合/连续锁边缝合宫颈创面,注意在阴道黏膜进针,于宫颈管出针。

9. 缝合宫颈管创面期间,注意封闭膀胱、直肠与子宫之间的间隙。

10. 手术结束　宫颈塞入导尿管,再次探查宫颈阴道创面无活动性出血、手术区域无血肿、直肠指诊直肠肛门黏膜无透线,留置导尿管。清点手术器械和纱布等物品,阴道塞入大纱布,术毕。

六、术中注意事项及要点

1. 分离阴道与膀胱及阴道与直肠时,注意层次清晰,避免损伤膀胱及直肠。

2. 由于主韧带内有子宫动脉下行支,故结扎主韧带应确切,避免术后出血。

七、术中并发症及应对措施

1. 膀胱损伤、直肠损伤　分离过程中手法轻柔避免损伤尿道、膀胱与直肠。若怀疑有损伤,可向膀胱内注射亚甲蓝及直肠指诊检查。缝线不应穿过膀胱、直肠黏膜。如损伤,则行相应修补术。

2. 出血　术前注射垂体后叶素预防阴道分离时伤口渗血。剥离时层次清晰,术中遇到动脉血管应结扎。

八、术后管理要点

1. 应预防术后出血及感染。术毕阴道内放置纱布压迫,24小时后取出。
2. 根据手术情况,持续放置导尿管1~2天。
3. 合理支持治疗,积极预防感染。
4. 根据术后病理结果,制订后续治疗方案及随访计划。
5. 详细向患者交代术后可能出现的妊娠并发症。

（王沂峰　陈高文）

第二节　宫颈癌手术

广泛宫颈切除 + 盆腔淋巴结清扫术

腹腔镜广泛宫颈切除 + 盆腔淋巴结清扫术

（手术等级：4级）

030505

腹腔镜广泛宫颈切除 + 盆腔淋巴结清扫术（视频）

一、适应证

1. 要求保留生育功能。
2. 无不孕症病史。
3. 病灶直径≤2cm或经选择的部分病灶直径2~4cm。
4. 组织学类型为鳞状细胞癌或腺癌（非特殊类型）。
5. 术前未发现宫旁浸润、淋巴结转移、远处转移。

二、禁忌证

基础疾病、全身状态不适合手术。

三、术前特殊检查

1. 组织学类型　宫颈活检明确诊断。

2. 妇科检查 至少2位妇科肿瘤副主任及以上医生进行盆腔检查,明确分期。

3. 影像学检查 行超声、CT、MRI、正电子发射型计算机断层显像(positron emission computed tomography,PET)/CT等检查了解局部病灶大小,除外宫旁浸润及转移灶。

4. 泌尿系统检查 了解输尿管走行,除外输尿管梗阻及肾脏积液。

5. 肿瘤标记物检测及HPV分型。

6. 遗传生殖专家提供遗传生殖咨询。

四、术前准备

充分告知患者病情,患者签署手术知情同意书;完善术前各项检查;手术备血;预约冰冻病理检查;肠道准备及阴道准备。

五、手术主要步骤

1. 患者取膀胱截石位,麻醉后,常规消毒铺单,导尿。

2. 腹腔穿刺,建立气腹(压力12~13mmHg),布置Trocar,穿刺点如下:于脐上一横指作一个1.2cm切口,12mm Trocar穿刺进腹,置入腹腔镜,于右下腹麦氏点、左下腹反麦氏点、脐右旁及脐左旁各作一个0.5cm、0.5cm、0.5cm及1.2cm切口,Trocar穿刺进腹,并置入手术器械。探查盆腹腔脏器情况。

3. 盆腔淋巴结清扫术

(1)打开腹膜,从骨盆入口处骨盆漏斗韧带内侧起,下至近骶韧带处,用超声刀打开左侧腹膜,暴露输尿管走行。沿左髂外动脉打开其上方腹膜,上至髂总动脉上3cm,下至左侧圆韧带近腹股沟韧带处。再沿圆韧带至宫角。将左侧腹膜呈三角形切开充分暴露该侧盆腔血管、输尿管及淋巴组织。

(2)依次将髂总、髂外、腹股沟深、髂内及闭孔淋巴组织顺序切除。切除的淋巴组织即刻装袋经12mm Trocar取出,送快速冰冻病理检查除外淋巴结转移。对侧同法处理。

4. 快速冰冻病理检查无淋巴结转移后,行广泛宫颈切除。

(1)电凝切开双侧圆韧带,打开膀胱腹膜反折,暴露膀胱宫颈间隙及膀胱阴道间隙;用小纱条捆绑宫颈,牵引用。

(2)将子宫动脉自髂内动脉起始部游离出来,直至宫旁,暴露子宫动脉的上行支及下行支。同时游离出膀胱侧间隙及直肠侧间隙。

(3)向外上方提起输尿管,在子宫动脉下方,输尿管内侧与宫颈间寻找输尿管入口(腋窝间隙)。在膀胱宫颈韧带浅层,以"打坎儿井"的方式寻找无血管区,电凝切断小血管,打开膀胱宫颈韧带浅层直至达输尿管入膀胱部,使输尿管游离。在阴道外上方分离阴道旁间隙,Ligasure电凝切开其外侧的膀胱宫颈韧带深层。将输尿管从主韧带上完全游离。

(4)打开子宫直肠腹膜反折,充分分离阴道直肠间隙,下推直肠至宫颈下方约3cm。

（5）自子宫动脉起始部电凝切断子宫主韧带，保留子宫动脉上行支凝切子宫动脉下行支；自骶骨上方电凝切断子宫骶韧带；电凝切除宫旁组织。

（6）转阴道操作，自宫颈下 2～3cm 切开阴道壁。在子宫动脉宫颈端下方 1cm 左右处横断宫颈。切除的宫旁组织、阴道壁、宫颈立即装袋送快速冰冻病理检查。

（7）冰冻病理检查报告宫颈内口、阴道上段及宫旁组织各切缘无肿瘤浸润后，经阴道（或腹腔镜）用 2-0 可吸收倒刺线连续锁边缝扎宫颈残端，宫腔留置 8 号 Foley 导尿管，然后间断缝合阴道断端与子宫峡部残端浆肌层。

（8）检查创面无活动性出血，冲洗盆腹腔后，2-0 可吸收肠线缝合双侧子宫圆韧带断端，关闭阔韧带前叶和膀胱腹膜反折处腹膜、盆腔侧腹膜。

（9）清点纱布、器械无误，留置腹压引流管，缝合各穿刺点。

六、术中注意事项及要点

1. 腹腔镜各穿刺点布局合理。

2. 盆腔淋巴结清扫时注意不要损伤血管和闭孔神经。

3. 术中注意游离输尿管，精细解剖，在处理子宫动脉下行支时，要避免上行支及输尿管的损伤。

4. 术中冰冻病理检查，除外淋巴结转移及切缘阳性。

七、术中并发症及应对措施

1. 输尿管损伤　术前行泌尿系统检查，除外畸形和原发梗阻。了解输尿管走行，精细解剖。术中如有损伤可行输尿管端端吻合术或输尿管膀胱吻合术。

2. 大血管损伤　术中注意操作，避免损伤。如有损伤，则行血管修补术。

3. 闭孔神经损伤　熟悉闭孔神经走行，避免损伤。如有损伤，则行神经端端吻合术。

八、术后管理要点

合理支持治疗，积极预防感染；术后卧床及不能尽早下床活动者，注意床上翻身、下肢按摩，预防血栓形成，必要时抗凝治疗。根据引流情况，及早拔出腹部引流管。宫腔保留 Foley 导尿管 3 天，防止术后宫颈管粘连形成，留置导尿管，术后 3 天改间隙导尿。根据术后病理结果，制订后续治疗方案及随访计划。

（王玉东　李玉宏）

改良腹式广泛宫颈切除 + 盆腔淋巴结清扫术

（手术等级：4 级）

030506

改良腹式广泛宫颈
切除 + 盆腔淋巴
结清扫术（视频）

一、适应证

1. 强烈要求保留生育能力或子宫的年轻患者。

2．不存在其他不孕因素。

3．FIGO 2018 分期为ⅠA2 期和ⅠB1 期,肿瘤直径≤2cm。

4．无明显宫旁或宫体扩散的证据。

5．阴道镜检查提示病变局限于宫颈外口,MRI 检查排除宫颈管中上段及宫颈内口受累。

6．未发现区域淋巴结有转移。

7．组织学类型为鳞状细胞癌或腺癌。

二、禁忌证

1．基础疾病未获有效治疗。

2．生殖道感染。

3．特殊病理类型的宫颈癌。

4．合并其他难以治疗或逆转的不孕因素。

三、术前特殊检查

1．宫颈组织病理学检查和 HPV 分型检测。

2．至少 2 位副主任医师及以上职称的妇科肿瘤医师进行妇科检查,明确分期。

3．超声、CT、MRI、PET/CT 等检查了解局部病灶大小,除外宫旁浸润及转移灶。

4．泌尿系统检查,了解输尿管走行,除外输尿管梗阻及肾脏积液。

5．肿瘤标记物检测,如鳞状细胞癌抗原(SCCA)。

6．辅助生殖技术和遗传生殖专家联合提供术后受孕咨询。

四、术前准备

充分告知患者病情,患者签署手术知情同意书;完善术前各项检查;手术备血;预约冰冻病理检查;肠道准备及阴道准备。

五、手术主要步骤

1．患者取仰卧位,气管插管全身麻醉,导尿后常规消毒铺单。

2．取下腹部纵切口,逐层切开皮肤及腹部各层。大纱垫排垫肠管后,徒手探查盆腹腔脏器及淋巴情况。

3．盆腔淋巴结清扫术

(1)靠盆壁钳夹切断右侧圆韧带,向足侧切开膀胱腹膜反折,向头侧切开侧腹膜。

(2)延伸腹膜切口,自骨盆漏斗韧带根部外侧起,下至圆韧带远端的断端,切开侧腹膜,暴露髂总血管区域及其上方 3～5cm 区域、髂外血管区域;清扫髂总和髂外淋巴组织。

（3）自骨盆漏斗韧带根部内侧，切开腹膜组织，游离骨盆漏斗韧带的根部，但是要注意保护骨盆漏斗韧带表面腹膜完整性。近骶韧带处，钝性和锐性联合分离右侧腹膜，游离输尿管直至"桥下流水"结构处。

（4）助手提起右侧髂内动脉，分离出右侧子宫动脉的起始部，胸科钳分离右侧子宫动脉和输尿管的"桥下流水"结构后，沿髂内动脉前行，分离膀胱侧窝，清扫髂内和闭孔淋巴组织。同法处理左侧髂总、髂外、髂内和闭孔淋巴组织。

（5）将盆腔淋巴组织送快速病理检查，排除淋巴结转移后，开始下一步手术。

4. 保留子宫动脉的上行支的改良腹式广泛宫颈切除术

（1）补充分离膀胱宫颈间隙及膀胱阴道间隙，暴露膀胱宫颈韧带。

（2）游离裸化子宫动脉行程直至宫旁，暴露子宫动脉的上行支及下行支。同时补充分离直肠侧间隙，暴露并游离输尿管盆段。

（3）助手向外侧方提起输尿管，电刀分离其与子宫动脉之间的组织后，胸科钳越过子宫动脉进入输尿管膝部与膀胱宫颈韧带前叶的间隙并作钝性分离，将输尿管膝部与膀胱宫颈韧带前叶充分分离后，用两把胸科钳钳夹韧带前叶，予以切断缝扎。

（4）提起输尿管膝部，分离并切开其背侧膀胱宫颈韧带后叶，将输尿管从主韧带上完全游离。

（5）打开子宫直肠腹膜反折，充分分离宫颈阴道和直肠间隙，下推直肠至宫颈下方约3cm。

（6）自子宫动脉起始部钳夹并切断子宫主韧带，注意保留子宫动脉上行支；钳夹并切断2cm以上的骶韧带组织并予以缝扎。

（7）钳夹并切断部分阴道旁组织，以便充分游离阴道上段。

（8）2-0可吸收线在宫颈峡部缝扎子宫动脉下行支，自宫颈下2～3cm切开阴道壁。在子宫动脉宫颈端下方1cm左右处锥形横断宫颈。将切除的宫颈、宫旁组织和阴道上段整块送快速病理检查。

（9）如快速病理检查未见切缘阳性，则用2-0可吸收线连续锁边缝扎宫颈残端后，间断缝合阴道断端与子宫峡部残端浆肌层。

（10）检查创面无活动性出血，冲洗盆腹腔后，2-0可吸收肠线缝合双侧子宫圆韧带断端，关闭阔韧带前叶和膀胱腹膜反折、盆腔侧腹膜；放置防粘连膜屏障材料。

（11）清点纱布、器械无误，经麦氏点留置腹压引流管。

六、术中注意事项及要点

1. 淋巴结清扫时注意实现血管的骨骼化效果，避免淋巴组织残留。

2. 盆腔淋巴结清扫时注意不要损伤输尿管、血管和神经组织。

3. 术中注意保护子宫动脉的完整性。

4. 术中快速病理检查，要尽可能排除淋巴结转移及宫颈切缘阳性。

5. 术毕务必留置腹腔引流管。

七、术中并发症及应对措施

1. 输尿管损伤 术前泌尿系统超声及 CT 尿路造影（CT urography，CTU）检查，除外泌尿系统畸形、原发梗阻和积水情况。术中暴露输尿管走行，注意精细解剖。如有损伤应请泌尿外科会诊。

2. 大血管损伤 术中注意操作，避免损伤。如有损伤，则行血管修补术。

3. 闭孔神经损伤 熟悉闭孔神经走行，避免损伤。如有损伤，则采用普理灵细线进行神经端端吻合术。

八、术后管理要点

1. 积极预防感染，加强营养支持治疗，注意维持电解质和酸碱平衡。

2. 鼓励术后及早下床活动，给予下肢气压治疗，术后 24 小时病情稳定后给予低分子量肝素预防深静脉血栓形成。

3. 根据引流情况决定盆腔引流管留置时长。

4. 宫腔保留 Foley 导尿管 5～7 天。

5. 保持外阴干洁，术后 1 周进行阴道检查，了解阴道分泌物性质、宫颈创面及阴道吻合口愈合情况。

6. 根据术后病理结果，制订后续治疗方案及随访计划。

（王沂峰 陈高文）

腹腔镜联合阴式广泛宫颈切除＋盆腔淋巴结清扫术

（手术等级：4级）

030507
腹腔镜联合阴式广泛宫颈切除＋盆腔淋巴结清扫术（视频）

一、适应证

1. 希望（强烈）保留生育能力的年轻患者。

2. 不存在其他不育因素。

3. ⅠA2 期、ⅠB1 期（FIGO 2018 分期），肿瘤直径≤2cm。

4. 无明显宫旁或宫体旁扩散。

5. 阴道镜检查提示病变局限于宫颈外口，MRI 检查排除宫颈管中上段及宫颈内口受累。

6. 未发现区域淋巴结有转移。

7. 组织学类型为鳞状细胞癌或腺癌。

二、禁忌证

ⅠB2 期以上的进展期宫颈癌，无生育要求。

三、术前特殊性检查

1．妇科检查　明确外阴、阴道及宫颈有无病变，双合诊明确子宫大小、表面情况、活动度及与周边组织的关系。确认阴道暴露情况、阴道宽度、临床分期。

2．复核及分析病理切片　明确肿瘤的浸润深度、宽度，细胞的类型和分化程度。

3．盆腔 MRI 检查　明确宫颈长度、病变与宫颈内口的距离，除外宫旁浸润，并评估淋巴结情况。

4．肿瘤标记物检测。

5．其他　如有异常子宫出血，术前需要进行子宫内膜评估，排除子宫内膜恶性病变。

四、术前准备

对患者全身情况进行评估：除询问有关肿瘤病史外，也须了解是否有盆腔炎病史及炎症程度、月经史、婚育史等，还应重视是否有出血倾向史等。向患者及家属交代病情和手术方式。需要指明可能存在的手术风险，需要讨论保留宫体后可能存在复发问题及盆腔神经是否保留的问题。获得知情同意，签署手术知情同意书；完善术前各项检查；手术备血；预约冰冻病理检查；肠道准备及阴道准备。

五、手术主要步骤

1．一般准备　患者取膀胱截石位，气管插管全身麻醉后，导尿后常规消毒铺单。

2．腹腔穿刺　建立气腹（压力 14mmHg），布置 Trocar，探查盆腹腔脏器情况。

3．右侧盆腔淋巴结清扫　提起右侧卵巢悬韧带，沿髂外动脉走行方向切开右侧腹壁腹膜，辨认并避开输尿管，打开髂外动脉表面血管鞘，自髂总动脉分叉以下，分离并切除髂外动脉外侧、腰大肌表面的淋巴和脂肪组织，注意保护生殖股神经，下界至旋髂深静脉，切除腹股沟淋巴结；分离、切除髂血管后方淋巴和脂肪组织，分离至闭孔神经后方。切除髂内血管与输尿管之间的结缔组织。切除闭孔区淋巴结。淋巴结送冰冻病理检查。

4．左侧盆腔淋巴结清扫　同法切除左侧盆腔淋巴结。淋巴结送冰冻病理检查。

5．处理输尿管及膀胱阴道间隙　沿髂内动脉走行打开侧腹膜，辨认输尿管，直至其穿入子宫动脉的后方。分离子宫动脉与输尿管之间的间隙，直到输尿管与子宫动脉完全分离。充分下推膀胱，打开膀胱腹膜反折。

6．游离直肠阴道间隙　腹腔镜下充分暴露骶主韧带，切除骶主韧带长度约2cm。

7．转阴道手术行根治性宫颈切除　钳夹宫颈并向足侧牵拉，在距离宫颈外口

2cm 处环形切开阴道穹窿,分离膀胱阴道间隙,推开阴道穹窿部,将宫颈充分游离,达宫颈内口水平。在子宫峡部以下完整切除宫颈阴道部及连带的骶韧带和主韧带。宫颈标本送病理检查,确认切缘阴性。

8. 宫颈内口环扎　用 7 号扩宫棒扩张宫颈管,在黏膜下宫颈内口水平用 1 号尼龙线环行缝扎宫颈阴道上部。围绕宫颈阴道上部重建宫颈外口。

9. 缝接残余宫颈和阴道黏膜　行阴道宫颈黏膜缝合术以重建宫颈外口。

10. 手术结束　清点手术器械和纱布等物品,腹腔镜检查盆腔创面,术毕,关腹。

六、术中注意事项及要点

1. 与次广泛子宫切除术一样,行根治性宫颈切除术时常需要切除主韧带、骶韧带及阴道组织约 2cm。

2. 双侧子宫动脉只需阻断下行支,尽量保留子宫动脉输尿管营养支及其上行支,也可以进行子宫动脉主干结扎切除。

3. 宫颈不应切除过多,以防止术后患者由于宫颈过短而造成反复流产。一般在子宫峡部下方 5~10mm 处离断。

4. 为减少术后复发,宫颈标本应至少留有 5~8mm 的安全切缘。

七、术中并发症

并发症包括邻近器官损伤(输尿管、膀胱、直肠)、血管损伤出现、术后尿潴留和淋巴囊肿形成。

八、术后管理要点

术后宫颈残端内放置碘仿纱布填塞创面兼具止血和防宫颈粘连的作用,一般于术后 1 周内拔除。合理支持治疗,积极预防感染。

术后根据病理结果决定是否需要补充化疗。3 个月或 6 个月后复查阴道镜,严密监测宫颈残端创面情况,并定期进行盆腔 MRI 及肿瘤标记物(SCCA、CA125)检测。术后 6 个月,如果复查结果无异常,可以开始尝试妊娠。

（蒋　芳　向　阳）

广泛子宫切除＋盆腔淋巴结清扫术 ± 腹主动脉旁淋巴结活检术

腹腔镜广泛子宫切除＋盆腔淋巴结清扫术

（手术等级：4级）

腹腔镜广泛子宫切除＋双侧附件切除＋盆腔淋巴结清扫术（视频）

一、适应证

1. 宫颈活检或锥切组织有明确宫颈恶性肿瘤的病理诊断。

2．临床分期：ⅠA1 期合并脉管阳性、ⅠA2 期、ⅠB1 期和ⅡA1 期（FIGO 2018 分期）。

二、禁忌证

1．临床诊断宫颈癌分期是ⅠB2 期、ⅠB3 期及ⅡA2 期以上。

2．有严重内科合并症，如心肺功能不全、严重肝肾功能不全，无法耐受麻醉。

3．盆腹腔广泛粘连或急性感染。

4．脐部感染。

5．不能耐受气腹，如食管裂孔疝、膈肌疝等。

三、术前特殊性检查

1．CT　上下腹增强 CT 检查可以了解盆腹腔淋巴结情况，有无盆腹腔的转移性病灶。通过合成的 CTU 图像，了解输尿管情况。

2．MRI　盆腔 MRI 可以明确肿瘤大小、浸润深度及宫旁受累的情况；同时可根据 MRI 测量的肿瘤大小进行分期。

3．PET/CT　新版 2020 年 NCCN 指南建议有条件者可进行 PET/CT 检查，了解肿瘤局部及全身转移情况。

四、术前准备

充分告知患者病情；纠正内科合并症，术前充分评估手术风险，签署手术知情同意书；完善术前各项检查；手术备血；肠道准备及阴道准备。

五、手术主要步骤

1．一般准备　患者取改良膀胱截石位，气管插管全身麻醉。

2．腹腔穿刺和提拉子宫　经脐部穿刺，建立气腹，布置 Trocar。在宫底部缝合吊线，耻骨上 3cm 加一个穿刺孔，持物钳自腹壁穿刺进入盆腔，通过缝线牵拉子宫。

3．切除输卵管或卵巢　保留卵巢者，切除输卵管卵巢系膜；若需切除卵巢和输卵管，在髂内外动脉分叉水平以上，游离出卵巢动静脉，电凝后切断。

4．盆腔淋巴结清扫　在盆腔淋巴结清扫前需暴露出盆壁血管结构，游离出髂内动脉前干、髂外动脉及输尿管，暴露髂总血管全段。形成一个区域：上界为左右髂总分叉处、下界为旋髂深静脉水平、外侧为腰大肌外缘、内侧为髂内动脉前干及侧脐动脉的盆腔淋巴结清扫区域，将上述盆腔淋巴结清扫区域的各组淋巴结进行整块切除，标本及时装袋送检。

5．处理各间隙

（1）处理直肠阴道间隙：打开直肠阴道反折腹膜，沿直肠阴道间隙分离到宫颈外口下 3～4cm。

（2）处理膀胱阴道间隙：打开膀胱反折腹膜，下推膀胱至宫颈外口水平下 3～4cm，两侧解剖出膀胱阴道侧间隙。

（3）处理膀胱侧间隙及直肠侧间隙：提起侧脐韧带，在髂内动脉前干游离出子宫动脉，以子宫动脉为界，在其上方分离出膀胱侧间隙；在其下方分离出直肠侧间隙，两个间隙中间的隔为主韧带。

6．处理子宫动脉及输尿管"隧道" 在子宫动脉起始处电凝切断子宫血管，将其断端翻离至输尿管内侧，沿输尿管走行切断宫颈膀胱韧带前后叶，将输尿管及膀胱后壁下推至阴道中上 1/3。

7．处理主韧带、骶韧带 按照 QM 分期 C 型广泛子宫切除要求，切除至少 3cm 骶韧带；从髂内静脉游离出子宫深静脉起始段并切断，沿其下方向阴道方向横切处理至阴道旁。

8．处理阴道 经阴道在肿瘤下 3cm 处环切，同时注意将肿瘤闭合于阴道壁内，所有标本自阴道取出，经阴道或腹腔镜下缝合阴道残端。

9．手术结束 大量蒸馏水或含化疗药的生理盐水冲洗盆腔及阴道断端，盆腔留置引流管，术毕，关闭腹部穿刺孔。

六、术中注意事项及要点

1．手术需遵循间隙、锐性、完整的解剖原则，按照解剖层次进行手术，避免钝性撕扯，保证视野清楚。

2．术中严格遵循无瘤原则，不举宫、切下的淋巴结组织及时装袋、不将宫颈肿瘤暴露于盆腔、术毕大量灭菌水或含化疗药的液体冲洗等。

3．合理使用能量器械，避免损伤周围器官。

七、术中并发症及应对措施

1．输尿管损伤 需熟悉输尿管走行，术中保持输尿管系膜完整，输尿管周围出血时，慎用电凝止血；如术中有损伤的可能，应留置输尿管支架预防。

2．出血 宫颈癌根治术中，出血主要发生在以下步骤。

（1）在清扫闭孔神经下方、髂外血管后方及髂总深静脉等地方淋巴结时易发生出血，需小心；如果大血管损伤，可采用腹腔镜下 4/0 或 5/0 血管线缝合。

（2）广泛子宫切除过程中处理主韧带时容易出血，建议尽可能裸露主韧带内血管，单独电凝子宫深静脉。

（3）游离输尿管隧道容易出血，主要是解剖层次不清楚，损伤膀胱宫颈韧带内血管，或损伤阴道旁静脉丛引起大出血，应对策略是沿输尿管走行，在鞘外游离。

3．神经损伤 有出现闭孔神经或腰骶干损伤的可能，预防的关键是术中保持视野清晰和熟悉解剖。

4．周围脏器损伤 膀胱、输尿管、肠管术中均有损伤的可能，避免损伤的策略是术中规范使用能量器械,仔细解剖;另外最重要的是要做到及时发现术中损伤,术中正确处理。

八、术后管理要点

1. 术中根据手术范围,需留置导尿管 14 天,拔除导尿管后,需测量残余尿量,若残余尿量 >100ml,需再次留置。

2. 留置引流管,观察引流情况,根据引流量决定何时拔除。

3. 有血栓风险的患者给予预防血栓处理,同时鼓励患者尽早下床活动。

4. 根据术后病理结果,制订后续治疗方案及随访计划。

（刘　青　刘开江）

开腹广泛全子宫切除 + 盆腔淋巴结清扫术

（手术等级:4 级）

开腹广泛全子宫切除 + 盆腔淋巴结清扫术（视频）

一、适应证

1. 经病理活检确诊的宫颈癌 I A1 期,LVSI 阳性,I A2 期～ⅡA2 期。

2. 经病理确诊的子宫内膜癌Ⅱ期（术前 MRI 或宫腔镜提示宫颈有侵犯）。

二、禁忌证

1. 术前存在严重的基础疾病无法耐受手术。

2. 接受锥切（包括 LEEP 和冷刀锥切）手术时间小于 4 周（相对禁忌证）。

3. 因其他疾病需长期服用免疫抑制剂或激素,或存在免疫缺陷。

三、术前特殊性检查

1. 妇科检查　进行双合诊和三合诊,初步确定 FIGO 分期。

2. 盆腔超声检查　明确子宫及双侧附件情况,明确盆腔有无其他占位性病变。

3. 常规检查　三大常规、生化、凝血功能、心电图、胸片等。

4. 肿瘤标记物检测　鳞状细胞癌查 SCCA;腺癌可查糖类抗原 125（CA125）和人附睾蛋白 4（HE4）;神经内分泌癌可查神经元特异性烯醇化酶（NSE）。

5. 影像学检查　全腹增强 CT 或 MRI,明确盆腔其他脏器有无受累,盆腔及远处淋巴结有无转移,宫颈病灶累及周围组织情况,有无宫旁、阴道、宫体浸润等。

6. PET/CT　经济条件许可或怀疑晚期有远处转移可以考虑 PET/CT 检查。

四、术前准备

充分告知患者病情,包括可选择的治疗方案（放疗或手术）及其利弊、手术相关风险及围手术期可能发生的并发症,患者签署手术知情同意书;合并其他系统基础疾病或病变累及其他系统者，术前应充分评估手术风险，必要时需组织 MDT；完善术前各项检查；手术备血；必要时预约冰冻病理检查；肠道准备及阴道准备。

五、手术主要步骤

1. 一般准备　患者取仰卧位，气管插管全身麻醉后，台上导尿，然后常规消毒铺单。

2. 开腹　取绕脐竖切口，下达耻骨联合，上至脐上 1～3cm，逐层切开皮肤、皮下脂肪、筋膜层、打开腹膜，进入腹腔，用大弯钳钳夹子宫两侧，向上提拉子宫，用大纱垫排开肠管，暴露手术野。

3. 圆韧带处理　弯钳靠近盆壁钳夹圆韧带，切断后 7 号丝线结扎，用小血管钳提拉固定。

4. 处理双侧附件　电刀切开阔韧带前叶，前后分离骨盆漏斗韧带腹膜，推开输尿管，提起输卵管伞端，沿输卵管系膜切至宫角，钳夹、切断卵巢固有韧带，保留卵巢，同法处理对侧同名组织；如不保留卵巢则钳夹、切断双侧骨盆漏斗韧带，7 号丝线结扎。

5. 切除淋巴结　以髂腰肌为外界，脐侧韧带为内界，闭孔神经为底界，旋髂深静脉为下界，髂总血管分叉上 3cm 为上界，顺次切除髂总、髂外、髂内、闭孔及腹股沟深淋巴结；同法处理对侧同名组织，完整切除双侧盆腔淋巴结。

6. 分离直肠阴道间隙　分离直肠侧间隙，外推输尿管，分离阴道直肠间隙，切开直肠侧腹膜，暴露双侧宫骶韧带，分别钳夹切断。

7. 分离膀胱阴道间隙　切开阔韧带前叶及膀胱腹膜反折，锐性分离膀胱宫颈阴道间隙，下推膀胱至宫颈下方4cm处。

8. 处理输尿管隧道　先暴露输尿管隧道出口，找到输尿管隧道入口后用直角钳在输尿管上方分离输尿管隧道，直至入口与出口两侧贯通，钳夹膀胱宫颈韧带前叶，切断后 7 号丝线分别结扎。分离膀胱侧间隙，暴露主韧带前缘。

9. 处理主韧带　紧贴盆壁用直角钳在直肠侧间隙和膀胱侧间隙之间钳夹切断主韧带，7 号丝线缝扎。

10. 处理阴道旁组织　直角钳钳夹切断阴道旁组织，7 号丝线缝扎。

11. 切断阴道　确定阴道离断的位置，用两把弯钳钳尖相对钳夹阴道壁，用梅斯钳紧贴宫颈夹闭阴道，防止肿瘤细胞暴露，在胸科钳的上方切断阴道，取出子宫。

12. 缝合阴道残端　Ⅲ型皮肤消毒液（安尔碘）消毒阴道后，采用可吸收线通过3 个"U"形缝合阴道。

13. 手术结束　大量灭菌注射用水冲洗盆腹腔，清点手术器械和纱布等物品，再次探查盆腹腔，放置 1 条引流管，术毕，关腹。

六、术中注意事项及要点

1. 分离膀胱阴道间隙时，要注意避免损伤膀胱及血管，要找"白"分离，尽量减少对膀胱创面进行电凝操作。

2.辨识双侧输尿管的走行,避免手术损伤输尿管,尤其注意术中容易发生输尿管损伤的步骤见前文。

3.处理宫骶韧带时,注意避免损伤直肠。

七、术中并发症及应对措施

1.输尿管损伤　熟悉输尿管走行,如损伤可行输尿管端端吻合及留置输尿管支架。

2.膀胱损伤　术前留置导尿管,尤其对于粘连患者分离膀胱宫颈间隙时需寻找解剖间隙,手法应轻柔,如损伤,则行膀胱修补术。

3.出血　淋巴结切除术时要注意避免血管损伤,如发生血管损伤破裂,可以使用 5-0 Prolene 线进行缝合,盆腔内除髂外血管外,其他血管出血都可以考虑缝扎。如是子宫切除的手术野出血,可以使用镊子将出血部位提起,小直角钳钳夹,1 号丝线结扎。膀胱阴道间隙的渗血可以使用 3-0 可吸收线进行间断缝扎。

八、术后管理要点

合理支持治疗,积极预防感染;术后应留置导尿管 14 天,残余尿量 <150ml 可以拔除;术后卧床及不能尽早下床活动者,注意床上翻身、下肢按摩,早期使用低分子量肝素预防血栓形成;观察引流管中引流液的性状和总量,如无发热,引流液色清,24 小时总量小于 200ml 可以考虑拔除。根据术后病理结果,制订后续治疗方案及随访计划。

(卢淮武　林仲秋)

机器人辅助宫颈癌根治术

(手术等级:4级)

030510

机器人辅助宫颈癌根治术(视频)

一、适应证

宫颈癌ⅠA2 期、ⅠB1 期、ⅠB2 期、ⅠB3 期、ⅡA1 期、ⅡA2 期。

二、禁忌证

1.宫颈癌ⅡB 期以上。

2.不能耐受全身麻醉,如严重的心肺疾病及其他内科疾病。

3.严重凝血功能障碍。

4.大的腹疝及膈疝。

5.急性弥散性腹膜炎。

三、术前特殊性检查

1. 全身 PET/CT 或胸部、腹部、盆腔 CT 和 MRI 检查。

2. 阴道镜评估。

3. 肿瘤标记物检测。

4. 尿动力学检查。

5. 泌尿系统超声或 CTU 检查。

6. 其他，如年龄大（>60 岁）者完善心脏超声、肺功能检查及下肢静脉超声检查，其余患者酌情安排；有内外科合并症者，进行相应的检查，并完善相关科室会诊。

四、术前准备

完善术前各项检查；手术备血；必要时预约冰冻病理检查。

五、手术主要步骤

1. 一般准备　患者取仰卧分腿位，全身麻醉后，常规消毒铺单，台上导尿，可妥善放置举宫器，不建议使用举宫杯。

2. 穿刺孔的定位

（1）选择脐上 3cm 并向右偏 1cm 处置入 12mm Trocar，用来放置机器人视物镜，并建立气腹（压力 14mmHg）。

（2）1 号臂穿刺点位于摄像臂穿刺孔左侧 8cm，偏足侧 15°～30°。2 号器械臂穿刺点位于摄像臂穿刺孔右侧 8cm，偏足侧 15°～30°。Trocar 穿刺深度以深黑色标记区刚好暴露为宜。第一个辅助孔穿刺点位于 1 号臂左侧垂直线外 2cm，并距其 8cm 处。第二个辅助孔穿刺点位于髂前上棘水平，距第一个辅助孔 8cm 处（图 3-5-2）。

3. 盆腔淋巴结清扫　手术开始前，应于镜下详细探查盆腹腔，明确子宫、双侧附件及宫旁情况，探查肝、大网膜、胃、肠管、横膈等。如有可疑转移之处，镜下活检送冰冻病理检查。①提起右侧圆韧带，打开阔韧带，延长腹膜切口，暴露右侧输尿管；②暴露右侧髂血管区域及腰大肌前方脂肪组织，辨清髂外血管旁的泌尿生殖股神经，沿髂外血管切除髂外淋巴结。继续沿髂外血管向下切开血管鞘，暴露旋髂深血管，切除周围淋巴结；③沿髂外动脉切开血管鞘，内侧达髂内外静脉分叉处，注意其下的输尿管和卵巢血管；④切除髂外动静脉之间及其下的淋巴结。于髂总动脉分叉处切开髂

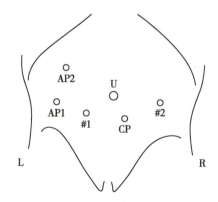

图 3-5-2　机器人示意图说明

U. 脐孔；#1. 机器人 1 号臂；#2. 机器人 2 号臂；AP. 辅助孔；CP. 机器人镜头孔。

内动脉血管鞘，切除髂内动脉上方及外侧淋巴和脂肪组织，并沿输尿管跨过髂血管处游离至髂总动脉分叉处上 2cm，切除髂总淋巴结；⑤游离髂外静脉，使闭孔窝的淋巴和脂肪组织从髂外静脉内侧游离，暴露游离闭孔神经，沿髂内动脉外侧直至闭锁脐动脉，并沿闭孔神经两侧切除上方淋巴结；⑥分别推开闭锁脐动脉和闭孔神经，彻底暴露闭孔窝，沿闭孔内肌表面分离，切除闭孔神经下方淋巴结。将淋巴结和 / 或附件置入标本袋；⑦同法处理对侧。

4. 广泛全子宫切除

（1）暴露膀胱宫颈间隙：完成盆腔淋巴结清扫后，靠近左侧盆壁切断左侧圆韧带，打开阔韧带前叶至膀胱腹膜反折，打开膀胱腹膜反折直至右侧圆韧带边缘，切断右侧圆韧带。钝性、锐性相结合分离膀胱与阴道间疏松组织，直达宫颈外口水平下3～4cm，暴露膀胱宫颈间隙。

（2）处理子宫血管：于子宫动脉起始端游离子宫动脉，靠近髂内动脉处电凝后切断。提起血管断端并拉向宫体方向。注意辨别子宫静脉走行及分支，单独电凝后切断。

（3）打开输尿管"隧道"：建立左侧输尿管"隧道"时，子宫举向右上方，助手沿子宫方向牵拉子宫血管断端，暴露膀胱宫颈韧带输尿管入口，钳起"隧道"前壁，小心打开，完全游离输尿管。

（4）分离直肠阴道反折：子宫举向正前方，助手钳夹直肠前壁向后上方牵拉，拉伸子宫直肠反折腹膜，从左侧子宫骶韧带内侧、直肠旁切开直肠反折腹膜，钝性、锐性分离直肠阴道间疏松组织，直到右侧骶韧带内侧，使直肠与阴道后壁分离，直至宫颈外口水平下 3～4cm。

（5）处理骶韧带、主韧带：处理左侧时，子宫举向右上方，分离直肠侧窝，将骶韧带与直肠分开，助手推开输尿管，距宫颈 3cm 处电凝切断骶韧带。打开膀胱侧窝，暴露子宫主韧带，贴近盆壁先电凝后切断主韧带。

（6）处理阴道旁组织：切断子宫主韧带、骶韧带后，阴道上 1/3 已完全游离，先用双极电凝钳分次电凝宫颈外口下 3cm 处宫旁组织，然后离断，直到阴道壁。

（7）切开阴道并取出子宫：将套扎环于宫颈外口下 2cm 处环扎，沿环扎处下 1cm 处切开阴道壁。取出子宫、标本袋。2/0 可吸收线连续缝合残端。

5. 手术结束　清点手术器械和纱布等物品，再次探查盆腹腔，术毕，关腹。

六、术中注意事项及要点

穿刺孔布局要合理，各穿刺孔间距 8cm 以上。

分离膀胱阴道间隙时，要注意避免损伤膀胱。处理"隧道"时，避免反复电凝输尿管。分离阴道直肠间隙时，注意避免损伤直肠。

七、术中并发症及应对措施

1. 输尿管损伤可行输尿管端端吻合或留置输尿管支架。

2. 膀胱损伤行膀胱修补术,注意双侧输尿管开口。

3. 髂血管破裂时应游离周围组织,在血管夹帮助下缝合止血。

八、术后管理要点

合理支持治疗,积极预防感染;术后应留置导尿管;必要时留置腹腔引流管;使用抗凝药物预防血栓形成;根据术后病理结果,制订后续治疗方案及随访计划。

(张旭垠　华克勤)

腹腔镜残端宫颈癌根治术

(手术等级:4级)

030511

腹腔镜残端宫颈
癌根治术(视频)

一、适应证

1. 既往子宫次全切除的患者,经宫颈活检证实为残端宫颈鳞状细胞癌、腺癌、腺鳞癌或其他病理类型,参考 FIGO 2018 分期诊断为ⅠA2 期、ⅠB1～ⅠB2 期、ⅡA1 期。

2. ⅠA2 期及ⅠB1 期患者可行 B 型或 C 型子宫切除＋盆腔淋巴结清扫,ⅠB2 期及ⅡA1 期患者行 C 型子宫切除＋盆腔淋巴结清扫及腹主动脉旁淋巴结清扫,腹主动脉旁淋巴结范围清扫至肠系膜下动脉水平。

3. 对于ⅠB3 期或ⅡA2 期的患者,首选放疗,如果患者拒绝放疗或无放疗设备,部分患者也可选择行 C 型子宫切除＋盆腔淋巴结清扫及腹主动脉旁淋巴结清扫。

注意:年龄在 45 岁以下、性激素水平正常而要求保留卵巢功能者可保留附件,腺癌或腺鳞癌患者因卵巢转移率高,建议切除附件。

二、禁忌证

合并内科疾病且身体状态不适合手术、晚期患者、严重生殖道炎症、严重盆腹腔粘连手术无法暴露等。

三、术前特殊性检查

1. 妇科检查　准确评估宫颈病灶大小及与周围组织的关系。

2. 影像学检查　如 CT、MRI、PET/CT 等,可分辨肿瘤大小,评估残端宫颈与周围脏器关系,淋巴结有无肿大、有无远处转移。

3. 肿瘤标记物检测　如 SCCA、细胞角蛋白 19 片段(cytokeratin-19-fragment,CYFRA21-1)、癌胚抗原(carcinoembryonic antigen,CEA)、CA19-9 等。

4. 膀胱镜检查　了解有无膀胱受侵,对于术前评估输尿管损伤风险高的患者术前可安置双侧输尿管支架,以利于术中输尿管的辨认和暴露。

5. 其他　年龄大(>60 岁)者需完善动态心电图、心脏超声、肺功能及下肢深静脉超声,其余患者酌情安排;有内外科合并症者,进行相应检查处理。

四、术前准备

早期患者可选择手术,也可选择放疗,术前需充分知情告知。对于合并其他系统基础疾病者,术前应充分评估手术风险,必要时需组织 MDT;患者签署手术知情同意书;完善术前各项检查;手术备血、肠道准备及阴道准备;术前 1 天适当静脉补充电解质及液体,术前 6 小时禁食、禁水。

五、手术主要步骤

1. 一般准备　术前预防性使用抗生素,取头低足高膀胱截石位,臀部超出床外缘或头低足高、双腿分开仰卧位,安置肩托,全身麻醉后留置导尿管,常规手术野皮肤消毒铺单,阴道填塞纱布、安放无内芯举宫杯,或缝合骶韧带悬吊。

2. 腹腔穿刺　建立气腹(压力 12mmHg),置入 Trocar。

3. 探查　如有粘连先行粘连松解,全面探查盆腹腔脏器。

4. 处理骨盆漏斗韧带(或卵巢固有韧带)及圆韧带断端　于右侧髂总动脉分叉处打开腹膜,沿右侧髂外动脉走行向下打开盆侧壁腹膜,游离右侧输尿管至右侧宫颈旁。在圆韧带入腹壁处凝固切断圆韧带,顺势弧形打开盆腔腹膜至膀胱反折腹膜处。若不保留附件,则高位切断右侧骨盆漏斗韧带,若需要保留附件,则切断右侧卵巢固有韧带。同法处理左侧。

5. 淋巴结清扫　沿血管走行按自上而下、由外向内的顺序,逐步清扫髂总及盆腔淋巴结。部分患者需清扫腹主动脉旁淋巴结,向上打开后腹膜,注意外推双侧输尿管,清扫范围达肠系膜下动脉水平。

6. 打开残端宫颈前后腹膜　无齿环钳提起膀胱与残端宫颈的腹膜,超声刀平行残端宫颈打开腹膜,向两侧延伸与之前打开的盆腔腹膜会师。沿膀胱宫颈阴道间隙下推膀胱至穹窿下 3cm,分离出双侧阴道旁间隙。于直肠子宫陷凹组织黄白相间处打开直肠阴道间的腹膜,分离直肠阴道间隙,下推直肠,再沿子宫骶韧带内外侧,打开直肠骨盆间隙及直肠侧间隙。

7. 处理子宫动脉、膀胱宫颈阴道韧带　于输尿管内侧游离并切断右侧子宫动脉并外翻,沿输尿管内侧向外下方钝性游离,将输尿管推离残端宫颈及阴道侧壁,直至其进入膀胱宫颈韧带处。用分离钳提起并牵拉膀胱宫颈韧带前叶,保持一定张力,10mm 直角钳平行右侧输尿管贯穿膀胱宫颈韧带前叶,靠右侧输尿管内侧逐步切断膀胱宫颈韧带前叶,将右侧输尿管牵拉推向外侧。继续分离阴道旁疏松结缔组织,打开右侧输尿管系膜,暴露直肠侧间隙及阴道旁间隙,暴露位于上述两个间隙之间,输尿管下方的膀胱宫颈韧带后叶,切断膀胱宫颈韧带后叶(B 型子宫切除可不处理膀胱宫颈韧带后叶)。同法处理左侧。

8. 处理骶韧带、主韧带　超声刀于骶韧带靠近盆壁处切断两侧子宫骶韧带(B

型子宫切除可在距宫颈后壁附着处 1～2cm 处切断骶韧带)。同时靠近盆壁分层电凝并切断子宫深静脉,处理双侧主韧带,范围距离宫颈旁应达 3cm(B 型子宫切除可在输尿管水平切断主韧带)。

9. 环切阴道　继续分离切断阴道旁组织,直至达到预估阴道切除长度。推结器带 2/0 可吸收线环扎阴道壁,单级电钩于结扎环下端 1cm 处环切阴道壁,2/0 可吸收线连续(或留孔)缝合阴道残端。若保留卵巢,将卵巢移位至同侧髂窝,以钛夹标记,以利放疗时判断卵巢位置。

10. 膀胱及直肠检查　灭菌水反复冲洗盆腹腔,采用膀胱注射亚甲蓝的方法了解有无膀胱损伤,采用直肠充气试验了解有无肠管损伤。

11. 手术结束　清点手术器械和纱布等物品,再次探查盆腹腔,盆腔(或经阴道)留置引流管,关腹。

六、术中注意事项及要点

1. 腹腔镜 Trocar 布局要合理。

2. 分离膀胱阴道间隙时,注意避免损伤膀胱,尽量减少对膀胱创面进行电凝操作。

3. 辨识双侧输尿管的走行,避免手术损伤输尿管,尤其在处理输尿管隧道时。处理膀胱宫颈韧带前叶及子宫动脉时,为避免热损伤,可以考虑使用血管夹。

4. 处理直肠周围间隙时,需充分游离直肠骨盆间隙及直肠阴道间隙,避免环切阴道时损伤直肠。

七、术中并发症及应对措施

1. 输尿管损伤　熟悉输尿管走行,如损伤可留置输尿管支架,或行输尿管端端吻合、输尿管膀胱再植。

2. 膀胱损伤　术前留置导尿管,尤其对于粘连患者分离膀胱宫颈间隙时动作应轻柔。术毕常规注入亚甲蓝检查有无损伤,如损伤,则行膀胱修补术。术后保持导尿管绝对通畅,记录每小时尿量。

3. 出血　最常见的出血是大血管电凝闭合效果不佳,必要时可使用 Ham-lock 夹或缝合处理。为避免出血,可在精细分离组织、裸化血管后再进行电凝切断。

八、术后管理要点

预防感染,营养支持;观察盆腹腔引流;留置导尿管 10～14 天;术后适当床上翻身、下肢按摩,注意预防深静脉血栓形成;根据病理结果,制订后续治疗方案及随访计划。

(邹冬玲　唐　郢)

第六章　子宫肿瘤手术

第一节　子宫肌瘤手术

经腹子宫肌瘤切除术

（手术等级：2级）

经腹子宫肌瘤切
除术（视频）

一、适应证

1．月经过多致继发贫血，药物治疗无效。

2．严重腹痛、性交痛或慢性腹痛、有蒂肌瘤扭转引起的急性腹痛。

3．体积大或引起膀胱、直肠等压迫症状。

4．能确定肌瘤是不孕或反复流产的唯一原因。

5．可疑存在肉瘤变。

二、禁忌证

盆腔恶性肿瘤、肌瘤有恶变、基础疾病状态不适合手术、严重生殖道炎症和粘连等。

三、术前特殊性检查

1．妇科检查　明确外阴、阴道及宫颈有无病变，双合诊明确子宫肌瘤大小、表面情况、数目、活动度及与周边组织的关系。

2．宫颈脱落细胞学检查　于1年内进行宫颈TCT，以排除隐匿性宫颈恶性肿瘤，如有异常，需联合HPV分型检测，必要时进行阴道镜＋宫颈组织活检。

3．盆腔超声检查　明确子宫及双侧附件情况，明确盆腔有无其他占位性病变。

4．肿瘤标记物检测。

5．其他　如有异常子宫出血，术前需要进行子宫内膜评估，排除子宫内膜恶性病变；年龄大（>60岁）、坚决保留子宫者完善心脏超声、肺功能检查及下肢静脉超声检查，其余患者酌情安排；有内外科合并症者，进行相应的检查，并完善相关科室会诊。

四、术前准备

充分了解患者病史,尤其是有生育要求者;充分评估手术风险;患者签署手术知情同意书;完善术前各项检查会诊;备血;必要时预约冰冻病理检查;肠道准备等。

五、手术主要步骤

1. 一般准备 患者取仰卧位,腰硬联合麻醉或气管插管全身麻醉后,常规消毒铺单。

2. 逐层入腹 可选择纵切口或横切口,长度宜综合考虑肌瘤、子宫大小及微创而定。入腹后先探查壁层腹膜是否光滑及有无肌瘤结节种植,然后按逆时针方向依次探查阑尾区、子宫附件、膀胱反折腹膜、乙状结肠、子宫骶韧带及直肠反折腹膜,上腹部情况酌情探查。动作应轻柔,着重探查子宫肌瘤情况,后排垫保护肠管。

3. 放置止血带 提起子宫暴露肌瘤,无菌橡皮条(止血带)收拢骨盆漏斗韧带于子宫峡部扎紧,暂时阻断子宫血运。亦可于圆韧带下方宫颈旁两侧阔韧带无血管区造口,止血带穿过其中后于子宫下段前方或后方打结;可用无齿卵圆钳钳夹阻断骨盆漏斗韧带与子宫间的血运。一般止血带阻断15~25分钟,放松1~2分钟。

4. 设计切口,切开包壁。位于子宫前后壁上部的肌瘤,宜选纵切口。大的肌瘤可作环形或梭形切口。

5. 提拉肌瘤,钝性剥离。

6. 处理肌瘤血管,切除肌瘤。

7. 探查与缝闭瘤腔 探查瘤腔及是否穿透宫腔。过大瘤腔可适当修剪。分两层或三层连续或间断缝合,直至以1号可吸收线棒球法连续缝合关闭瘤腔并浆膜化。如肌瘤穿透宫腔,再仔细探查有无肌壁小肌瘤结节等病变。以Ⅲ型皮肤消毒液(安尔碘)棉球消毒,3-0号可吸收线缝合宫腔内膜。

8. 止血 松解止血带后,可用电凝、肌层注射催产素和血管收缩药物配合止血,浆膜面针眼出血可采用缝合、压迫等方式。

9. 手术结束 留置腹腔引流管,清点手术器械和纱布等物品,分层缝合腹壁切口。

六、术中注意事项及要点

子宫切口避开输卵管根部,下段切口小心损伤膀胱。大肌瘤可以在一定长度的切口内楔形切除部分瘤体组织,缩小体积后再切除剩余部分肌瘤组织。阔韧带肌瘤需注意游离输尿管并与肌瘤分开。宫颈肌瘤需注意勿损伤膀胱、输尿管和子宫血管,尤其勿损伤宫颈管及其内膜。创面应铺盖防粘连膜。

七、术中并发症及应对措施

术中并发症为出血,应对措施包括:避免同时作多个切口切除肌瘤,切除后应立即缝扎闭合瘤腔,必须缝合底部不留无效腔。

八、术后管理要点

观察引流液的量及颜色,以缩宫素等药物促进宫缩止血,积极预防感染;术后留置导尿管24小时;卧床及不能尽早下床活动者,注意床上翻身、下肢按摩;根据术后病理结果,制订后续治疗方案及随访计划。对有生育要求的患者,应根据术中肌瘤种类、大小等综合给出建议,如浆膜下肌瘤可术后3个月开始准备受孕,其他如肌壁间肌瘤避孕时间至少6个月,最好避孕1年。

（王　敏）

腹腔镜子宫肌瘤切除术

（手术等级：3级）

030602

腹腔镜子宫肌瘤
切除术（视频）

一、适应证

1. 子宫肌瘤合并月经过多或异常出血继发贫血,药物治疗无效。
2. 子宫肌瘤较大压迫膀胱、直肠及神经等出现相关压迫症状。
3. 子宫肌瘤合并不孕,且是不孕的主要原因。
4. 孕前若子宫肌瘤直径≥4cm建议切除。
5. 绝经后未行激素补充治疗但肌瘤仍继续生长。

二、禁忌证

1. 生殖系统或全身感染的急性期。
2. 合并严重内外科疾患不能耐受麻醉及手术。
3. 严重凝血功能障碍及血液系统疾病。
4. 膈疝。
5. 影像学提示有恶性倾向。

三、术前特殊性检查

1. 妇科检查　明确外阴、阴道及宫颈有无病变,双合诊明确子宫大小、肌瘤位置、活动度及与周边组织的关系。无性生活者仅行肛诊检查。
2. 宫颈TCT　有性生活者,于1年内进行宫颈TCT联合HPV分型检测,以排除隐匿性宫颈恶性肿瘤,必要时进行阴道镜＋宫颈组织活检。
3. 盆腔超声或MRI检查　明确子宫肌瘤位置、大小及双侧附件情况,明确盆腔有无其他占位性病变。
4. 肿瘤标记物检测。
5. 其他　如有异常子宫出血,术前需要进行子宫内膜评估,排除子宫内膜病变；有内外科合并症者，进行相应的检查，并完善相关科室会诊。

四、术前准备

充分告知患者，腹腔内无防御性子宫肌瘤粉碎可能造成肿瘤的播散转移，严重危及生命，应使用密闭保护装置，并在密闭保护装置内进行肌瘤粉碎；对于多发子宫肌瘤者，术中尽可能切除可探及的肌瘤，术后肌瘤残存有复发可能；对于合并其他系统基础疾病者，术前应充分评估手术风险，必要时需组织 MDT；患者签署手术知情同意书；完善术前各项检查；手术备血；必要时预约冰冻病理检查；肠道准备；有性生活者行阴道准备。

五、手术主要步骤

1. 一般准备　患者取膀胱截石位，全身麻醉后，常规消毒铺单，留置导尿管，选择性放置举宫器。

2. 腹腔穿刺　建立气腹（压力 14mmHg），置入 Trocar。如子宫肌瘤较大，腹腔镜观察用穿刺孔可选择在肚脐上 2～3cm。

3. 充分暴露手术野　探查盆腹腔脏器情况，如有粘连先行松解，充分暴露子宫肌瘤，并了解肠管和输尿管等邻近器官与子宫肌瘤的关系。

4. 评估子宫切口　综合考虑手术操作的便利性、缝合的难易度、子宫肌瘤的位置、肌纤维和血管的走行，选择合适的切口。子宫切口要足够大、足够深，充分暴露瘤核。尽可能选择从一个切口取出足够多的肌瘤，并避开宫角、输卵管及子宫动脉等部位。

5. 能量器械的使用　对于有生育要求者，尽量选择功率较小的单极电切模式或剪刀剪开肌层组织，分离肌瘤的过程中尽量选择钝性分离方式，以减少或避免热损伤对肌层愈合的影响。

6. 减少术中出血　可使用宫颈环扎带、缩宫素或垂体后叶素局部注射，以减少术中出血，缩短手术时间。对于单发肌瘤，注射部位以瘤体根部周围肌层为好；对于多发肌瘤，注射部位以宫底部为好。潜行穿刺于子宫肌层，回抽无回血方可推注药液。

7. 缝合与止血　对于活动性出血，局部电凝止血，避免盲目大面积电凝。注意分层缝合，尤其是肌壁间位置较深的肌瘤，确保子宫肌层对合良好，不留无效腔。可选择分层连续缝合或全层兜底缝合。

8. 子宫肌瘤粉碎　须严格遵守无瘤原则，将切除后的子宫肌瘤置于密闭取物装置内，并在腹腔镜监视下进行肌瘤粉碎，以防止粉碎后的组织碎屑散落在盆腹腔造成肿瘤的播散和种植。

9. 术后探查　术后探查盆腔及上腹部，冲洗并吸净液体。明确止血，推荐子宫创面应用防粘连制剂以减少粘连，有助于降低再次手术的难度。

10．手术结束　清点手术器械和纱布等物品，再次探查盆腹腔，必要时留置引流管。排出腹腔内气体后关腹。

六、术中注意事项及要点

对于有生育要求者，在有利于操作的前提下尽可能选择纵切口（即外层子宫平滑肌走行），尽可能保留子宫肌层组织；对于无生育要求者，较大的肌壁间肌瘤可采取梭形切口，去除部分子宫肌壁，便于手术操作。

垂体后叶素须稀释后缓慢推注，并告知麻醉医生，密切观察患者心率及血压的变化，必要时给予对症处理。

密闭取物装置采用硬质导管在腹壁建立多个通道，方便器械进出和协同操作，以便直视下有器械辅助进行粉碎；在子宫肌瘤粉碎后，已经被瘤组织或碎屑污染的各个通道口必须严格密闭，避免再次进入腹腔时造成泄漏和种植转移。

阔韧带肌瘤切除时应注意预防输尿管损伤，在肌瘤切除时宜确切止血，切忌暴力撕脱导致血管回缩，否则止血过程中极易损伤周围器官。

子宫肌瘤粉碎取出后，被瘤组织污染的任何器械，都不应再次进入腹腔。

七、术中并发症及应对措施

1．输尿管损伤　熟悉输尿管走行，如损伤可行输尿管端端吻合，或留置输尿管支架。

2．膀胱损伤　术前留置导尿管，尤其对于粘连患者分离膀胱宫颈间隙时手法应轻柔，如损伤，则行膀胱修补术。

3．出血　肌层活动性出血须明确电凝止血，确切缝合不留无效腔。

八、术后管理要点

合理支持治疗，积极预防感染；术后尽早下床活动，对于卧床及不能尽早下床活动者，注意床上翻身、下肢按摩，预防血栓形成；根据术后病理结果，制订后续治疗方案及随访计划。术后 3 个月常规超声检查，若发现仍有肌瘤为肌瘤残留；若此后检查出有肌瘤则为复发。

（梁　静　凌　斌）

经阴道子宫肌瘤切除术

（手术等级：3 级）

030603

经阴道子宫后壁
肌瘤切除术（切
口保护套法）
（视频）

一、适应证

1．子宫肌瘤合并月经过多或异常出血继发贫血，药物治疗无效。

2．子宫肌瘤较大，出现相关压迫症状。

3．子宫肌瘤合并不孕，且是不孕的主要原因。

4．孕前子宫肌瘤直径≥4cm。

5．绝经后未行激素补充治疗但肌瘤仍继续生长。

二、禁忌证

1．生殖系统或全身感染的急性期。

2．合并严重内外科疾患不能耐受麻醉及手术。

3．严重凝血功能障碍及血液系统疾病。

4．严重盆腔粘连。

5．合并先天性无阴道、阴道闭锁等生殖器官发育异常。

6．超出盆腔的带蒂浆膜下子宫肌瘤。

三、术前特殊性检查

1．妇科检查　明确外阴、阴道及宫颈有无病变，了解阴道的松紧度、子宫大小、肌瘤位置、活动度及与周边组织的关系。

2．阴道分泌物常规检查　排除阴道炎症。

3．宫颈癌筛查　术前 1 年内进行宫颈 TCT 联合 HPV 分型检测，以排除隐匿性宫颈恶性肿瘤。

4．盆腔超声或 MRI 检查　明确子宫肌瘤位置、大小及双侧附件情况，明确盆腔有无其他占位性病变。

5．肿瘤标记物检测。

6．其他　如有异常子宫出血，术前需要进行子宫内膜评估；有内外科合并症者，完善相关科室会诊。

四、术前准备

完善术前检查；合并其他系统疾病者，应充分评估手术风险，必要时相关学科协作诊疗；充分告知患者各种手术方式的利弊，患者签署手术知情同意书；备血；必要时预约冰冻病理检查；阴道擦洗 3 天，阴道上药；肠道准备。

五、手术主要步骤

1．一般准备　硬膜外 / 腰硬联合麻醉，取膀胱截石位，臀部超出床沿 5～10cm，常规消毒铺单，头低臀高位，将两侧小阴唇缝合固定，干纱布缝合于会阴体遮盖肛门，导尿排空膀胱。

2．暴露宫颈，打水垫　置阴道拉钩，牵拉宫颈，于膀胱宫颈间隙及宫颈两侧注射 1∶40 万肾上腺素生理盐水溶液 40～60ml；阴道后穹窿入路者可不打水垫。

3．切开阴道壁　阴道前穹窿入路者，于膀胱沟上 0.5cm 横行切开阴道壁全层，并向两侧延长至阴道侧穹窿；阴道后穹窿入路者，在阴道壁与宫颈相接处上方1～2cm横行切开阴道壁全层，并向两侧延长至阴道侧穹窿。

4. 分离间隙打开腹膜　阴道前穹窿入路者，鼠齿钳提起阴道前壁切缘，组织剪剪开阴道筋膜找到膀胱宫颈间隙，剪刀尖端紧贴宫颈筋膜向上推进并撑开分离间隙，示指进一步分离并上推膀胱，暴露膀胱子宫反折腹膜，提起反折腹膜剪开进入盆腔；阴道后穹窿入路者，用血管钳横向钳夹切口处阴道筋膜，剪刀剪开即可进入盆腔，必要时先分离直肠宫颈间隙推离直肠后再剪开反折腹膜。

5. 外翻子宫，剥除肌瘤　阴道拉钩置入后（前）穹窿切口，于子宫肌层内注射稀释的垂体后叶素6U，螺钻/鼠齿钳交替向外牵拉宫体，同时将宫颈向前上方（后上方）推，当子宫肌瘤表面浆肌层暴露于手术野时，纵行切开至瘤体。螺钻/单爪钳向外牵拉瘤体并逐步剥离取出，若瘤体较大，可分块取出。

6. 翻出宫体，切除其他肌瘤，手指触摸检查　较大的肌瘤切除后，子宫缩小，可将宫体翻出，牵拉至阴道内甚至阴道口外，用手指仔细触摸寻找是否有较小肌瘤并切除。

7. 缝合关闭瘤腔　1-0可吸收线闭合瘤腔，注意使肌层对合良好，不留无效腔。

8. 冲洗宫体并送回盆腔　甲硝唑溶液冲洗宫体，仔细检查确认无出血，将宫体送回盆腔。

9. 放置引流管，关闭阴道切口　阴道前穹窿入路者，可连续缝合宫颈筋膜层止血，然后缝合阴道前壁切口及膀胱子宫反折腹膜，切口中间放置盆腔引流管。阴道后穹窿入路者，可直接连续缝合阴道后穹窿切口，中间放置引流管。

10. 留置导尿管，结束手术。

六、术中注意事项及要点

1. 准确分离间隙　阴道壁切口的位置和深浅要把握适度，前壁切口选择膀胱沟上0.5cm为宜，后壁切口选择阴道壁与宫颈相接处上方1～2cm为宜，深度为阴道壁全层。切口过低或过深，则进入宫颈筋膜内，不能找到疏松间隙；切口过高过浅，则容易损伤膀胱或直肠。

2. 设计好手术路径和顺序　术前应根据MRI或超声检查结果，合理规划手术路径和顺序，根据较大肌瘤的位置选择阴道前后穹窿入路，必要时前后穹窿都打开。

3. 浆膜下带蒂肌瘤的处理　带蒂肌瘤的蒂部较细时容易在翻转子宫时被拉断，若不留意，容易遗留至盆腔。翻转子宫后应注意查看宫体有无多余的创面。

七、术中并发症及应对措施

1. 膀胱损伤　有剖宫产史者，分离间隙时注意避免暴力推扯，遇到粘连时需先分离周边疏松间隙，最后紧贴子宫用剪刀锐性分离粘连带。如术中损伤膀胱，则行膀胱修补术。

2．出血　子宫伤口渗血、宫颈筋膜剥离面出血、膀胱宫颈韧带内血管出血、子宫血管出血等是常见原因。术中可采用打水垫、宫体注射垂体后叶素等预防措施。

3．感染　术前阴道准备不充分、肛周污染、术后引流不彻底是常见原因。术前碘伏擦洗阴道3天；术中肛管内填塞碘伏纱布；前穹窿入路者可在阴道后穹窿另作切口放置引流管以便充分引流；手术结束时可自盆腔引流管向盆腔内反复注入生理盐水冲洗。如术后感染应及时更换敏感抗生素，多可很快控制。

八、术后管理要点

常规应用抗生素预防感染；持续导尿1天；盆腔引流1～3天；鼓励患者尽早下床活动，预防血栓形成；术后1个月查看阴道切口愈合情况。

（张师前　和小兵）

经阴道单孔腹腔镜子宫肌瘤切除术

（手术等级：4级）

030604

V-NOTES 经阴道单孔腹腔镜子宫肌瘤切除术（视频）

一、适应证

1．子宫肌瘤导致贫血或出现压迫症状，药物治疗无效。

2．子宫肌瘤合并不孕。

3．子宫肌瘤患者准备妊娠时若肌瘤直径≥4cm建议切除。

子宫肌瘤切除术适用于上述需要手术且希望保留生育功能的子宫肌瘤患者。

二、禁忌证

1．生殖道或全身感染的急性期。

2．严重内科疾患如心、肝及肾功能不全。

3．严重的凝血功能障碍及血液病。

4．存在其他不能耐受麻醉及腹腔镜手术的情况。

5．膈疝。

6．子宫肌瘤生长较快、影像学提示有恶性倾向。

7．单个肌瘤直径>10cm。

8．合并严重盆腹腔粘连。

9．黏膜下肌瘤。

三、术前检查

1．术前评估　通过妇科病史、查体、超声检查等初步判定患者是否有贫血等情况，以及子宫大小、肌瘤数目、大小、位置和与周围脏器的关系，判断手术的难度及风险。必要时可行MRI检查进行更加精准的评估。

2. 术前常规实验室及辅助检查　包括血常规、尿常规、凝血时间、肝肾功能、血型、血清电解质等检查及术前心、肺、肝、肾功能检查等。

3. 术前常规行宫颈癌筛查　如子宫异常出血的患者，需行子宫内膜活检，以排除子宫内膜恶性疾病。

四、术前准备

1. 当患者血红蛋白≤80g/L 时可输注同型血红细胞纠正贫血。

2. 术前预处理。对于肌瘤体积过大、贫血严重、特殊部位的子宫肌瘤，可在术前给予药物治疗以缩小肌瘤体积、纠正贫血，以降低手术难度并减少手术并发症的发生。常用的药物包括促性腺激素释放激素类似物（gonadotropin releasing hormone analogue，GnRHa）、米非司酮等，疗程一般为 2～3 个月。

3. 宫颈肌瘤或阔韧带肌瘤压迫输尿管出现肾积水者，术前可放置双 J 管。

4. 与患者及家属充分沟通手术的风险、手术损伤及术后复发的可能，患者签署手术知情同意书。应向选择腹腔镜子宫肌瘤切除术患者详细交代手术利弊，对生育结局的可能影响，妊娠时子宫破裂的风险，盆腔粘连及术中漏切或复发等的可能性。

5. 行阴道分泌物检查，如有阴道炎症，给予药物治疗。患者常规行阴道灌洗 2～3 天，减少术中举宫造成逆行感染的可能性。

6. 术前 1 天肠道准备；手术备血；预约术中冰冻病理检查。

五、手术主要步骤（以肌壁间肌瘤切除为例）

1. 一般准备　患者头低足高位，有性生活者取膀胱截石位，无性生活者取仰卧位。复合全身麻醉后，常规消毒铺单，置导尿管。有性生活妇女宫腔内放置简易举宫器。

2. 脐部切口的选择　可于脐孔正中作长约 2cm 纵切口，亦可延脐轮上缘作长约 2cm 半圆形切口。以脐部纵切口为例：于脐孔正中作长约 2cm 纵切口，逐层切开皮肤、皮下组织、腱鞘及腹膜。置入 2cm 切口保护套及一次性 Port。

3. 盆腹腔探查　置入镜头及腹腔镜器械后，探查盆腹腔脏器及子宫双附件，以明确盆腹腔有无占位及异常，并确定子宫肌瘤的位置及数目。

4. 注射子宫收缩药物　于子宫肌瘤生长处肌层注射生理盐水（20~60ml）稀释后垂体后叶素 6~12IU 或缩宫素 20IU，或同时缓慢静脉滴注 20IU 缩宫素，以促进子宫收缩，减少子宫切口出血。

5. 切口的选择　建议遵循以下原则：肌瘤前后及底壁切口应与肌瘤长轴平行，但宫底偏两侧宫角肌瘤宜选择偏斜纵形切口，尽量远离宫角；多发肌瘤尽可能减少切口数目，邻近肌瘤尽可能在同一切口切除；肌瘤较大者可选择梭形切口，切口长度应接近肌瘤大小，以便于肌瘤剥离；子宫下段肌瘤或宫颈肌瘤，在切除前可先行剪开腹膜反折,推开膀胱或直肠,并看清输尿管走行后再作切口。

6.切开肌瘤表面浆肌层 用单极电钩切开肌瘤表面浆肌层和肌瘤假包膜深达瘤体,通过子宫肌层的收缩和肌瘤假包膜的退缩,暴露瘤体。

7.剥除瘤体 用抓钳钳夹瘤体向外牵拉,同时可用另一弯钳贴近肌瘤组织分离假包膜或用单极或双极电钩边凝边分离肌瘤假包膜,边牵拉边分离,最终将肌瘤完整剥出,装入标本袋中自脐部切口取出。如肌瘤靠近宫腔,切除肌瘤的过程中动作要轻柔,避免穿透宫腔,造成内膜损伤。

8.缝合瘤腔 如瘤腔较浅,可用1号可吸收线连续缝合子宫浆肌层,缝合过程中将多余的肌瘤包膜组织翻入肌瘤腔内,以对创面起到压迫止血的作用。如瘤腔较深,甚至穿透宫腔,则需分层缝合:先以2-0可吸收线连续缝合或"8"字缝合内膜层,关闭宫腔,然后用1号可吸收线分层连续缝合切口两侧的子宫肌层及子宫浆肌层。

9.冲洗盆腹腔 用生理盐水反复冲洗盆腹腔,冲洗过程中可取头高足低位,以免盆腔冲洗液污染上腹部。检查缝合创面是否有渗血。

10.缝合脐部切口 取出手术器械、Port及切口保护套,常规分层缝合脐部切口。

六、术中注意事项及并发症的预防

1.预防膀胱、直肠损伤 术前留置导尿管。如为子宫下段或宫颈肌瘤,可先打开子宫膀胱或直肠反折腹膜,并推开膀胱或直肠再行子宫肌瘤切除。

2.预防输尿管损伤 行子宫下段、宫颈肌瘤或阔韧带肌瘤切除时,一定要看清输尿管的走行,必要时可剪开盆腔侧腹膜,暴露输尿管后再行肌瘤切除。对于压迫输尿管出现肾积水的子宫肌瘤,可于术前放置双J管。

七、术后管理要点

合理支持治疗,积极预防感染;术后留置导尿管12~24小时,鼓励患者早下床活动,以预防下肢静脉栓塞;根据术后病理结果,制订后续治疗方案及随访计划。

(哈春芳 丁永慧)

经脐单孔腹腔镜子宫肌瘤切除术

(手术等级:3级)

030605

经脐单孔腹腔镜
子宫肌瘤切除术
(视频)

一、适应证

1.子宫肌瘤引起异常子宫出血、不孕、膀胱或肠道压迫症状等需要手术的情况。

2.有生育要求或坚决要求保留子宫的患者。

3．浆膜下肌瘤或阔韧带肌瘤、肌壁间肌瘤，直径≤5cm，肌壁间肌瘤数量≤3个。

二、禁忌证

1．基础疾病状态不适合手术。

2．肌瘤生长迅速怀疑恶性。

3．合并严重盆腹腔粘连。

4．有脐疝或腹壁成形修补术史等。

三、术前特殊性检查

1．妇科检查　充分评估子宫的大小和形状，肌瘤的位置、大小和数量，并除外盆腹腔严重粘连。

2．影像学检查　明确子宫肌瘤的部位、大小和数量及双侧附件情况。

3．其他　有内外科合并症者，进行相应的检查，并完善相关科室会诊。

四、术前准备

充分告知患者病情；合并其他系统基础疾病者，术前应充分评估手术风险，必要时需组织 MDT；患者签署手术知情同意书；完善术前各项检查；手术备血；肠道准备及阴道准备。

五、手术主要步骤

1．一般准备　患者取仰卧分腿位，气管插管全身麻醉后，常规消毒铺单，留置导尿管。

2．腹腔穿刺　选择经脐或经脐缘切口，长 2～3cm，置入切口保护器和 Port，建立气腹（压力 14mmHg），探查盆腹腔脏器情况。

3．促进收缩　肌瘤浆膜下注射缩宫素或稀释的垂体后叶素。

4．暴露肌瘤　根据肌瘤部位和大小选择切口，尽量与肌瘤长轴平行，单极电钩切开肌瘤表面浆膜层或浆肌层及假包膜，深达瘤核。瘤体大时可以行梭形切口。

5．切除肌瘤　大抓钳抓取肌瘤并向外牵拉，钝性和锐性结合分离肌瘤与假包膜层次，到达肌瘤底部时可朝一个方向转动抓钳使肌瘤底部血管闭合后切断。将切除的肌瘤放入直肠窝或右髂窝。

6．缝合子宫　使用自固定免打结缝线"8"字缝合关闭无效腔后连续内翻缝合子宫浆肌层成形子宫。

7．取出肌瘤　大抓钳自 Port 10mm 操作孔夹取肌瘤，提拉到切口，打开 Port，沿肌瘤表面切削缩小瘤体后取出。

8．手术结束　清点手术器械和纱布等物品，术毕。1-0 可吸收线缝合脐部腹膜及筋膜后 4-0 可吸收线皮内缝合脐部切口。

六、术中注意事项及要点

肌瘤切除前,浆膜下注射稀释的垂体后叶素或催产素可以更好地分离肌瘤假包膜与肌瘤的层次,减少出血。

使用自固定免打结缝线可以避免镜下打结,并且有效地保持创面缝合张力。

七、术中并发症及应对措施

1. 输尿管损伤　在阔韧带肌瘤切除时,术者需要辨明输尿管走行,选择远离输尿管的阔韧带打开,并且在电凝时注意辨识和避开输尿管。如损伤可行输尿管端端吻合或留置输尿管支架。

2. 出血　肌瘤切除创面较大、位置较深或邻近宫角部位,出血可能较多,注意切开前使用子宫收缩药物,从肌瘤和假包膜之间进行分离。如果出现较多的出血,要迅速、确切、充分缝合。

八、术后管理要点

严密观察患者术后排气、排尿情况,重视患者腹痛、腰痛的主诉。术后次日拔除导尿管。术后1天、4天切口换药,观察切口愈合情况。

（任　常　孙大为）

第二节　全子宫 ± 双侧附件切除术

机器人全子宫 + 双侧附件切除术

（手术等级：3级）

030606

机器人全子宫 +
双侧附件切除术
（视频）

一、适应证

有医学指证需要子宫切除,如多发性子宫肌瘤(绝经后)、子宫内膜异位症、子宫腺肌症、子宫内膜不典型增生、宫颈癌前病变、子宫肉瘤、子宫内膜恶性肿瘤、卵巢恶性肿瘤、绝经后卵巢良性肿瘤等。

二、禁忌证

伴有基础疾病不能耐受手术、严重生殖道炎症等。

三、术前特殊性检查

1. 妇科检查　明确外阴、阴道及宫颈有无病变,双合诊明确子宫大小、表面情况、活动度及与周边组织的关系。

2. 宫颈脱落细胞学检查　于 1 年内进行宫颈 TCT，以排除隐匿性宫颈恶性肿瘤，如有异常，需联合 HPV 分型检测，必要时进行阴道镜＋宫颈组织活检。

3. 盆腔超声检查　明确子宫及双侧附件情况，明确盆腔有无其他占位性病变。

4. 肿瘤标记物检测　注意是否有水平异常升高的血清肿瘤标志物，可作为协助判断病情的依据。

5. 宫腔镜检查　对于疑有子宫内膜病变者，术前行此项检查。

四、术前准备

充分告知患者病情，患者签署手术知情同意书；完善术前各项检查；手术备血；预约术中冰冻病理检查；术前 1 天阴道冲洗，术前 2 小时禁食。

五、手术主要步骤

1. 一般准备　患者取膀胱截石位，气管插管全身麻醉后，改头低臀高位。常规消毒铺单，台上导尿，妥善放置举宫器。

2. 腹腔穿刺　建立气腹（压力 13mmHg），布置 Trocar，放置机器人摄像镜，连接机器人第 1、2 号机械臂。探查盆腹腔脏器情况。

3. 收集盆腹腔冲洗液　先将双侧输卵管伞端及峡部凝闭，然后用 200ml 生理盐水冲洗盆腹腔，收集盆腹腔冲洗液送细胞学检查。

4. 切断双侧骨盆漏斗韧带　紧贴骨盆漏斗韧带打开侧腹膜，分离骨盆漏斗韧带周围组织，暴露骨盆漏斗韧带，使用 3 枚 Ham-lock 夹夹闭该韧带后，采用 1 号机械臂的单极电刀离断。

5. 圆韧带处理　截断双侧子宫圆韧带，并打开阔韧带前后叶腹膜至宫旁。

6. 分离膀胱阴道间隙　切开阔韧带前叶直至膀胱腹膜反折，钝性和锐性结合分离膀胱阴道间隙，下推膀胱。

7. 处理子宫血管　先处理左侧，以 1 号机械臂的单极电刀分离子宫血管旁疏松组织，暴露子宫动静脉的上行支后，以 2 号机械臂的双极电凝钳进行确切的电凝闭合。同法处理右侧。注意：双侧子宫血管电凝闭合处理后方可切断宫旁组织，有利于控制术中出血。

8. 处理子宫骶韧带和主韧带　紧贴宫颈，以双极电凝钳、单极电刀序贯电凝及切断双侧子宫骶韧带和主韧带。

9. 环切阴道　以举宫杯缘为界线，1 号机械臂的单极电刀环形切开阴道壁，完整取出子宫及双侧附件标本，生理盐水冲洗盆腔，电凝阴道残端出血点。标本送快速冰冻病理检查。

10. 缝合阴道残端　V-lock 线连续缝合阴道残端。

11. 手术结束　清点手术器械和纱布等物品，再次探查盆腹腔，术毕，关腹。

113

六、术中注意事项及要点

1．Trocar 布局要合理。注意机器人机械臂之间、机械臂与助手 Trocar 之间的距离至少 8cm，避免操作时相互干扰。

2．分离膀胱阴道间隙时，要准确找到间隙，注意避免损伤膀胱，尽量减少对膀胱创面进行电凝操作。

3．辨识双侧输尿管的走行，避免手术损伤输尿管，尤其注意术中容易发生输尿管损伤的步骤见前文。

七、术中并发症及应对措施

1．输尿管损伤　熟悉输尿管走行和容易损伤输尿管的几个部位，尤其注意避免输尿管的热损伤。如损伤可行输尿管端端吻合或留置输尿管支架。

2．膀胱损伤　术前留置导尿管，尤其对于粘连患者分离膀胱宫颈间隙时手法应轻柔，如损伤，则行膀胱修补术。

3．出血　最常见的出血是大血管电凝闭合效果不佳，必要时可使用 Ham-lock 夹或缝合处理。为避免出血，可在精细分离组织、裸化血管后再进行电凝切断。

八、术后管理要点

1．合理支持治疗，积极预防感染。

2．术后留置导尿管 24～48 小时。

3．术后鼓励患者早下床活动以免血栓形成，尽早恢复饮食。

4．根据术后病理结果，制订后续治疗方案及随访计划。

（范江涛）

腹腔镜全子宫＋双侧附件切除术

（手术等级：3 级）

腹腔镜全子宫＋
双侧附件切除术
（视频）

一、适应证

1．子宫肌瘤、子宫内膜异位症无生育要求。

2．严重月经过多，经保守治疗无效。

3．宫颈上皮内瘤变（cervical intraepithelial neoplasia，CIN）Ⅲ级、宫颈微小浸润癌。

4．早期子宫内膜癌等。

二、禁忌证

基础疾病状态不适合手术、严重生殖道炎症等。

三、术前特殊性检查

1. 妇科检查　明确外阴、阴道及宫颈有无病变，双合诊明确子宫大小、表面情况、活动度及与周边组织的关系。

2. 宫颈脱落细胞学检查　于1年内进行 TCT 联合 HPV 分型检测，以排除隐匿性宫颈恶性肿瘤，必要时进行阴道镜+宫颈组织活检。

3. 盆腔超声　明确子宫及双侧附件情况，明确盆腔有无其他占位性病变，必要时行 MRI 检查。

4. 肿瘤标记物检测。

5. 其他　如有异常子宫出血，术前需要进行子宫内膜评估，排除子宫内膜恶性病变；年龄大（>60 岁）者完善心脏超声、肺功能检查及下肢静脉超声检查，其余患者酌情安排；有内外科合并症者，进行相应的检查，并完善相关科室会诊。

四、术前准备

充分告知患者病情，尤其是绝经前施行子宫切除者；合并其他系统基础疾病，或病变累及其他系统者，术前应充分评估手术风险，必要时需组织 MDT；患者签署手术知情同意书；完善术前各项检查；手术备血；必要时预约冰冻病理检查；肠道准备及阴道准备。

五、手术主要步骤

1. 一般准备　患者取仰卧位，气管插管全身麻醉后，进行腹部、外阴和阴道消毒，准备腹腔镜视物镜、PK 刀、双极电凝钳、吸引器等器械，做好台上手术器械的布线工作。

2. 腹腔穿刺　建立气腹（压力 12mmHg），布置 Trocar 并穿刺，放置举宫器。

3. 探查盆腹腔情况　明确子宫、双附件、膀胱、输尿管、直肠等组织器官情况；必要时，钝性和锐性结合分离盆腹腔粘连，恢复正常解剖结构。

4. 处理附件　辨识输尿管走行后，弯钳钳夹、提拉右侧卵巢及输卵管，靠近卵巢端用 PK 刀电凝切断骨盆漏斗韧带，使血管组织闭合后，用 PK 刀切断。于右侧卵巢固有韧带及输卵管下方分次电凝切断卵巢及输卵管系膜，直至宫角部。同法处理左侧附件。

5. 圆韧带处理　离断双侧子宫圆韧带并打开阔韧带前后叶腹膜。

6. 打开膀胱反折腹膜　切开阔韧带前叶直至膀胱腹膜反折，钝性和锐性结合分离膀胱阴道间隙，下推膀胱。

7. 处理子宫血管　先处理左侧，剪开阔韧带后叶，钝性分离子宫血管旁组织及子宫动静脉，暴露子宫动静脉的上行支后，以双极电凝进行确切的电凝闭合。注意：双侧子宫血管充分电凝后再开始切断宫旁组织，有利于减少术中出血。紧贴宫颈，以双极电凝钳、PK刀序贯电凝并切断主韧带。同法处理右侧。

8. 打开直肠腹膜反折　完成膀胱阴道间隙和直肠阴道间隙分离，游离出阴道上段。

9. 处理宫旁主韧带　紧贴宫颈，以双极电凝钳、PK刀序贯电凝并切断主韧带。

10. 处理宫颈骶韧带　切开子宫直肠腹膜反折，稍分离子宫直肠间隙，PK刀处理双侧主韧带和骶韧带连接处。

11. 环切阴道　以PK刀环形切开阴道壁，完整取出所有子宫及双侧附件标本，生理盐水冲洗盆腔，电凝阴道残端出血点。

12. 缝合阴道残端　用1-0可吸收线连续缝合阴道残端。

13. 手术结束　全面检查手术野，留置盆腔引流管。清点手术器械和纱布等物品，再次探查盆腹腔，术毕，关腹。

六、术中注意事项及要点

腹腔镜Trocar布局要合理。

分离膀胱阴道间隙时，要注意避免损伤膀胱，尽量减少对膀胱创面进行电凝操作。

辨识双侧输尿管的走行，避免手术损伤输尿管，尤其注意术中容易发生输尿管损伤的步骤：①切断骨盆漏斗韧带时，输尿管在骨盆入口横跨髂内、髂外动脉分叉处；②处理宫骶韧带时，输尿管在宫骶韧带外侧上缘走行；③处理子宫血管及宫颈主韧带时（最易损伤），输尿管与子宫动脉关系密切；④缝合阴道两侧角部时。

处理骶韧带时，注意避免损伤直肠。

七、术中并发症及应对措施

1. 输尿管损伤　熟悉输尿管走行，如损伤可行输尿管端端吻合或留置输尿管支架。

2. 膀胱损伤　术前留置导尿管，尤其对于粘连患者分离膀胱宫颈间隙时手法应轻柔，如损伤，则行膀胱修补术。

3. 出血　最常见的出血是大血管电凝闭合效果不佳，必要时可使用Ham-lock夹或缝合处理。为避免上述情况，可精细分离组织、裸化血管后再进行电凝切断。

八、术后管理要点

术后禁食至排气，合理支持治疗，积极预防感染；术后应留置导尿管24~48小时；术后卧床及不能尽早下床活动者，注意床上翻身、下肢按摩；根据术后病理结果，制订后续治疗方案及随访计划。

（陈　捷　庄良武）

经腹全子宫＋双侧附件切除术

经腹全子宫＋双侧
附件切除术（视频）

（手术等级：3 级）

一、适应证

有医学指征需要子宫切除的情况，如多发性子宫肌瘤（绝经后）、子宫内膜不典型增生、子宫内膜复杂性增生、宫颈癌前病变（宫颈锥切术后）、子宫内膜恶性肿瘤、卵巢恶性肿瘤等。

二、禁忌证

基础疾病状态不适合手术、肿瘤分期较晚、严重生殖道炎症等。

三、术前特殊性检查

1. 妇科检查　明确外阴、阴道及宫颈有无病变，双合诊明确子宫大小、表面情况、活动度及与周边组织的关系。

2. 宫颈脱落细胞学检查　于 1 年内进行宫颈 TCT，以排除隐匿性宫颈恶性肿瘤，如有异常，需联合 HPV 分型检测，必要时进行阴道镜＋宫颈组织活检。

3. 盆腔超声检查　明确子宫及双侧附件情况，明确盆腔有无其他占位性病变。

4. 肿瘤标记物检测。

5. 其他　如有异常子宫出血，术前需要进行子宫内膜评估，排除子宫内膜恶性病变；年龄大（>60 岁）者完善心脏超声、肺功能检查及下肢静脉超声检查，其余患者酌情安排；有内外科合并症者，进行相应的检查，并完善相关科室会诊。

四、术前准备

充分告知患者病情，尤其是绝经前施行子宫切除者；合并其他系统基础疾病，或病变累及其他系统者，术前应充分评估手术风险，必要时需组织 MDT；患者签署手术知情同意书；完善术前各项检查；手术备血；必要时预约冰冻病理检查；肠道准备及阴道准备。

五、手术主要步骤

1. 一般准备　患者取仰卧位，持续硬膜外麻醉或气管插管全身麻醉后，导尿，常规腹部手术野皮肤消毒铺单。

2. 手术切口　取下腹正中切口，从脐下至耻骨联合上缘，排垫肠管，探查盆腹腔脏器情况。

3. 圆韧带处理　以中弯止血钳钳夹子宫两侧角部，向头端牵提子宫，于圆韧带上中 1/3 处止血钳钳夹，切断，7 号丝线缝扎断端，向足侧剪开圆韧带前叶至宫颈内口处，向头侧再剪开圆韧带与骨盆漏斗韧带之间的腹膜，对侧同法处理。

117

4. 切除双侧附件 暴露骨盆漏斗韧带，辨识输尿管走行后，双重钳夹骨盆漏斗韧带根部并切断，7号丝线双重缝扎，顺势打开阔韧带后叶至宫骶韧带，对侧同法处理。

5. 分离膀胱阴道间隙 剪开膀胱子宫反折腹膜，分离膀胱至阴道穹窿。

6. 子宫血管处理 于宫颈内口水平，双重钳夹子宫血管，切断，7号丝线双重缝扎断端，对侧同法处理。

7. 宫旁主韧带、骶韧带处理 分束钳夹至骶韧带、主韧带内侧缘，切断，7号丝线缝扎，对侧同法处理。

8. 环切阴道 上提子宫，于阴道穹窿处环切阴道，组织钳（Allis钳）钳夹阴道断端，碘伏棉球消毒阴道断端及相邻上部阴道黏膜。

9. 缝合阴道残端 0号或1号可吸收线连续（锁边）缝合阴道断端。

10. 手术结束 检查各断端有无出血、渗血，盆腔腹膜化，采用大量温生理盐水冲洗盆腔，吸净，清点手术器械和纱布等物品，再次探查盆腹腔，术毕，关腹。

六、术中注意事项及要点

辨识双侧输尿管的走行，避免手术损伤输尿管，尤其注意术中容易发生输尿管损伤的步骤：①切断骨盆漏斗韧带时，输尿管在骨盆入口横跨髂内、髂外动脉分叉处；②处理宫骶韧带时，输尿管在宫骶韧带外侧上缘走行；③处理子宫血管及宫颈主韧带时（最易损伤），输尿管与子宫动脉关系密切；④缝合阴道两侧角部时易损伤输尿管；⑤缝合后腹膜时，输尿管紧贴后腹膜，在缝合时有可能被卷缝入而损伤。

分离膀胱阴道间隙时，要注意避免损伤膀胱，初学者先采用手指钝性分离更为妥当，逐渐习惯后可采用锐性分离法。

处理骶韧带时，注意避免损伤直肠。

七、术中并发症及应对措施

1. 输尿管损伤 熟悉输尿管走行解剖，对易损伤部位采取合适的技术措施，如发生损伤，可行输尿管端端吻合或留置输尿管支架。

2. 膀胱损伤 可发生于开腹手术切开腹膜、分离膀胱、环切阴道穹窿或缝合阴道时，术前留置导尿管，尤其对于粘连患者分离膀胱宫颈间隙时手法应轻柔，如发生损伤，则立即行膀胱修补术，预后好。

3. 出血 最常见的出血是钳夹大血管不全或钳夹不牢而滑脱，缝合与结扎不牢固。为避免出血，在处理血管时，其周围结缔组织应予以分离，使血管暴露，钳夹时不要遗漏血管且避免滑脱，结扎必须牢固，在缝扎较大血管时，宜双重结扎。如发现断端出血、渗血，则立即重新缝扎或结扎。

八、术后管理要点

合理支持治疗，积极预防感染；术后应留置导尿管48～72小时；术后卧床及不能尽早下床活动者,注意床上翻身、下肢按摩和气压治疗;根据术后病理结果,制订后续治疗方案及随访计划。

(李佩玲)

经阴道子宫切除术

(手术等级:4级)

经阴道子宫切除术(视频)

一、适应证

有子宫切除适应证而无阴道禁忌证的情况,尤其适合子宫脱垂、功能性子宫出血、子宫良性肿瘤需要切除子宫时。

二、禁忌证

1. 子宫大小≥妊娠12周或合并宫颈肌瘤或阔韧带肌瘤。

2. 附件包块直径≥6cm或可疑恶变。

3. 盆腔广泛粘连,术中可能损伤盆腔脏器。

4. 患者全身状况差,无法耐受手术或有严重生殖道感染等。

5. 阴道畸形、狭窄及粘连严重无法行经阴道手术。

三、术前特殊性检查

1. 妇科检查　明确外阴、阴道及宫颈有无病变,双合诊检查子宫大小、活动度及与周围组织的关系。

2. 盆腔超声检查　明确子宫及双侧附件情况及盆腔有无其他占位性病变。

3. 宫颈癌筛查　入院后行宫颈 TCT,如有异常,行 HPV 检测,必要时行阴道镜检查及宫颈组织活检。

4. 下肢静脉超声检查。

5. 其他　如有子宫异常出血,需行子宫内膜活检,以排除子宫内膜异位恶性疾病。术前常规行心、肺、肝、肾功能检查,对于老年患者,酌情增加检查项目。

四、术前准备

完善术前检查;充分与患者及家属沟通,患者签署手术知情同意书;术前准备肠道及阴道;手术备血;必要时预约冰冻病理检查。

五、手术主要步骤

1. 一般准备　患者取膀胱截石位,全身麻醉或腰硬联合麻醉后,常规外阴、阴道消毒铺单,置导尿管。

2. 分离阴道膀胱间隙　阴道拉钩拉开阴道前后壁,钳夹宫颈前唇,向下牵拉宫

119

颈，于膀胱宫颈附着处（界限不清时，可先用金属导尿管插入膀胱辨认），横行切开阴道壁1cm，向两侧剪开阴道壁全层至宫颈两侧（3点及9点处）。以鼠齿镊提起阴道壁切口上缘，剪刀分离阴道膀胱间隙后，以示指向上及向两侧钝性分离该间隙达膀胱子宫反折腹膜。

3. 分离直肠阴道间隙　向前上方牵拉宫颈后唇，暴露后穹窿，于直肠宫颈交界处切开阴道后壁，延长切口与阴道前壁切口相连，环形切开阴道穹窿。鼠齿钳提起阴道后壁切缘，剪刀沿宫颈后壁锐性分离至直肠阴道间隙后，示指钝性分离子宫直肠间隙达子宫直肠反折腹膜。

4. 处理子宫主韧带、骶韧带　阴道拉钩拉开膀胱和直肠，暴露子宫主韧带、骶韧带。将宫颈牵向右侧，用血管钳靠近宫颈钳夹、切断左侧子宫主韧带、骶韧带，7号丝线缝扎断端，保留缝线。同法处理右侧子宫主韧带、骶韧带。

5. 处理子宫血管　将宫颈牵向右侧，用长血管钳贴近宫颈峡部钳夹子宫动静脉，切断后断端以7号丝线双重缝扎，保留缝线。

6. 剪开子宫膀胱反折腹膜及子宫直肠反折腹膜　阴道拉钩拉开膀胱，组织镊提起反折腹膜，剪开腹膜并向两侧延伸，腹膜切缘正中缝线作标志。同法处理子宫直肠反折腹膜。

7. 处理宫旁组织　向下牵拉子宫，靠近宫体钳夹、切断阔韧带及宫旁组织，7号丝线缝扎。

8. 处理子宫附件及圆韧带　将宫体自子宫直肠陷凹或子宫膀胱反折腹膜切口翻出，暴露宫角。距右侧宫角2cm处使用两把血管钳相对钳夹圆韧带、输卵管峡部及卵巢固有韧带并切断，7号丝线双重缝扎断端。保留缝线。同法处理左侧宫角。自阴道取出子宫。探查双附件是否正常。

9. 缝合膀胱、直肠反折腹膜　将前面保留的腹膜缝线提起，暴露腹膜切缘，2-0可吸收线自一侧角起始连续缝合腹膜关闭盆腔。将子宫附件及各韧带断端留置于腹膜外，并分别将一侧主韧带和骶韧带连接处、圆韧带与对侧结扎从而构建阴道顶端支持系统。

10. 缝合阴道壁　0号可吸收线连续缝合阴道断端。

六、术中注意事项及并发症的预防

1. 预防膀胱损伤　术前留置导尿管。术中宫颈阴道切口选择不当时容易损伤：切口过高，容易损伤膀胱；切口过低，距离宫颈膀胱间隙较远，造成分离困难及出血较多。术者可于术中钳夹宫颈与阴道交界处阴道黏膜，于皱褶处用剪刀剪开阴道壁全层可较容易找到正确的间隙。另外，分离膀胱宫颈间隙时手法要轻柔。此外，在打开子宫膀胱反折腹膜时如组织结构辨别不清可能损伤膀胱，此时可先打开子宫直肠反折腹膜，以示指自子宫后方绕过子宫触及子宫膀胱反折腹膜后再打开。如损伤，则行膀胱修补术。

2. 预防直肠损伤　同膀胱损伤的预防。

3．预防输尿管损伤　钳夹切断子宫主韧带、骶韧带时尽量靠近宫颈。

七、术后管理要点

合理支持治疗，积极预防感染；术后应留置导尿管 48~72 小时；术后卧床及不能尽早下床活动者，注意床上翻身、下肢按摩；根据术后病理结果，制订后续治疗方案及随访计划。

（哈春芳　丁永慧）

经阴道单孔腹腔镜全子宫＋双侧附件切除术

（手术等级：4级）

一、适应证

经阴道单孔腹腔镜
全子宫＋双侧附
件切除术（视频）

有子宫切除适应证或绝经后卵巢囊肿恶性可能性不大而无阴道禁忌证，尤其适合子宫脱垂、功能性子宫出血、宫颈病变、子宫良性肿瘤需要切除子宫的情况。

对微创和美容要求高的情况。

二、禁忌证

1．基础疾病状态不适合手术。
2．盆腔广泛粘连，术中可能损伤盆腔脏器。
3．全身状况差，无法耐受手术或有严重生殖道感染等。
4．阴道畸形、狭窄及粘连严重无法行经阴道手术。

三、术前特殊性检查

1．妇科检查　充分评估子宫及双侧附件情况及活动度，判断有无严重盆腹腔粘连。

2．影像学检查　包括盆腔超声、CT 或 MRI，明确子宫及双侧附件情况，判断包块性质，明确盆腔有无其他占位性病变。

3．宫颈癌筛查　入院后行 TCT，如有异常，行 HPV 检测，必要时行阴道镜检查及宫颈组织活检。

4．肿瘤标记物　包括 CA125、CEA、AFP 等，评估附件包块的性质。

5．其他　有子宫异常出血的患者，需行子宫内膜活检，以排除子宫内膜异位恶性疾病。有内外科合并症者，进行相应的检查，并完善相关科室会诊。

四、术前准备

充分告知患者病情；合并其他系统基础疾病者，术前应充分评估手术风险，必要时需组织 MDT；签署手术知情同意书；完善术前各项检查；手术备血；肠道准备及阴道准备。

五、手术主要步骤

1. 一般准备 患者取膀胱截石位，全身麻醉后，常规外阴、阴道消毒铺单，置导尿管。

2. 分离阴道膀胱间隙 阴道拉钩拉开阴道前壁，钳夹宫颈前唇，向下牵拉宫颈，于膀胱宫颈附着处，横行切开阴道壁，向两侧剪开阴道壁全层至宫颈两侧（3 点及 9 点处），1-0 可吸收线缝扎后切断膀胱宫颈韧带。Allis 钳钳夹提起阴道前壁切口，钝性和锐性结合分离阴道膀胱间隙，打开膀胱子宫反折腹膜。

3. 分离直肠阴道间隙 向前上方牵拉宫颈后唇，暴露阴道后穹窿，于直肠宫颈交界处，切开阴道后壁，环形切开阴道穹窿。Allis 钳钳夹提起阴道后壁切缘，钝性和锐性结合分离阴道直肠间隙，打开子宫直肠反折腹膜。

4. 形成气腹 置入切口保护器、阴道支撑环和 Port，建立气腹（压力 14mmHg），探查盆腹腔脏器情况。

5. 处理主韧带和骶韧带 助手将宫颈牵向右侧，用百克钳靠近宫颈电凝后切断左侧主韧带和骶韧带。同法处理对侧主韧带和骶韧带。

6. 处理子宫血管 将宫颈牵向右侧，用百克钳靠近宫颈分次电凝后切断子宫左侧动静脉。同法处理对侧子宫动静脉。

7. 处理宫旁组织 向下牵拉子宫，靠近宫体电凝并切断阔韧带及宫旁组织。

8. 处理圆韧带及附件 将子宫推向右侧，百克钳分次电凝后切断左侧圆韧带、阔韧带及骨盆漏斗韧带，切除左侧附件。同法处理对侧附件。如子宫较大可用百克钳电凝双侧宫角后取出子宫，再次放置 Port 形成气腹行附件切除操作，避免影响操作空间。

9. 缝合阴道壁 再次检查各血管断端无出血后取出切口保护器、阴道支撑环和 Port，清点手术器械和纱布等物品，1-0 可吸收线连续锁边缝合阴道断端。

六、术中注意事项及要点

1. 预防膀胱损伤 术前留置导尿管。术中宫颈阴道切口选择不当时容易损伤：切口过高，容易损伤膀胱；切口过低，距离宫颈膀胱间隙较远，造成分离困难，出血较多。术者可于阴道前壁皱褶处以剪刀剪开阴道壁全层则较易找到正确的间隙。另外，分离膀胱宫颈间隙时手法要轻柔。此外，在打开子宫膀胱反折腹膜时如组织结构辨别不清可能损伤膀胱，此时可先打开子宫直肠反折腹膜，以示指自子宫后方绕过子宫触及子宫膀胱反折腹膜后再打开。如损伤，则行膀胱修补术。

2. 预防直肠损伤 同膀胱损伤的预防。

3. 预防输尿管损伤 电凝子宫主韧带、骶韧带及子宫动静脉时尽量靠近宫颈，也可使用超声刀避免热传导造成的损伤。

4. 合理放置手术器械　单孔条件下因为"筷子效应"器械容易打架，选择合适的 Port 口放置器械，并且利用前后、左右的关系方便操作或选择加长器械和一体镜或弯器械和直器械配合。

七、术后管理要点

严密观察患者术后排气、排尿情况，重视患者腹痛、腰痛的主诉。加速康复外科（ERAS）患者术毕可拔除导尿管，其他患者术后次日拔除导尿管。观察阴道出血情况。

（任　常　孙大为）

第三节　子宫内膜癌手术

诊断性刮宫术

（手术等级：1级）

子宫分段诊刮术
（诊断性刮宫术）
（视频）

一、适应证

1. 需证实异常子宫出血或阴道排液或排除子宫内膜癌、宫颈管癌，或其他病变如流产、子宫内膜炎等。

2. 判断月经失调类型。

3. 不孕症行诊断性刮宫有助于了解有无排卵，并能发现子宫内膜病变。

4. 疑有子宫内膜结核。

5. 宫腔内有组织残留、反复或多量异常子宫出血时，彻底刮宫有助于明确诊断，并可迅速止血。

二、禁忌证

急性、亚急性生殖器炎症或盆腔炎症性疾病。

三、术前特殊性检查

1. 抽血查血常规、生化、凝血功能、传染病、血型等，行阴道分泌物检查：如白带常规。

2. 妇科超声检查。明确子宫及双侧附件情况，明确盆腔有无其他占位性病变；年龄大（>60 岁）者完善心脏超声、肺功能检查及下肢静脉超声检查，其余患者酌情安排；有内外科合并症者，进行相应的检查，并完善相关科室会诊。

3. 肿瘤标记物检测。

4. 双合诊明确子宫大小、位置。

四、术前准备

充分告知患者病情及手术风险；合并其他系统基础疾病，或病变累及其他系统者，术前应充分评估手术风险；患者签署手术知情同意书；完善术前各项检查；根据情况手术备血；必要时预约冰冻病理检查。

五、手术主要步骤

1. 一般准备　患者取膀胱截石位，排空膀胱，进行外阴和阴道消毒铺单，准备刮宫包、纱布和多个标本瓶。一般不需麻醉，对宫颈内口较紧者，酌情给予镇痛剂、局部麻醉或静脉麻醉。放置阴道窥器时先进行双合诊，了解子宫的位置。

2. 放置阴道窥器及宫颈准备　选用鸭嘴形阴道窥器，放置窥器时，检查者用一手拇指、示指将两侧小阴唇分开，另一手将窥器避开敏感的尿道周围区，斜行沿阴道侧后壁缓慢插入阴道，边推进边将窥器两叶转正并逐渐张开，暴露宫颈、阴道壁及穹窿部，固定阴道窥器。用宫颈钳钳夹宫颈。消毒宫颈管。

3. 一般诊断性刮宫　置入探针了解子宫方向、深度。若宫颈内口过紧，可用宫颈扩张器扩张至刮匙能进入为止。用刮匙伸入宫腔；刮出子宫内膜。

4. 分段诊断性刮宫　操作时，先不探查宫腔深度，以免将宫颈管组织带入宫腔混淆诊断。先用小刮匙自宫颈内口至外口的顺序刮宫颈管1周，将所刮取组织置于纱布上；然后置入探针了解子宫方向、深度。刮匙进入宫腔刮取子宫内膜。将宫颈管及宫腔刮出物分别装瓶、固定。

5. 手术结束　检查阴道有无活动性出血，刮出物送病理检查。

六、术中注意事项及要点

1. 疑似子宫内膜结核者，刮宫时要特别注意刮取两侧子宫角部，因该部位阳性率较高。

2. 分段诊刮时，若肉眼观察刮出物为可疑癌组织，则不需彻底刮宫，只要刮出组织可满足组织学诊断即可，以避免子宫穿孔、出血及癌扩散。若肉眼观察未见明显癌组织，应全面刮宫，以防漏诊。

3. 术者唯恐刮宫不彻底，反复操作，伤及子宫内膜基底层，甚至刮出肌纤维组织，造成子宫内膜炎或宫腔粘连，导致闭经，应注意避免。

七、术中并发症及应对措施

1. 出血、子宫穿孔、感染是刮宫的主要并发症。有些疾病可能导致刮宫时大出血。术前应输液、配血并做好开腹准备。

2. 哺乳期、绝经后及子宫患有恶性肿瘤者均应查清子宫位置并仔细操作,以防子宫穿孔。

八、术后管理要点

1. 阴道出血时间长者,常有宫腔内感染,刮宫能促使感染扩散,术前、术后应给予抗生素。

2. 术后2周内禁止性生活及盆浴,以防感染,必要时使用抗生素预防感染。

3. 如有阴道出血多于正常月经量、腹痛、发热等异常情况,随时就诊。

（马　颖）

宫腔镜检查术

（手术等级：1级）

030612

宫腔镜检查术
（视频）

一、适应证

1. 异常子宫出血。

2. 可疑宫腔粘连及畸形。

3. 可疑妊娠物残留。

4. 影像学检查提示宫腔内占位病变。

5. 原因不明的不孕或反复流产。

6. 宫内节育器异常。

7. 宫腔内异物。

8. 宫腔镜术后相关评估。

二、禁忌证

1. 绝对禁忌证

（1）急性、亚急性生殖道感染。

（2）心、肝、肾衰竭急性期及其他不能耐受手术的情况。

（3）先天性宫颈闭锁或宫颈缺失。

2. 相对禁忌证

（1）体温 >37.5℃。

（2）宫颈瘢痕形成或挛缩,不能充分扩张。

（3）近期(3个月内)有子宫穿孔史或子宫手术史。

（4）浸润性宫颈癌、已经明确的子宫内膜癌、生殖道结核未经系统抗结核治疗。

三、术前特殊性检查

1. 抽血查血常规、生化、凝血功能、传染病、血型等；行阴道分泌物检查,如白带常规、宫颈脱落细胞学检查。

2. 妇科超声检查　明确子宫及双侧附件情况；年龄大（>60岁）者完善心脏超声、肺功能检查及下肢静脉超声检查；有内外科合并症者，进行相应的检查及会诊。

3. 妇科检查　双合诊明确子宫大小、位置。

四、术前准备

充分告知患者病情及手术风险；合并其他系统疾病，术前应完善相关检查并充分评估手术风险；患者签署手术知情同意书；抗生素皮试，根据情况手术备血；必要时预约冰冻病理检查；宫颈准备及阴道准备。可依据各单位的用药习惯，在术前给予促宫颈成熟的药物，如米索前列醇片、生物材料宫颈扩张棒等对宫颈进行预处理。

五、手术主要步骤

1. 一般准备　患者取膀胱截石位，静脉全身麻醉后，常规外阴及阴道消毒铺单，做好台上手术器械的布线工作，安装宫腔检查镜。

2. 放置阴道窥器，扩宫及膨宫　放置阴道窥器，用宫颈钳钳夹宫颈，探针了解宫腔深度和方向，扩张宫颈至大于镜体外鞘直径半号。宫腔检查镜通过膨宫水管连接液体膨宫泵，调整压力（13～15kPa），排空膨宫水管内的气泡后，在宫腔镜直视下缓慢插入宫颈并逐步深入到宫腔，调整出水口液体流量，使宫腔内压达到所需压力。

3. 宫腔及宫颈管检查

（1）先观察宫腔全貌，然后观察宫底、双侧输卵管开口和宫腔前壁、后壁、左壁、右壁，注意宫腔形态，有无子宫内膜异常或占位性病变。

（2）缓慢退出检查镜并观察宫颈内口和宫颈管，观察宫颈形态，有无占位性病变。

4. 手术结束　退出检查镜，检查有无活动性阴道出血。

六、术中注意事项及要点

1. 术前必须了解宫体位置，避免盲目进入造成子宫穿孔。

2. 置入检查镜前应排空水管和镜鞘内的气泡，避免气泡进入宫腔影响检查，防止空气进入血管。

3. 宫腔镜应在直视下边观察边进入宫腔，避免造成宫颈管损伤、宫腔内膜擦伤出血及子宫穿孔。

七、术中并发症及应对措施

1. 出血　高危因素包括子宫穿孔、动静脉瘘、宫颈妊娠、剖宫产瘢痕妊娠、凝血功能障碍等。当切割病灶过深时，达到黏膜下5～6mm的子宫肌壁血管层易导致出血。应根据出血量、出血部位、范围和手术种类确定出血的处理方案，如使用缩宫素等子宫收缩药物、留置球囊压迫宫腔、子宫动脉栓塞等。

2. 子宫穿孔　高危因素包括宫颈狭窄、宫颈手术史、子宫过度屈曲、宫腔过小、扩宫力量过强、哺乳期子宫等。一旦发生子宫穿孔，应立即查找穿孔部位，确定邻近脏器有无损伤，决定处理方案。如生命体征平稳、穿孔范围小、无活动性出血及脏器损伤，可使用缩宫素及抗生素保守观察治疗；如穿孔范围大、可能伤及血管或有脏器损伤，应立即手术处理。

3. 过度水化综合征　由灌流介质大量吸收引起体液超负荷和／或稀释性低钠血症所致，如诊治不及时，将迅速出现急性肺水肿、脑水肿、心肺衰竭甚至死亡。相应的处理措施包括吸氧、纠正电解质紊乱和水中毒（利尿、限制液体入量、治疗低钠血症）、处理急性左心衰竭防治肺和脑水肿。

4. 其他　如气体栓塞、感染、宫腔和／或宫颈管粘连等。若发生，则进行相应处理。

八、术后管理要点

1. 阴道出血时间长者，常考虑有宫腔内感染，因此术前、术后应给予抗生素。
2. 术后 2 周内禁止性生活及盆浴，必要时使用抗生素预防感染。
3. 如有阴道出血多于正常月经量、腹痛、发热等异常情况，随时就诊。

（马　颖）

机器人辅助腹腔镜子宫内膜癌分期术

（手术等级：4 级）

机器人子宫内膜
癌分期术（视频）

一、适应证

病灶局限于宫体（国际妇产科联盟 FIGO Ⅰ期）。

二、禁忌证

基础疾病状态不适合手术、病灶疑有或已有宫颈累及（FIGO Ⅱ期）、已有子宫外转移（FIGO Ⅲ期及以上）等。

三、术前特殊性检查

1. 妇科检查　明确外阴、阴道及宫颈有无病变，三合诊明确子宫情况及与周围组织的关系，有无直肠侵犯和双侧附件情况。

2. 影像学检查　超声可明确子宫及双侧附件情况，盆腔有无其他占位性病变；盆腹腔 MRI 可了解是否浸润肌层及浸润深度，是否侵犯宫颈；腹部 CT 有助于了解是否有远处转移及是否有腹膜后淋巴结肿大。必要时可行 PET/CT 了解全身转移情况。

3. 宫颈脱落细胞学检查　行 TCT 以排除宫颈受侵或合并宫颈恶性肿瘤，可联合 HPV 分型检测，必要时行阴道镜＋宫颈组织活检＋宫颈管搔刮。

4. 诊断性刮宫　分段诊刮以了解宫腔和宫颈情况。

5. 肿瘤标记物检测　血清 CA125 可升高。

6. 其他　年龄大（>60 岁）者完善心脏超声、肺功能及下肢静脉超声检查；必要时行胃肠镜检查、肾盂造影或膀胱镜检查；其余患者酌情安排。

四、术前准备

完善术前各项检验及检查，充分告知患者病情，尤其是绝经前手术患者；合并其他系统基础疾病，或病变累及其他系统者，术前充分评估手术风险，必要时组织 MDT；患者签署手术知情同意书；手术备血；必要时预约冰冻病理检查；抗生素皮试、肠道准备及阴道准备。

五、手术主要步骤

1. 一般准备　患者取膀胱截石位，麻醉后常规消毒铺单，台上导尿留置导尿管。

2. 腹腔穿刺　建立气腹（压力 12～15mmHg），布置 Trocar，调整体位，对接机器人系统车及器械。

3. 探查并评估　全面探查盆腹腔情况，评估是否能继续使用机器人完成手术，探查盆腔及腹主动脉旁淋巴结有无肿大，留取腹腔积液或盆腔冲洗液，行细胞学检查，对可疑病变取样送病理检查。

4. 子宫准备　双极电凝夹闭双侧输卵管伞端，再次消毒阴道后放置举宫杯。

注：病灶局限于宫体的患者基本术式是筋膜外全子宫切除术及双侧附件切除术，对于伴有高危因素者应同时行盆腔和腹主动脉旁淋巴结清扫，I 期子宫内膜癌高危因素包括非子宫内膜样腺癌、高级别腺癌、肌层浸润超过 1/2、肿瘤直径 >2cm 等。无高危因素者可术中行前哨淋巴结示踪活检，如转移则行盆腔及腹主动脉旁淋巴结清扫。如不需清扫淋巴结则直接进行子宫及双侧附件切除。

5. 清扫双侧盆腔淋巴结　打开一侧髂外血管鞘膜，沿髂血管外侧之间向下分离，清扫髂总淋巴结、髂外淋巴结、腹股沟深淋巴结、闭孔淋巴结及髂内淋巴结；同法处理对侧。

6. 清扫腹主动脉旁淋巴结　打开腹主动脉血管表面鞘膜，清扫淋巴结至肾动脉水平（至少达肠系膜下动脉水平）。

7. 高位切断双侧骨盆漏斗韧带　沿骨盆漏斗韧带打开后腹膜，确认输尿管走行后，于骶岬水平，高位电凝切断骨盆漏斗韧带；同法处理对侧。

8. 切断双侧圆韧带　距子宫角 2cm 电凝切断双侧子宫圆韧带；同法处理对侧。

9. 分离膀胱宫颈间隙　打开膀胱子宫反折腹膜，分离膀胱宫颈间隙，下推膀胱至宫颈外口下约 2cm。

10. 处理子宫血管　分离子宫血管旁疏松组织，充分暴露子宫血管，电凝切断子宫血管；同法处理对侧。

11．处理子宫韧带　于宫颈管旁外约 5mm 电凝切断主韧带及骶韧带。

12．环切阴道　电剪环形切开阴道壁，完整取出所有子宫、双侧附件、盆腔淋巴结和腹主动脉旁淋巴结标本，生理盐水冲洗盆腔，电凝阴道残端出血点。

13．缝合阴道断端及盆腔腹膜　可吸收线或 V-lock 线或鱼骨线连续缝合阴道断端及盆腔腹膜。

14．手术结束　冲洗盆腔，止血，吸净冲洗液，留置引流，清点手术器械和纱布等物品，术毕关腹。

六、术中注意事项及要点

1．Trocar 布局要合理。

2．分离膀胱宫颈间隙时，注意避免损伤膀胱，尽量减少对膀胱创面进行电凝。

3．辨识双侧输尿管的走行，避免损伤，尤其是几个术中易发生输尿管损伤的步骤：①切断骨盆漏斗韧带时，输尿管在骨盆入口横跨髂内、髂外动脉分叉处；②处理宫骶韧带时，输尿管在宫骶韧带外侧上缘走行；③处理子宫血管及宫颈主韧带时（最易损伤），输尿管与子宫动脉关系密切。

4．处理骶韧带时，注意避免损伤直肠。

七、术中并发症及应对措施

1．输尿管损伤　熟悉输尿管走行，如损伤可行输尿管端端吻合或留置输尿管支架。

2．膀胱损伤　术前留置导尿管，尤其对于粘连患者分离膀胱宫颈间隙时手法轻柔，如损伤，则行膀胱修补术。

3．出血　最常见于大血管电凝闭合效果不佳，必要时可使用 Ham-lock 夹或缝合处理。为避免出血，可在精细分离组织、裸化血管后再进行电凝切断。

八、术后管理要点

1．监护　术后 12 小时内持续心电监测血压、呼吸、脉搏。

2．监测尿量　术后 24 小时内，尿量量达 1 000ml，若尿量小，必要时使用呋塞米，但必须注意血清电解质平衡。

3．注意引流液情况　术后 24 小时引流液明显增多，应查找原因，尽早排除输尿管瘘。

4．注意尿潴留　一般术后留置导尿管 48～72 小时，拔管后最好测残余尿，若残余尿 >100ml，继续留置导尿管 1 周。

5．术后使用抗生素　一般 3～4 天，以抗革兰氏阴性菌为主，伴有体温上升随时调整。

6. 预防下肢静脉血栓 注意床上翻身、下肢按摩，可术后 24 小时应用低分子量肝素。

7. 追踪病理 根据病理结果制订后续治疗方案及随访计划。

（韩丽萍）

腹腔镜子宫内膜癌分期术 + 卡纳琳前哨淋巴显影术

（手术等级：4 级）

腹腔镜子宫内膜
癌分期术（视频）

一、适应证

病理确诊为子宫内膜癌。

二、禁忌证

1. 基础疾病状态不适合手术。
2. 急性阴道大出血需先行血管介入栓塞。
3. 新辅助化疗不足 3 周或骨髓抑制。
4. 肿瘤疾病晚期，不适宜手术。

三、术前特殊性检查

1. 妇科检查 了解外阴、阴道及宫颈有无病变，三合诊明确子宫情况及其与周边组织的关系，有无直肠侵犯和双侧附件情况。

2. 影像学检查 超声和 MRI 检查了解子宫及双侧附件情况，盆腔有无其他占位性病变；其中，MRI 可了解肌层是否浸润及浸润深度，是否侵犯宫颈；腹部增强 CT 有助于了解是否有远处转移及淋巴结情况。必要时可行 PET/CT 了解全身转移情况。

3. 宫颈细胞学检查 宫颈 TCT 联合 HPV 分型检测，必要时行阴道镜 + 宫颈组织活检 + 颈管搔刮排除宫颈病变。

4. 诊断性刮宫 分段诊刮以了解宫腔和宫颈病理情况。

5. 肿瘤标记物检测。

6. 其他 年龄大（>60 岁）者完善心脏超声、肺功能及下肢静脉超声检查；必要时行胃肠镜检查；必要时行肾盂造影或膀胱镜检查；其余患者酌情安排。

四、术前准备

完善术前各项检验及检查；充分告知患者病情，尤其是术前需要提供治疗的替代方案咨询，如对于未绝经患者需交代切除双侧卵巢后的激素替代治疗方案；患者签署手术知情同意书；合并其他系统基础疾病，术前要充分评估手术风险，必要时组织 MDT；手术备血；抗生素皮试及术中追加、肠道准备及阴道准备。

五、手术主要步骤

1. 一般准备　患者取膀胱截石位或仰卧分腿位,麻醉后常规消毒铺单,台上导尿留置导尿管。

2. 气腹建立　穿刺针辅助建立气腹(维持腹压在 12mmHg),布置 4～5 个 Trocar。

3. 注射示踪剂　经宫颈注射前哨淋巴示踪剂。

4. 探查并评估　全面探查盆腹腔情况,了解子宫、双侧附件、腹膜、肠管及大网膜表面有无异常,盆腔及腹主动脉旁淋巴结有无肿大,留取腹腔积液或盆腔冲洗液行细胞学检查,对可疑病变取样送病理检查。

5. 子宫准备　先凝闭双侧输卵管伞端,再次消毒阴道后放置举宫杯。

6. 切断双侧圆韧带　近盆壁处电凝切断双侧子宫圆韧带;向头侧切开侧腹膜直达骨盆漏斗韧带根部。

7. 高位切断双侧骨盆漏斗韧带　沿骨盆漏斗韧带打开后腹膜,确认输尿管走行后,于骶岬水平,高位电凝切断骨盆漏斗韧带。

8. 清扫腹主动脉旁淋巴结　排垫肠管,打开腹主动脉血管表面腹膜,清扫淋巴结至少到肠系膜下动脉水平,更高位者可到肾动脉水平。

9. 清扫双侧盆腔淋巴结　在髂外血管区域表面切开腹膜组织,暴露髂外血管及其周围淋巴,依次清扫髂总、髂外、腹股沟深、闭孔及髂内淋巴结。

10. 分离膀胱宫颈间隙　打开膀胱子宫反折腹膜,分离膀胱宫颈间隙,下推膀胱至宫颈外口下 2～3cm。

11. 处理子宫血管　分离子宫血管旁疏松组织,充分暴露子宫血管,电凝切断子宫血管。

12. 处理子宫韧带　于宫颈管旁外约 5mm 电凝切断主韧带及骶韧带,注意不要切穿宫颈筋膜。

13. 环切阴道　单极电钩环形切开阴道壁,完整取出所有子宫、双侧附件、盆腔淋巴结和腹主动脉旁淋巴结标本,注射用水冲洗盆腔,电凝阴道残端出血点。

14. 缝合阴道断端及盆腔腹膜　可吸收线或免打结线或鱼骨线连续缝合阴道断端及盆腔腹膜。

15. 手术结束　清洁手术野,留置引流管,清点手术器械和纱布等物品,术毕关腹。

六、术中注意事项及要点

1. Trocar 布局要合理。

2. 分离膀胱宫颈间隙时,注意避免损伤膀胱,尽量减少对膀胱创面进行电凝。

3. 辨识输尿管的各段走行，避免损伤。

4. 切断骶韧带时，注意避免损伤直肠和外侧的输尿管膝部。

七、术中并发症及应对措施

1. 输尿管损伤　熟悉输尿管走行，如损伤可行输尿管端端吻合或留置输尿管支架。

2. 膀胱损伤　术前留置导尿管，尤其对于粘连患者分离膀胱宫颈间隙时手法轻柔，如损伤，则行膀胱修补术。

3. 出血　最常见于大血管电凝闭合效果不佳，必要时可使用 Ham-lock 夹或缝合处理。为避免出血，可在精细分离组织、裸化血管后再进行电凝切断。

八、术后管理要点

1. 监护　术后 12 小时内持续心电监测血压、呼吸、脉搏。

2. 监测尿量　术后 24 小时内，尿量达 1 000ml，若尿量小，要注意查找是否有补液量不足的情况。

3. 注意引流液情况　术后 24 小时引流液明显增多，应查找原因，尽早排除输尿管瘘。

4. 注意尿潴留　一般术后留置导尿管 48～72 小时，拔管后最好测残余尿，若残余尿量 >100ml，继续留置导尿管 1 周。

5. 术后使用抗生素　一般 3～4 天，伴有感染征象时要及时调整。

6. 预防下肢静脉血栓　注意床上翻身、下肢气压治疗，可术后 24 小时应用低分子量肝素。

7. 追踪病理　根据病理结果制订后续治疗方案及随访计划。

（梁志清）

经腹子宫内膜癌分期术

（手术等级：4 级）

一、适应证

病理确诊为子宫内膜癌。

二、禁忌证

1. 全身性疾病，如出血性疾病，严重心脏疾病、呼吸系统疾病等，不可耐受麻醉手术。

2. 肿瘤晚期，身体状况差。

三、术前特殊性检查

1. 妇科检查　明确外阴、阴道及宫颈有无病变，双合诊明确子宫大小、表面情况、活动度及与周边组织的关系，三合诊触及主韧带、骶韧带的弹性及厚度情况。

2. 宫颈脱落细胞学检查　行宫颈 TCT，以排除隐匿性宫颈恶性肿瘤。

3. 肿瘤标记物检测　无特异敏感性标记物，部分患者可以有 CA125、CA19-9 等异常。

4. 经阴道超声检查　了解子宫大小、宫腔占位、肌层浸润情况、附件大小，明确盆腔有无其他病变。

5. 盆腔 MRI 检查　显示子宫内膜及肌层结构，明确病变大小、位置、侵犯肌层情况，了解宫颈、阴道是否受侵，了解盆腔内肿瘤播散及腹膜后淋巴结转移情况。

6. 腹部 CT 检查　评价腹腔脏器、腹膜后淋巴结情况。一般行胸部 X 线检查，必要时可行胸部 CT 检查。

7. 其他　高龄（>60 岁）者完善心脏超声、肺功能检查及下肢静脉超声检查，其余患者酌情安排；有内外科合并症者，进行相应的检查，并完善相关科室会诊。

四、术前准备

充分告知患者病情，尤其是绝经前施行双侧附件切除后围绝经期症状，以及腹膜后淋巴结清扫相关并发症；合并其他系统基础疾病，或病变累及其他系统者，术前应充分评估手术风险，必要时需组织 MDT；患者签署手术知情同意书；完善术前各项检查；手术备血；必要时预约冰冻病理检查；肠道准备及阴道准备。

五、手术主要步骤

1. 一般准备　患者取仰卧位，气管插管全身麻醉后，导尿及常规消毒铺单。

2. 切开腹壁探查盆腹腔　取下腹正中切口绕至脐上，依次切开腹壁各层。进腹后，留取腹水或腹腔冲洗液，洗手后探查子宫、宫颈及双侧附件情况，盆腹腔脏器（大网膜、阑尾、肠管等）情况，探查肝、脾及膈面情况，以及腹膜后淋巴结。

3. 处理圆韧带及阔韧带前后腹膜　大弯钳钳夹子宫两侧宫角，夹切双侧子宫圆韧带，并打开阔韧带前后叶腹膜。

4. 处理骨盆漏斗韧带　紧贴骨盆漏斗韧带打开侧腹膜，暴露输尿管，高位夹切断骨盆漏斗韧带，向宫骶韧带方向打开侧后腹膜。

5. 分离膀胱阴道间隙　切开阔韧带前叶直至膀胱腹膜反折，分离膀胱宫颈阴道间隙，下推膀胱。

6. 处理子宫血管　分离子宫血管旁疏松组织，暴露子宫动静脉的上行支后，切断子宫动静脉，双重缝扎；同法处理对侧。

7. 处理子宫骶韧带　打开子宫直肠间隙，钳夹切断骶韧带，并缝扎。

8. 处理子宫主韧带　沿宫颈筋膜外缘切断子宫主韧带，并缝扎。

9. 环切阴道　于宫颈外口水平，环形切开阴道壁，完整取出标本，阴道断端内填塞半块碘伏纱布，碘酊、酒精消毒阴道断端，电凝阴道残端出血点。

10. 缝合阴道残端　1号可吸收线连续缝合阴道残端。

11. 剖视标本　子宫离体后，剖视子宫，测量病灶大小及侵犯肌层深度。

12. 腹膜后淋巴结清扫　依次切除髂总淋巴结、髂外淋巴结、髂内淋巴结、腹股沟深淋巴结、闭孔窝淋巴结、腹主动脉及下腔静脉周围淋巴结。

13. 手术结束　清点手术器械和纱布等物品，再次探查盆腹腔，留置引流管，关腹，取出阴道内纱布，术毕。

六、术中注意事项及要点

1. 骨盆漏斗韧带　高位结扎骨盆漏斗韧带时，暴露和游离卵巢动静脉，辨认清楚输尿管走行，再进行骨盆漏斗韧带结扎切断。

2. 下推膀胱　下推膀胱至宫颈外口水平下2cm。

3. 子宫血管　选择子宫动脉上行支电凝，缩短电凝时间，避免电热损伤输尿管。

4. 主韧带及骶韧带　游离直肠及膀胱，暴露子宫直肠陷凹，先处理骶韧带再处理主韧带，注意输尿管的走行。

5. 腹膜后淋巴结　应整块切除为好，结扎或凝闭各淋巴管。

6. 特殊病理类型的子宫内膜癌　如浆液性癌、透明细胞癌、癌肉瘤等，需行大网膜切除术。

七、术中并发症及应对措施

1. 输尿管损伤　熟悉输尿管走行，如损伤根据情况可行输尿管端端吻合或输尿管膀胱再植术。若怀疑输尿管有电凝损伤，可术后留置输尿管支架。

2. 膀胱损伤　术前留置导尿管，如考虑膀胱损伤，可行膀胱修补术，术后留置导尿管7～10天。

3. 血管损伤　动脉损伤出血时，可以双极电凝、缝合及结扎止血。若小静脉撕脱出血，首选纱布压迫止血，必要时缝合止血；若静脉管腔大面积损伤出血，由血管外科医生完成血管修补术。

4. 消化系统损伤　小肠浆肌层或小损伤可以缝合修补；若损伤范围过大，需行小肠节段切除吻合。结肠损伤时，因患者术前完善的准备，多数可行一期修补。

5. 神经损伤　若出现闭孔神经损伤，建议行端端吻合术，术后给予营养神经药物支持治疗。损伤生殖股神经，一般不需要特别处理。

八、术后管理要点

子宫内膜癌患者年龄大，高血压、肥胖、糖尿病等合并症多，手术范围大，术后需要监测患者血压、心率、呼吸、血氧饱和度等。对于手术出血多、术中病情不稳定、严重合并症的患者术后转入重症监护病房（ICU）。因子宫内膜癌发病年龄、疾病性质和手术范围是术后静脉血栓的高危因素，应加强术后静脉血栓性疾病的监护和预防。根据术后病理情况，制订后续治疗方案及随访计划。

（邓　浩　王建六）

第七章　卵巢肿瘤手术

第一节　卵巢癌全面分期术

经腹卵巢癌全面分期术

（手术等级：4级）

经腹卵巢癌全面
分期术（视频）

一、适应证

术前诊断为早期卵巢癌（Ⅰ期）。

二、禁忌证

严重内外科合并症不能耐受麻醉或手术、肿瘤分期较高、大量胸腔积液或腹水、身体极度衰弱或高度恶病质不能耐受手术、严重生殖道炎症等。

三、术前特殊性检查

1. 妇科检查　了解卵巢肿瘤情况及直肠有无受侵、子宫直肠陷凹有无转移结节。

2. 宫颈 TCT 及 HPV 检查　排除隐匿性宫颈恶性肿瘤。

3. 全腹增强 CT 或 MRI 检查　了解卵巢肿瘤基本情况，盆腹腔肿瘤转移情况。

4. 肿瘤标记物检测。

5. 全面的胃镜和结肠镜检查　以除外原发于消化道的转移性卵巢癌，并充分评估胃肠道受累的范围和程度。

6. 胸部 CT 检查　了解有无肺转移，纵隔淋巴结及心膈角等有无受累。

7. 颈部彩色多普勒超声　了解颈部淋巴结有无转移。

8. 泌尿系统检查　包括膀胱镜检、静脉肾盂造影和肾图，以了解泌尿系统受累情况。

9. 其他　如有异常子宫出血，需行宫腔诊刮，排除子宫内膜恶性病变；年龄 >60 岁者完善心脏超声、肺功能检查及下肢静脉超声检查，其余患者酌情安排；有内外科合并症者，进行相应检查。

四、术前准备

进行医患沟通，患者签署手术知情同意书；做好肠道准备；完善术前各项检查；预约冰冻病理检查；充分配血；术前皮试，术前 30 分钟预防性使用抗生素；阴道冲洗及消毒；合并其他系统基础疾病，或病变累及其他系统者，术前应充分评估手术风险，必要时行 MDT。

五、手术主要步骤

1. 一般准备 患者取仰卧位，气管插管全身麻醉后，留置导尿管，常规消毒铺单。

2. 进腹 选择剑突下绕左脐纵切口下缘达耻骨联合上水平逐层进腹，留取腹水，若无腹水，则留取盆腹腔冲洗液送细胞学检查，查找癌细胞。

3. 对盆腹腔进行全面探查及病灶活检 自下而上全盆腹腔探查，检查卵巢肿瘤情况及各器官受累程度和范围；沿腹主动脉及髂血管走行触摸有无肿大淋巴结。在可疑区域取活检送快速冰冻病理检查。

4. 患侧附件切除 在骨盆漏斗韧带内侧打开后腹膜，游离卵巢动静脉，钳夹切断并双重缝扎卵巢血管。钳夹切断输卵管系膜血管、卵巢固有韧带及输卵管峡部，切下患侧附件送快速冰冻病理检查，根据病理结果与患者家属沟通后行卵巢癌全面分期手术。

5. 全子宫和对侧附件切除 钳夹切断并缝扎患侧圆韧带，电凝切断患侧阔韧带至宫旁。打开子宫膀胱腹膜反折，下推膀胱。分离患侧宫旁组织，在宫颈内口水平钳夹切断并缝扎患侧子宫血管。钳夹切断并缝扎患侧子宫主韧带、骶韧带。游离对侧骨盆漏斗韧带，钳夹切断并双重缝扎卵巢血管，同前述处理对侧圆韧带、子宫血管及主韧带、骶韧带。继续下推膀胱于宫颈外口水平。暴露阴道穹窿，用电刀环形切断阴道壁，切除子宫，用碘伏消毒阴道断端，用 3-0 可吸收线连续扣锁缝合阴道断端，断端中央行单边缝合留洞以放置阴道血浆引流管。

6. 盆腔淋巴结清扫 在髂总动脉交叉处打开后腹膜，超声刀由上至下依次切除右侧髂外、腹股沟深部、闭孔和髂内淋巴结和脂肪组织。同法切除左侧髂外、腹股沟深部、闭孔和髂内的淋巴和脂肪组织。

7. 腹主动脉旁淋巴结清扫 暴露腹主动脉下段，用超声刀打开腹主动脉表面的腹膜。剥离下腔静脉表面的淋巴和脂肪组织，达髂总动脉。剥离髂总动脉的淋巴和脂肪组织。打开腹主动脉鞘，游离肠系膜下动脉，切除腹主动脉旁及左右髂总血管周围淋巴和脂肪组织。逐步分离，暴露左侧肾静脉、左侧肾动脉、右侧肾静脉。剥离腹主动脉与下腔静脉之间的淋巴和脂肪组织。

8. 大网膜切除 寻找胃大弯处的大网膜，沿胃大弯向脾曲及肝曲侧用超声刀逐次电凝切断大网膜。寻找横结肠，用超声刀电凝切开横结肠处的大网膜。遇有大的血管用止血钳钳夹结扎止血。

9. 阑尾切除　提拉阑尾，暴露系膜，超声刀电凝切断阑尾系膜至阑尾根部。7号丝线在距阑尾根部 0.5cm 处结扎，在结扎线远端剪断阑尾，阑尾断端用碘伏消毒。用 4 号丝线在距阑尾根部 0.5cm 处进行荷包缝合，将阑尾残端包埋于盲肠壁内。

10. 手术结束　彻底止血，冲洗盆腹腔，放置阴道血浆引流管，清点器械、敷料无误，逐层关闭腹壁切口。

六、术中注意事项及要点

1. 术中应对可疑部位或病变处行随机活检，包括腹膜、膈下、双侧结肠旁沟、盆侧壁、膀胱子宫腹膜反折、直肠子宫陷凹、粘连带等。

2. 术中应仔细辨认输尿管走行，避免手术损伤输尿管。

3. 清扫淋巴结时注意血管损伤。

4. 结扎或切断任何组织或血管时止血要彻底、牢固，尽量减少术中出血，减少周围组织的副损伤。

七、术中并发症及应对措施

1. 输尿管损伤　熟悉输尿管走行，使用超声刀时注意保留输尿管血供，尽量避免热损伤，如损伤可行输尿管端端吻合或留置输尿管支架。

2. 膀胱损伤　术前留置导尿管，尤其对于粘连患者分离膀胱宫颈间隙时手法应轻柔，若膀胱子宫腹膜反折受累，行膀胱表面病灶剥离时动作要轻柔，术中注射亚甲蓝，如发现膀胱损伤，及时行膀胱修补术。

3. 髂静脉损伤　清扫淋巴结时动作轻柔，充分暴露血管，避免暴力撕拉。若发生静脉损伤，切勿盲目钳夹止血而加重损伤。按压血管损伤的近侧，此时反流血液溢出，再按压其远侧段，此时可止血，用 0/5 无损伤血管线缝合修补。术后注意常规抗凝，避免血栓形成。

八、术后管理要点

合理营养支持治疗；术后注意有无肠梗阻及时胃肠减压；积极预防感染；术后应留置导尿管 24～72 小时；术后注意预防静脉血栓形成；阴道血浆引流管一般放置 48～72 小时，若引流液少应及时拔除；根据术后病理结果，制订后续治疗方案及随访计划。

（刘　红　张国楠）

腹腔镜卵巢癌全面分期术

（手术等级：4 级）

一、适应证

1. Ⅰ～Ⅱ期卵巢恶性肿瘤，并且肿瘤小于 10cm，估计可完整取出。

腹腔镜卵巢癌全面分期术（视频）

2. 前期行单附件或卵巢肿瘤切除,病理明确诊断的卵巢恶性肿瘤,肉眼判断腹腔无明显病灶,需再次手术明确分期。

二、禁忌证

1. 内科严重合并症,如心肺功能不全、严重肝肾功能不全无法耐受麻醉。
2. 盆腹腔广泛粘连或感染。
3. 脐部感染。
4. 其他情况不能耐受气腹,如气管裂孔疝、膈肌疝等。
5. 肿瘤巨大,无法装袋完整取出。

三、术前特殊性检查

1. 血清肿瘤标记物 卵巢上皮性肿瘤会出现 CA125、HE4、ROMA 等肿瘤标记物升高,黏液性肿瘤 CA19-9 升高,CEA 等有助于与胃肠道原发肿瘤相鉴别,AFP 升高见于卵黄囊瘤等。

2. CT/MRI 检查 术前高度考虑卵巢恶性肿瘤的患者,需进行全腹 CT 检查和盆腔 MRI,可了解肿瘤性质、位置、大小、与周围组织关系、上腹部有无病灶、腹部病灶的大小和位置、腹盆腔淋巴结有无转移等。

3. 胃肠镜 盆腔肿瘤的患者术前需进行胃肠镜检查,一方面除外胃肠道原发肿瘤卵巢转移,另一方面可以了解肿瘤与直肠的关系、有无肠道受侵等。

4. PET/CT 检查 判断肿瘤性质、了解肿瘤全身转移的情况。

四、术前准备

充分告知患者病情;纠正内科合并症,术前充分评估手术风险;患者签署手术知情同意书;完善术前各项检查;手术备血;肠道准备及阴道准备。

五、手术主要步骤

1. 一般准备 患者取改良膀胱截石位,气管插管全身麻醉。

2. 腹腔穿刺 经脐部穿刺,布置 Trocar,探查盆腹腔脏器情况。仔细检查盆腔肿瘤,有无累及盆腹腔各脏器,初步判断能否通过腹腔镜完成手术。生理盐水冲洗盆腔,留取盆腹腔冲洗液。

3. 切除全子宫双附件 在髂血管分叉处游离出卵巢动静脉,电凝切断,近盆壁处切断圆韧带,切开阔韧带前叶及膀胱反折腹膜,下推膀胱至宫颈外口水平,游离暴露双侧子宫血管,在峡部水平电凝切断子宫动静脉,沿宫颈侧壁切断主韧带,沿阴道穹窿环切阴道壁,标本离体。自阴道放置标本袋,将肿瘤自阴道完整取出,根据快速病理结果,确定手术范围。

4. 盆腔淋巴结清扫 解剖暴露输尿管、髂内动脉前干/侧脐动脉、髂外/髂总动脉，形成一个区域：上界为左右髂总分叉处；下界为旋髂深静脉水平；外侧为腰大肌外缘；内侧为髂内动脉前干及侧脐动脉的盆腔淋巴结清扫区域。将上述盆腔淋巴结清扫区域的各组淋巴结进行切除。

5. 腹主动脉旁淋巴结清扫（肾血管水平）　沿腹主动脉走行逆行打开后腹膜，采用荷包缝线将打开的腹膜分别牵拉至同侧腹壁。上至十二指肠，下至暴露出肾静脉，切除下腔静脉表面及其与腹主动脉之间的淋巴和脂肪组织；解剖暴露腹主动脉左侧结构，游离出肠系膜下动脉，切除腹主动脉左侧肾静脉以下的淋巴和脂肪组织，必要时可以切断肠系膜下动脉。

6. 切除大网膜　自横结肠下缘中部切开网膜腔，分出大网膜和结肠系膜，从横结肠中部分别两侧切断附着横结肠、升结肠、降结肠上的网膜（大网膜的第3、4层），沿胃大弯血管弓下缘从肝区向脾区切断（大网膜的第1、2层）。

7. 腹膜多处活检　检查盆腹腔腹膜，若无肉眼异常，则在左右结肠旁沟、盆底的膀胱反折、直肠反折处分别切除部分腹膜（直径2cm）送检。

8. 阑尾切除　若病理为黏液性肿瘤，需同时行阑尾切除。

9. 缝合阴道残端　2/0可吸收线连续缝合阴道残端。

10. 手术结束　再次探查盆腹腔，盆腔留置引流管。术毕，关腹。

六、术中注意事项及要点

1. 术中严格遵循无瘤原则，对于包膜完整的肿瘤，术中不应出现医源性破裂，若无法完整取出肿瘤，应在保护下取出或开腹取出。

2. 仔细评估盆腹腔情况，如术中发现有腹部广泛转移，终止腹腔镜手术，改为开腹手术。

3. 术中仔细检查盆腔腹膜，若有盆腔腹膜如子宫直肠陷凹处等腹膜受累，在切除子宫时需一并切除。

七、术中并发症及应对措施

1. 术中出血　高位腹主动脉旁淋巴结清扫属于腹腔镜中难度最大的操作之一，下腔静脉表面和腹主动脉旁左侧的腰静脉最容易发生损伤，操作中应小心，避免损伤。

2. 淋巴漏　高位腹主动脉旁淋巴结清扫术后容易出现淋巴漏或乳糜漏。术中建议在肾血管水平淋巴结切断处使用血管夹（Ham-lock夹）夹闭断端，减少淋巴漏的可能。

3. 周围脏器损伤　在清扫腹主动脉旁淋巴结时，需要解剖出十二指肠后壁，暴露出腹腔段的双侧输尿管，手术操作尽量仔细，避免损伤。

八、术后管理要点

1. 减低淋巴漏的发生　进行高位腹主淋巴结清扫的病例有发生淋巴漏的可能，

术后严格禁食、禁水,同时使用生长抑素5～7天,减少淋巴漏和乳糜漏的发生。

2. 预防血栓 术前2小时使用低分子量肝素钙(钠)皮下注射预防血栓,至术后3～5天,同时鼓励患者尽早下床活动。

3. 引流管的管理 卵巢恶性肿瘤手术范围大,故引流管放置时间建议5～7天。待患者恢复正常饮食后,若无引流液异常方可拔除。

(刘　青　刘开江)

第二节　卵巢癌肿瘤细胞减灭术

腹腔镜卵巢癌肿瘤细胞减灭术

(手术等级:3级)

030703

单孔腹腔镜卵巢癌肿瘤细胞减灭术(视频)

一、适应证

1. 肿瘤局限于盆腹腔,术前评估或腹腔镜下探查卵巢癌的FIGO临床分期≤ⅢC期。

2. 卵巢癌病灶局限、散在并可实现完整切除,为铂类敏感型复发性卵巢癌患者。

3. 新辅助化疗后的间歇肿瘤细胞减灭。

4. 无严重内外科合并症,无腹腔镜手术禁忌证的晚期卵巢癌。

二、禁忌证

1. 肿瘤存在盆腹腔外远处转移,术前评估或腹腔镜下探查卵巢癌的FIGO分期为Ⅳ期。

2. 肿瘤病灶的最大直径>15cm。

3. 肿瘤病灶与周围组织(神经、血管等)或肝、肠、脾、输尿管等重要脏器存在广泛或致密粘连、侵犯,冰冻骨盆等。

4. 腹腔镜下脏器切除和重建无法实现。

5. 术前影像学、术中腔镜下卵巢癌减灭术预测评估不适宜腹腔镜手术。

6. 严重内外科合并症,不能耐受腔镜手术。

三、术前特殊性检查

1. 腹部/盆腔体格检查,双合诊明确包块大小、表面情况、活动度及与周边组织的关系。

2. 超声和/或胸部/腹部/盆腔CT、MRI或PET/CT,明确病变大小、部位、形态、与周围组织关系、有无转移等。

3. 必要的实验室检查和肿瘤标志物测定，包括 CA125、人附睾蛋白 4（HE4）、ROMA 指数、CA19-9、癌胚抗原（CEA）、抑制素、甲胎蛋白（AFP）、β 人绒毛膜促性腺激素（β-HCG）和乳酸脱氢酶（LDH）。

四、术前准备

充分告知患者病情；术前应充分评估手术风险，必要时需组织 MDT；签署手术知情同意书；完善术前各项检查；手术备血；术前做好充分肠道准备。

五、手术主要步骤

1. 患者手术体位为膀胱截石位，消毒铺单后留置导尿管。采用气管插管全身麻醉后，取脐孔上切口，建立 CO_2 人工气腹，压力为 12～13mmHg，置入 10mm 腹腔镜。另外，根据手术需要设置 3～4 个 5～10mm 手术操作套管。

2. 依次探查盆腹腔有无肿物侵犯，注意肿瘤大小、位置、形态、质地、单双侧、表面是否光滑，与周围组织器官粘连程度等。并留取腹腔冲洗液 50ml 进行细胞学检查。

3. 进行术中冰冻病理检查，并结合术中所见评估病情。若认为不适合腹腔镜手术但可通过开腹手术达到满意的肿瘤细胞减灭者，则及时转为开腹手术。

4. 盆腔肿瘤切除，包括子宫 + 双侧附件切除 ± 盆腔腹膜肿瘤切除。充分利用解剖间隙逐步分离。将切除标本装入标本袋。

5. 腹膜后淋巴结清扫。按顺序清除两侧盆腔髂总、髂外、腹股沟深、髂内及闭孔淋巴结，至少达肠系膜下动脉水平，最好达肾动脉水平。分左、右两侧各自装入 2 个小标本袋内。

6. 使用超声刀沿胃大弯及横结肠处切除大网膜，装入另 1 个标本袋。

7. 超声刀电凝切开阑尾系膜直至根部，阑尾根部使用 2 枚 Ham-lock 夹或丝线缝扎，超声刀切断阑尾根部，残端电凝烧灼，切除标本放入标本袋后取出。

8. 切除受累脏器，如脾、直肠等，可在专科医生协助下完成。

9. 于盆腹腔脏器表面多点取活检。

10. 所有标本装进标本袋后自阴道残端取出，缝合阴道残端。

11. 大量生理盐水反复冲洗盆腹腔，必要时化疗药灌洗盆腹腔。检查创面无明显出血后，留置引流管，清点手术器械和纱布等物品，术毕，关腹。

六、术中注意事项及要点

1. 无瘤操作原则　应尽可能整块完整切除肿瘤，并采取必要的措施防止肿瘤污染新鲜手术创面。在腹腔内预先放置自封口标本袋，所有切除和脱落的肿瘤组织均应先置于标本袋中，待子宫切除后经阴道取出。于手术结束前，采用无菌蒸馏水充分冲洗盆腹腔和腹壁穿刺孔。

2. 尽量避免腹腔镜入路部位种植（穿刺点转移），尤其是脐部。

3. 按照正确的解剖间隙切除转移病灶，对于粘连严重或上腹部区域，可进行多学科合作。

七、术中并发症及意外的应对措施

1. 术中血管损伤　不可盲目钳夹或缝扎，吸净积血，保持手术野清晰，看清出血点后确定止血方式。

2. 术中脏器损伤　卵巢癌肿瘤减灭术范围可涉及整个盆腹腔，术中最易造成消化道和泌尿系统损伤。对于消化道损伤，若为能量器械造成的局部热损伤，可垂直于肠管方向连续缝合浆肌层进行加固。对于泌尿系统损伤，若为膀胱损伤，可行膀胱镜检查明确损伤位置并行修补；若为输尿管损伤可置入双J管。

八、术后管理要点

合理支持治疗，积极预防感染；术后评估血栓风险，并应用抗凝药物预防血栓；注意引流量及引流液颜色、性状。根据术后病理结果，制订后续治疗方案及随访计划。

（狄　文　楼微华）

经腹卵巢癌肿瘤细胞减灭术

（手术等级：4级）

经腹卵巢癌肿瘤
细胞减灭术
（视频）

一、适应证

临床诊断Ⅱ期以上的原发性卵巢恶性肿瘤、输卵管癌、原发性腹膜癌。

二、禁忌证

有内外科合并症不能耐受麻醉或手术。

三、术前特殊性检查

1. 妇科检查　双合诊和三合诊明确盆腔包块大小、活动度、质地及与周边组织的关系，盆底有无结节感。

2. 通过增强 MRI/CT 或 PET/CT 等检查，评估肿瘤累及范围及初次肿瘤细胞减灭术达到满意切除的可能性及远处转移情况。

3. 肿瘤标记物（CA125、HE4、CA19-9、CEA、AFP 等）检测，必要时行胃、肠镜或乳腺超声检查排除转移性肿瘤。

4. 下肢静脉超声检查排除静脉血栓，必要时行胸部 CTA 检查排除肺动脉栓塞。

5. 有内外科合并症者，麻醉前评估。

四、术前准备

充分告知患者病情；术前应充分评估手术风险，必要时需组织 MDT；患者签署手术知情同意书；完善术前各项检查；手术备血；肠道及阴道准备；必要时术前行腹腔穿刺和／或胸腔穿刺引流，静脉营养支持维持水、电解质平衡；预约冰冻病理检查。

五、手术主要步骤

1. 一般准备　患者取仰卧膀胱截石位，麻醉后，常规消毒铺单，导尿。

2. 切口选择　取腹部正中绕脐切口，下至耻骨联合，上至剑突，逐层切开腹壁各层。

3. 全面盆腹腔探查确定术式及手术范围　主要探查部位双侧膈肌、肝肾隐窝、胆囊窝、叶间裂、肝圆韧带、小网膜、大网膜、脾门、双侧结肠旁沟、结肠系膜、小肠系膜、腹膜后淋巴结、阑尾、子宫附件盆腔肿块及与直肠乙状结肠的关系。根据病灶累及范围制订相应的肿瘤细胞减灭术相关术式和手术范围，主要分为上腹部手术、中腹部手术和盆腔手术。

4. 上腹部手术

（1）膈肌腹膜剥除或膈肌切除：离断肝圆韧带，切开镰状韧带，分离切开冠状韧带，分离切开肝右侧三角韧带，充分暴露右侧膈肌，自上而下、由外向内分离切除右侧膈肌腹膜。如病灶呈浸润状态无法剥除，全层切开膈肌浸润部分，切除后全层间断缝合关闭膈肌，在膈肌关闭前排出胸腔残留气体。如膈肌缺损较大可用补片修补缝合。关闭膈肌后进行气泡试验检验是否修补确切。

（2）肝肾隐窝病灶切除：暴露肝肾隐窝腹膜病灶处，锐性和钝性分离相结合切除肝肾隐窝及肾脏表面病灶累及的腹膜。

（3）大网膜切除：于大网膜后叶切开横结肠与大网膜附着处，暴露胃底，分离大网膜后叶与横结肠系膜，于肿瘤累及部位以上逐步离断结扎大网膜血管，切下大网膜。

（4）脾脏切除：病灶累及脾脏，分次离断结扎脾胃韧带及胃短动脉，分别离断脾结肠韧带、脾肾韧带、脾膈韧带，将脾脏自脾窝游离，分别钳夹切断脾动脉和脾静脉，结扎并缝扎，将大网膜及脾脏完整切除，如脾门肿瘤累及胰尾，切除部分胰尾，缝合胰尾断端，以防止胰瘘。

5. 中腹部手术

（1）右半结肠切除：游离升结肠、结肠肝曲、横结肠及回盲部，分别离断结扎结回肠动脉和右结肠动脉，离断肠系膜。将病变累及的肠管及肠系膜整块切除，钳夹、离断肠管后，肠腔消毒，管型吻合器行回肠与结肠端侧吻合，直线切割缝合器关闭结肠断端，吻合口及闭合口均予以加强缝合。

（2）腹膜后肿大淋巴结清扫：沿小肠系膜根部打开腹主动脉表面后腹膜，分离切除腹膜后所有肿大淋巴结。

（3）阑尾切除：离断结扎阑尾动脉，结扎阑尾根部，距阑尾根部0.5cm切断阑尾，残端消毒后包埋。

6. 盆腔手术

（1）子宫附件及全盆腔腹膜剥除：打开病灶外侧腹膜后将腹膜向内侧游离，离断结扎卵巢动静脉。游离输尿管，分离腹膜至结直肠旁。分离膀胱后壁有病灶累及的腹膜面直至子宫膀胱腹膜反折下，下推膀胱至宫颈外口以下。继续游离输尿管后，腹膜外离断结扎双侧子宫动脉。沿宫颈在腹膜外切断处理主韧带至宫颈外口水平，切开阴道前后壁，将盆腔腹膜自直肠腹膜反折以下向上从肠壁完整剥除，可吸收线连续锁扣缝合阴道残端。如发现肿瘤局限性致密粘连于直肠前壁无法剥除，可直接行直肠前壁切开，切除病灶局限性侵犯的直肠，可吸收线间断全层缝合后，浆肌层间断缝合加固吻合口。

（2）改良后盆腔脏器切除术：肠壁受侵僵硬或盆腔肿瘤紧密粘连于肠壁，需要行部分乙状结肠直肠切除术。在处理好卵巢血管后分离肠系膜，结扎并切断肠系膜血管，截断结肠，在结直肠后方的疏松间隙内分离至子宫直肠腹膜反折以下。在切断阴道并缝合后，在子宫直肠腹膜反折以下与盆腔肿瘤下方采用闭合器闭合切断直肠，将盆腔肿块、子宫、部分直肠和乙状结肠完整切除。然后，经肛门置入管状吻合器端端吻合乙状结肠与直肠，再采用间断缝合加固吻合口。

7. 手术结束　清点手术器械和纱布等物品，再次探查盆腹腔，放置引流管，术毕，关腹。

六、术中注意事项及要点

游离肝脏时注意避免损失肝脏上后方的肝右静脉和后下方的下腔静脉，膈肌切除时如缺失较大可能存在修补不确切的情况可在膈肌关闭前放置胸管。脾切除时如怀疑胰尾损伤应局部缝合修补，减少胰瘘的发生。肠切除吻合时，注意吻合口血供和张力。如术中肠道切除超过两段，建议行末端回肠预防性造瘘，减少术后肠瘘发生影响术后化疗的开展。

七、术中并发症及应对措施

1. 大血管损伤　在游离肝脏时可能损伤或撕裂肝右静脉，淋巴结清扫术可能损伤大动脉或静脉，需熟悉各血管位置、走行，操作轻柔，如发生损伤需通过血管缝线缝合修补。

2. 输尿管损伤　熟悉输尿管走行，如损伤可行输尿管端端吻合并留置输尿管支架，如损伤部位接近膀胱需行输尿管膀胱植入术。

八、术后管理要点

合理支持治疗，积极预防感染；观察引流液的量及性状，术后如有肠瘘或胰瘘发生,需使用生理盐水低压冲洗坏死组织和粪便,无腹腔感染扩散者可保守冲洗处理;较广泛的盆腔手术后应留置导尿管1周左右;术后预防静脉血栓,常规给予预防剂量低分子量肝素;根据术后病理结果,制订后续治疗方案及随访计划。

(吴小华 陈小军)

第八章　异位妊娠手术

第一节　经阴道后穹窿穿刺术

030801

经阴道后穹窿穿
刺术（视频）

（手术等级：1级）

一、适应证

1. 可疑腹腔内出血，如异位妊娠、卵巢黄体破裂等。

2. 可疑盆腔内有积液、积脓时，穿刺抽液检查了解积液性质、盆腔脓肿穿刺引流及局部注射药物。

3. 盆腔肿块位于子宫直肠陷凹内，经后穹窿穿刺直接抽吸肿块内容物进行涂片或细胞学检查，以协助诊断。若怀疑恶性肿瘤需明确诊断时，可行细针穿刺活检，送组织学检查。

4. 在超声引导下行经阴道后穹窿穿刺取卵，用于各种助孕技术。

二、禁忌证

1. 盆腔严重粘连、子宫直肠陷凹被粘连组织完全占据并已凸向直肠。

2. 疑有肠管与子宫后壁粘连，穿刺易损伤肠管或子宫。

3. 异位妊娠准备采用非手术治疗时应避免穿刺，以免引起感染。

三、术前特殊性检查

1. 腹部检查　了解患者腹部体征。

2. 妇科检查　双合诊明确子宫大小、表面情况、活动度及阴道后穹窿是否膨隆。

3. 盆腔超声检查　明确子宫及双侧附件情况，明确盆腔有无其他占位性病变。

四、术前准备

1. 充分告知患者病情，讲明手术必要性，了解既往病史，患者签署知情同意书。

2. 测量血压、脉搏，必要时开放静脉通路。

3. 术前化验检查。

147

4．患者准备　排空膀胱。

5．其他　常规妇科检查器械、宫颈钳、12 号穿刺针头、10ml 注射器及试管。

五、手术主要步骤

1．患者取膀胱截石位，常规消毒外阴、阴道。

2．用阴道窥器暴露宫颈，以宫颈钳钳夹宫颈后唇，向前上方牵拉，暴露后穹窿，碘伏纱球再次消毒穿刺部位。

3．用 10ml 注射器接上 12 号穿刺针，在宫颈阴道黏膜交界下方 1cm 处的后穹窿正中，与宫颈管平行方向刺入，当针穿过阴道壁后失去阻力，有落空感时，表示进入子宫直肠陷凹。将针头偏向病变侧，一面抽吸，一面退针。若抽出不凝血即表示有出血；抽出脓汁表示有感染。有时当血块位于直肠子宫陷凹时，有可能抽不出血液，此时可先注入 10～20ml 生理盐水，再抽吸时则有可能抽出暗红色血水，有助于诊断。

4．如穿刺以治疗为目的，当针进入子宫直肠陷凹后抽吸无抽出物时即可向内注入药物。

六、术中注意事项及要点

1．穿刺深度及方向要适宜，避免损伤直肠、子宫。误穿入子宫时，应有实性组织内穿入感，此时亦可能抽出少许血液，应为鲜红色且易凝。

2．如抽出暗红色不凝血液，应考虑异位妊娠或卵巢黄体破裂等所致出血，根据病情给予相应处理。抽出咖啡色黏液应考虑子宫内膜异位囊肿破裂。若疑为异位妊娠，抽出不凝血则送腹腔血进行人绒毛膜促性腺激素（HCG）检查。

3．如抽出脓液则应进行细菌涂片检查及培养。抽出腹水按腹水常规送检，并进行细胞学检查。

4．子宫后壁有炎性粘连者慎用，如有肠管粘连应禁用。

5．子宫严重后倾后屈时，应尽量将宫体纠正为前位或牵引宫颈前唇使子宫呈水平位，以免误入子宫肌壁。拔出针头后以纱球压迫止血。

七、术中并发症及应对措施

1．损伤子宫　应尽量将宫体纠正为前位或牵引宫颈前唇使子宫呈水平位，拔出针头后以纱球压迫止血。

2．误入直肠　误入直肠者，应立即拔出针头，重新消毒，更换注射器。不成功即放弃，术后立即抗感染治疗。

八、术后管理要点

1．拔针后若穿刺点及宫颈钳夹处出血，可用纱球压迫止血，必要时 24 小时后取出。

2. 抽出液体,无论肉眼观察为何种性状。根据情况送培养及细胞学检查。若疑为异位妊娠,抽出不凝血则送腹腔血进行 HCG 检查。

3. 根据穿刺结果,制订后续治疗方案及随访计划。

(范　琼　李玉宏　王玉东)

第二节　腹腔镜输卵管妊娠切开取胚术

（手术等级：3 级）

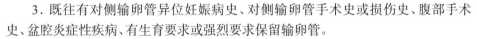

腹腔镜输卵管妊
娠切开取胚术
（视频）

一、适应证

1. 怀疑或明确诊断的输卵管妊娠。

2. 血流动力学稳定。

3. 既往有对侧输卵管异位妊娠病史、对侧输卵管手术史或损伤史、腹部手术史、盆腔炎症性疾病、有生育要求或强烈要求保留输卵管。

二、禁忌证

1. 盆腹腔严重粘连无法建立人工气腹或 Trocar 无法置入。

2. 盆腹腔内大量积血,血流动力学不稳定。

3. 全身合并症不能耐受腹腔镜手术。

三、术前特殊性检查

1. 妇科检查　明确阴道有无出血及出血部位,有无宫颈举痛或摇摆痛、后穹窿是否饱满,双合诊明确子宫大小、活动度及有无漂浮感,附件区是否有包块及有无压痛。

2. 盆腔超声检查　明确宫内是否有妊娠囊,附件区是否有包块及盆腹腔积液情况。

3. 血 HCG 检查　血 HCG 水平的测定能辅助诊断异位妊娠。单独血 HCG 测定不能用于异位妊娠的诊断,应结合患者的病史、症状和超声检查协助诊断。

4. 如为择期手术患者,常规检查血、尿、大便常规,血生化、血型、传染病、凝血功能、血 HCG 等,胸部正位片、心电图检查,酌情行消化系统及泌尿系统超声检查。如为急诊手术患者则需完善血常规、血生化、血型、传染病、凝血功能、血 HCG 检测。

四、术前准备

术前应由手术医生或第一助手向患者及家属交代病情,充分告知患者的制订治疗方案及备选方案,谈话签字应该遵循个体化的原则。术前谈话应该详细告知手术的必要性、手术方式及术后可能存在的并发症,此类手术应重点告知持续性输卵管妊娠的风险及后续使用化疗药物的副作用,以及如术中所见情况不适合行切开取胚术需行的备选手术方式。术前可不行肠道准备。术前需备血并签署输血同意书。

五、手术主要步骤

1．一般准备　患者取仰卧位,头低足高 15°～30°。麻醉后留置导尿管,排空膀胱。常规消毒铺单,特别注意清洁脐部。

2．麻醉　气管插管全身麻醉。

3．腹腔穿刺　建立气腹(压力 13mmHg),布置 Trocar。

4．探查　探查盆腹腔脏器情况。清理盆腔积血,明确妊娠部位,探查对侧输卵管,检查盆腔有无粘连。

5．分离粘连　如盆腔内有粘连,则先分离盆腔内的各处粘连,游离患侧输卵管。

6．注射垂体后叶素　用腹腔镜专用注射针或 7 号一次性穿刺针,向患侧输卵管系膜内注射稀释后的垂体后叶素。

7．处理输卵管病灶　单级电钩电凝患侧输卵管病灶部位表面细小血管,切开病灶部位所在输卵管段的浆膜至适当长度,切开输卵管管腔。用尖嘴钳分离病灶与输卵管黏膜间粘连,游离病灶并取出,分别探查输卵管近端与远端,查看有无残留病灶。冲洗输卵管管腔,探查输卵管远端是否通畅。查看有无活动性出血,如有出血,可用腔镜纱布压迫止血,尽量避免电凝输卵管管腔。

8．缝合　用 5-0 可吸收线连续缝合输卵管管腔管壁层,缝合完毕后连续缝合输卵管浆膜。

9．检查创面　再次检查创面及输卵管伞端有无出血。如无活动性出血,用防粘连材料包裹患侧输卵管预防术后粘连。标本装入标本袋中取出。

10．手术结束　清点手术器械和纱布等物品,再次探查盆腹腔,术毕,关腹。

六、术中注意事项及要点

1．腹腔镜 Trocar 布局要合理。

2．彻底分离盆腔内的粘连带,减少粘连的再次发生。

3．输卵管切开部位应为妊娠包块最凸出处,切口应沿输卵管长轴纵行。输卵管应分层切开,游离输卵管浆膜层及肌层,保证有足够浆膜可覆盖输卵管管腔创面,减少粘连的发生。

4．取胚时应先将绒毛及血块与输卵管管壁进行分离,可用腔镜钳进行钝性分离或吸引管冲水,利用水压进行分离。不可钳夹输卵管黏膜,以免引起出血。妊娠物取出后应用生理盐水反复冲洗输卵管管腔,确保无绒毛组织残留。输卵管黏膜面应尽量减少使用能量器械进行电凝止血,防止瘢痕产生而影响输卵管功能。

5．缝合输卵管时无论输卵管肌层或浆膜层,收紧缝线时均不能太紧,以免影响输卵管血运，导致组织坏死、瘢痕形成、管腔狭窄等。术中钳夹输卵管时动作应轻柔。

七、术中并发症及应对措施

1. 术中出血　如术前超声提示胚胎存活或血 HCG 较高，术中切开输卵管后出现活动性出血的可能性高。应先向输卵管系膜内注射止血药物，减少出血的机会，此外输卵管切口不应过长，过长容易损伤更多的输卵管管壁血管，造成出血增多。术中止血应尽量避免使用能量器械，可选择腔镜纱布压迫止血，如必须使用电凝止血，则应一手拿冲洗管，一手拿能量器械（单极或双极），通过看清出血点后用低功率进行点对点快速电凝止血。如出血难以控制，则考虑切除患侧输卵管。

2. 粘连严重，分离粘连的过程中导致邻近脏器损伤：仔细辨认解剖结构，分离粘连时手法轻柔，如损伤，则行损伤器官修补。

八、术后管理要点

合理支持治疗，积极预防感染；术后应留置导尿管不超过 24 小时；术后鼓励患者尽早翻身、下床活动；术后密切监测血 HCG 变化情况，每周复查一次直至正常。术后需复查血常规及肝肾功能，评估氨甲蝶呤副作用。阴道无出血时应行阴道分泌物检查，如白带常规、支原体、衣原体、淋球菌等检查结果异常则给予相应治疗。月经来潮后行输卵管造影检查或输卵管通水检查，评估输卵管情况。

（朱洪磊）

第三节　输卵管切除术

经脐单孔腹腔镜输卵管切除术

（手术等级：2 级）

030803

V-NOTES全子宫＋双侧附件切除术（视频）

一、适应证

输卵管积水和输卵管积脓；附件区包块可见胎心搏动；反复输卵管妊娠；计划接受辅助生殖技术；没有生育要求。

二、禁忌证

生命体征不平稳；无法耐受气腹等。

三、术前特殊性检查

1. 妇科检查　明确宫颈举摆痛、子宫大小及附件区包块情况。
2. 盆腔超声检查　明确子宫及双侧附件情况，明确包块大小、有无胎心搏动。

151

3．HCG 了解术前 HCG 水平以评估术后下降情况。

4．其他 有内外科合并症者,进行必要的检查,请相关科室急会诊。

四、术前准备

充分告知患者病情;患者签署手术知情同意书;完善术前各项检查;手术备血。

五、手术主要步骤

1．一般准备 患者取仰卧分腿位,气管插管全身麻醉后,常规消毒铺单,留置导尿管。

2．腹腔穿刺 选择经脐或经脐缘切口,长 2～3cm,置入切口保护器和 Port,建立气腹(压力 14mmHg),探查盆腹腔脏器情况。

3．切除输卵管 钳夹患侧输卵管伞端,紧贴输卵管分次电凝后切断输卵管系膜直到输卵管根部,电凝并切断卵管根部,切除患侧输卵管。将切除的输卵管置入标本袋,经 Port 取出。

4．手术结束 清点手术器械和纱布等物品,术毕。采用 1-0 可吸收线缝合脐部腹膜及筋膜后,用 4-0 可吸收线皮内缝合脐部切口。

六、术中注意事项及要点

充分电凝输卵管系膜后再切断,避免切断后出血及止血难度增加。

单孔条件下因为"筷子效应"器械容易相互干扰,选择合适的 Port 口放置器械,并且利用前后左右关系方便操作或选择加长器械和一体镜或弯器械和直器械配合。

七、术中并发症及应对措施

1．输尿管损伤 在输卵管与侧盆壁粘连的情况下,分离粘连后直接电凝盆壁可能造成输尿管损伤。术者需要熟悉输尿管走行,如损伤,可行输尿管端端吻合或留置输尿管支架。

2．肠道损伤 如果乙状结肠粘连影响附件的暴露,分离粘连过程中,尽量避免钳夹肠壁。单纯的浆肌层浅表损伤可以局部缝合。如损伤肌层甚至全层,可行乙状结肠修补术或肠管造瘘。

3．出血 在切除输卵管系膜的过程中一定要充分电凝再切断。如果出血迅猛,可以使用双极、Ligasure 等高能量器械。

八、术后管理要点

严密观察患者术后排气、排尿情况,重视患者腹痛、腰痛的主诉。术后次日拔除导尿管。术后 1 天切口换药,观察切口愈合情况。注意追踪血 HCG 的下降程度。

（任 常 孙大为）

腹腔镜与开腹输卵管切除术

（手术等级：2级）

030804

腹腔镜与开腹输卵
管切除术（视频）

一、适应证

无生育要求的输卵管妊娠、内出血并发休克的急症。有生育需求但需切除患侧输卵管。

二、禁忌证

基础疾病状态不适合手术、严重生殖道炎症等。

三、术前特殊性检查

1. 妇科检查　明确外阴、阴道及宫颈有无病变。
2. 宫颈脱落细胞学检查　如无明确肉眼所见宫颈占位病变，可于妊娠状态结束后完善相关检查。
3. 盆腔超声检查　明确子宫及双侧附件情况，明确盆腔有无其他占位性病变。
4. 血清 HCG 检测。

四、术前准备

充分告知患者病情，尤其是未生育患者；合并其他系统基础疾病，或病变累及其他系统者，术前应充分评估手术风险，必要时需组织 MDT；患者签署手术知情同意书；完善术前各项检查；手术备血；必要时预约冰冻病理检查；肠道准备及阴道准备。

五、手术主要步骤

1. 一般准备　患者取仰卧位，气管插管全身麻醉后，常规消毒铺单。
2. 腹腔穿刺　建立气腹（压力 12mmHg），布置 12mm、10mm、5mm 三个 Trocar；于脐部或其他合适位置作为第一穿刺点放置 10mm 穿刺器置入 0° 或 30° 镜头探查盆腹腔脏器情况，腹腔内镜头指示下避开腹壁血管于反麦氏点放置 5mm Trocar，第三穿刺点可选择腹壁左外侧肋下区合适位置，放置 12mm Trocar（便于标本取出，12mm 大小利于放入缝线）。如为开腹手术，可取腹部耻骨上两横指的横切口。
3. 输卵管处理　腹腔镜及开腹手术应用各种能量器械（单双极、Ligasure、超声刀等）均可进行切除。切除输卵管后将其立即放入标本袋中取出体外。开腹手术：将要切除侧输卵管系膜展平，用血管钳自伞端输卵管系膜分段向宫角部钳夹后切开。可用 1 号或 4 号丝线缝扎系膜，可在每次钳夹、切断后进行，也可以待全部系膜切断后进行缝扎。

4. 清理盆腹腔 吸净盆腹腔陈旧积血,反复冲洗再次吸引。

5. 手术结束 留置腹腔引流,清点手术器械和纱布等物品,再次探查盆腹腔,术毕,关腹。

六、术中注意事项及要点

1. 腹腔镜 Trocar 布局要合理。

2. 充分吸净盆腹腔陈旧积血,反复冲洗并再次吸引,切除输卵管后立即放入标本袋,切除过程中避免妊娠物的破裂或外流。

3. 如存在粘连,应顺应解剖,恢复正常盆腔解剖结构再行切除,注意避免损伤肠管。如合并卵巢囊肿,充分知情告知情况下酌情处理。

4. 切除输卵管时,不要损伤输卵管系膜与卵巢间的血管弓,最大限度地保留卵巢血运,进而最低限度地影响卵巢功能。

5. 术中如发现合并卵巢囊肿可一并剥除。妊娠 7~8 周胎盘形成前,黄体分泌的孕酮对维持妊娠起重要作用,术中将妊娠黄体剥除,如存在残留的滋养细胞,可使其尽快凋亡,HCG 迅速下降,具有积极意义。

6. 对于术前未行妇科检查的急诊患者,可于手术间术后麻醉状态下视诊,除外宫颈占位病变。

7. 手术结束后探查切除的患侧输卵管,检查有无绒毛组织或胚胎结构。

七、术中并发症及应对措施

出血:最常见的出血是输卵管系膜血管电凝闭合或缝扎效果不佳,必要时可补充缝合处理。为避免出血,可精细分离组织,多种能量器械交替使用进行电凝切断或分段缝扎。

八、术后管理要点

合理支持治疗,积极预防感染,如术前有失血性休克应注意纠正贫血状态;术后应留置导尿管 6~12 小时;术后卧床及不能尽早下床活动者,注意床上翻身、下肢按摩;根据术后病理结果,制订后续治疗方案及随访计划。定期复查血清 HCG 至正常,必要时需联合甲氨蝶呤等治疗。

(王 敏)

第九章　妊娠滋养层细胞疾病手术

超声引导下葡萄胎清宫术

（手术等级：2级）

超声引导下葡萄胎清宫术（视频）

一、适应证

葡萄胎一经诊断，应尽快予以清除。葡萄胎清宫应由有经验的妇科医生进行，特别是子宫体积大于妊娠16周，理想的情况应在超声引导下进行。

二、禁忌证

葡萄胎一经诊断，应尽快手术，即使出现肺动脉高压等情况，也应尽快在改善全身条件的同时进行手术。

三、术前特殊性检查

1. 盆腔超声检查，明确子宫及双侧附件情况。
2. 术前检查血清 β-HCG。
3. 胸片或 CT 检查，为排除转移和将来随访建立基础。如果患者一般情况差，不宜移动，可以行床旁胸片检查，有条件者尽量进行 CT 检查。
4. 阴拭子培养，一旦发生感染可选择有效抗生素。
5. 常规血常规、ABO 血型 +Rh 血型、凝血功能、肝肾功能检查及心电图检查。

四、术前准备

充分告知患者病情，详细了解患者一般情况及生命体征以评估手术风险，如果合并重度妊娠高血压综合征或心力衰竭，应积极对症治疗，待病情平稳后予以清宫。手术备血；患者签署手术知情同意书；完善术前各项检查。

五、手术主要步骤

1. 一般准备　患者取膀胱截石位，建立静脉通路，静脉麻醉后，常规消毒铺单。
2. 窥器暴露宫颈，再次消毒阴道及宫颈，宫颈钳钳夹宫颈。

3. 超声监视下开始手术操作,从小号扩宫棒开始扩张宫颈至 8 号以上。

4. 在无负压下,将宫腔 8 号吸引器送入宫腔。然后维持负压 400mmHg(0.053mPa),进行反复刮吸,整个过程动作要轻柔。吸宫时如遇组织堵塞吸头,应迅速将组织夹取后再继续吸宫。基本吸净后再用刮匙沿宫壁轻刮 2～3 周。待宫口充分扩张、吸宫开始之后,可以给予静脉滴注催产素加强宫缩。

5. 手术结束后可持续给予静脉滴注催产素,标本送病理检查。

六、术中注意事项及要点

1. 充分扩张宫颈管,从小号扩宫棒依次扩至 8 号以上,以免宫颈管过紧操作,并可减少创伤。

2. 尽量选用大号吸管以免葡萄胎组织堵塞吸管而影响操作,如遇葡萄胎组织堵塞吸头,可迅速用卵圆钳钳夹,待基本吸净后再用刮匙沿宫壁轻刮 2～3 周。

3. 出血多时可给予催产素静脉滴注(10U,加入 5% 葡萄糖液 500ml 中),但应在宫口已扩大、开始吸宫后使用,以免宫口未开、子宫收缩,将葡萄胎组织挤入血管。

4. 由于葡萄胎子宫极软,易发生穿孔,故第一次吸宫时,如果子宫较大,并不要求一次彻底吸净,常在第一次清宫后 1 周左右行第二次刮宫术。一般不主张进行第三次刮宫,除非高度怀疑有残存葡萄胎必须再次刮宫。目前主张对子宫大小小于妊娠 12 周者应争取一次清宫干净。

七、术中并发症及应对措施

1. 子宫穿孔　如吸宫开始不久即发现穿孔,应立即停止阴道操作,必要时开腹探查,并根据患者的年龄及对生育的要求,决定剖宫取葡萄胎及子宫修补或切除子宫。如在葡萄胎块已基本吸净后发现穿孔,则应停止操作,严密观察。如无活动性子宫出血,也无腹腔内出血征象,可等待 1～2 周后决定是否再次刮宫,如疑有内出血则应进行超选择性子宫动脉栓塞术或尽早开腹探查。

2. 出血　出血多时可给予催产素静脉滴注(10U,加入 5% 葡萄糖液 500ml 中),但应在宫口已扩大、开始吸宫后使用。必要时输血治疗。

3. 急性肺水肿　少见,特点是在清宫前、清宫时、清宫后突然发生的心动过速、呼吸困难和血容量增多。处理需要迅速清宫,给予静脉注射利尿剂、鼻导管吸氧和镇痛、镇静制剂。大多数病例的心肺症状是自限性的,48～96 小时内症状可改善。

八、术后管理要点

1. 仔细检查清出物的数量、出血量、葡萄粒的大小,观察术后阴道出血情况。

2. 将宫腔内吸出物与宫壁刮出物分别送病理检查,以了解滋养细胞增生程度。

3. 为预防感染,手术后应给予抗生素治疗。

4. 1个月内禁止性生活及盆浴。随访期间,应避孕6个月。

5. 清宫术后,应当每周随访血清 β-HCG 水平的变化,直到恢复阴性。如有异常,应警惕恶变可能性。

（蒋　芳　向　阳）

第十章　子宫内膜异位症和子宫腺肌病手术

第一节　子宫内膜异位症手术

腹腔镜卵巢子宫内膜异位囊肿剥除术

（手术等级：3级）

031001

腹腔镜卵巢子宫
内膜异位囊肿剥
除术（视频）

031002

腹腔镜卵巢畸胎
瘤剥除术（视频）

一、适应证

1. 卵巢子宫内膜异位囊肿（巧克力囊肿）≥4cm。
2. 卵巢子宫内膜异位囊肿合并不孕症（除外男方因素所致不孕）。
3. 药物治疗无效。

二、禁忌证

基础疾病状态不适合手术、严重生殖道炎症等。

三、术前特殊性检查

1. **妇科检查**　明确外阴、阴道及宫颈有无病变；注意阴道穹窿有无蓝紫色内膜异位症病灶结节；双合诊及三合诊明确囊肿大小、表面情况、活动度及与周边组织的关系，并注意盆腔尤其是子宫骶韧带有无触痛结节。

2. **盆腔超声检查**　明确囊肿大小、性质、血流情况、有无实性成分，明确子宫及双侧附件有无其他占位性病变。

3. **肿瘤标记物检测**　CA125等。

4. **卵巢功能检测**　基础卵泡刺激素（Follicle stimulating hormone，FSH）、抗米勒管激素（anti-mullerian hormone，AMH）、窦卵泡数检测等。

5. **宫颈脱落细胞学检查**　于1年内进行宫颈TCT，以排除隐匿性宫颈恶性肿瘤，如有异常，需联合HPV分型检测，必要时进行阴道镜＋宫颈组织活检。

6. **其他**　血常规、尿常规、肝肾功能、凝血、感染筛查、血型等常规术前检查，胸片、心电图，有内外科合并症者，进行相应的检查，并完善相关科室会诊。

四、术前准备

1. 术前促性腺激素释放激素类似物（GnRHa）预处理不常规应用，对于病变较重，复发或多次盆腔手术史，估计手术困难者，术前应用 3 个月可减少盆腔充血并缩小病灶，从而一定程度上降低手术难度，提高手术安全性。

2. 充分的术前准备及评估、良好的手术设备、合理的手术方式、熟练的手术技术并制订合理的术后处理方案。

3. 合并不孕者必要时于术前与生殖科医生进行 MDT，可同时行宫腔镜及输卵管通液术。

4. 阴道准备及充分的肠道准备。

5. 充分告知患者手术风险，特别是知晓泌尿系统及肠道损伤的可能性。

6. 必要时告知并提前联系做好泌尿外科及普通外科协助手术的准备，必要时需组织 MDT。

7. 患者签署手术知情同意书，完善术前各项检查，手术备血，必要时预约冰冻病理检查。

五、手术主要步骤

1. 一般准备 患者取膀胱截石位，全身麻醉后，常规消毒铺单，导尿，妥善放置举宫器。

2. 腹腔穿刺 建立气腹（压力 12mmHg），布置 Trocar，探查盆腹腔脏器情况。

3. 充分暴露手术野 头低位，暴露盆腔，如有盆腔粘连，应首先充分分离粘连，以恢复解剖。

4. 放置举宫器 有利于暴露并充分分离巧克力囊肿与子宫后壁、阔韧带后叶、盆壁及骶韧带间粘连。

5. 充分分离粘连 遵循从上至下，从外向内的原则分离巧克力囊肿与侧盆壁、阔韧带后叶、子宫后壁及骶韧带间粘连。

6. 寻找囊肿剥离入口 可使用穿刺针先进行巧克力囊肿穿刺，抽吸净巧克力囊液后，寻找囊肿壁薄弱处作为剥离入口，薄弱处通常位于巧克力囊肿与侧盆壁粘连处，分离粘连过程中，易使薄弱处破裂，即为剥离入口。

7. 寻找囊壁界限 使用鼠齿钳及弯钳，于寻找到的囊壁薄弱破口处，沿远离卵巢血管方向进一步将囊壁及卵巢皮质撕开一个小口，沿撕开的小口处寻找囊壁与卵巢皮质之间的界限。

8. 剥离囊肿壁 沿着寻找到的囊壁界限，鼠齿钳钳夹囊壁，弯钳钳夹卵巢皮质进行钝性剥离；剥离过程中，可使鼠齿钳钳夹囊壁向腹壁方向牵拉固定，弯钳钳夹卵巢皮质向下方牵拉剥离，剥离的同时使卵巢皮质外翻，更易于暴露手术野。

9. 彻底检查保留卵巢组织 巧克力囊肿近半数为多发性囊肿，巧克力囊肿剥除后的卵巢会成为凹陷的圆盘状,对明显增厚或突起的组织内都应警惕有小巧克力囊肿残存的可能。

10. 止血 剥离完成后,鼠齿钳或弯钳钳夹卵巢皮质剥离面或破口边缘,充分暴露剥离面,使用低功率双极电凝器械进行止血,剥离过程中,如卵巢皮质创面出血多,可边剥离边止血。也可使用 3-0 可吸收缝合线进行缝合止血,可在卵巢间质内缝合一针,将切缘对合,线结打在卵巢内,不要穿透皮质或露出卵巢表面,以最大限度地减少粘连形成。

11. 标本取出 剥离的囊肿壁置于标本袋或牵拉进入 Trocar 自切口取出。

12. 盆腔冲洗防粘连处理 手术完成后反复冲洗盆腹腔,手术创面应防粘连材料预防粘连,创面较大可留置腹腔引流管。

六、术中注意事项及要点

1. 术中分离粘连应充分,恢复解剖,充分暴露手术野。

2. 于囊壁薄弱处开始剥离囊肿,剥离至卵巢固有韧带处应仔细辨认囊壁层次,谨慎牵拉,避免损伤卵巢血管。

3. 术中注意卵巢功能的保护,辨清囊壁层次,去除病灶的同时保留正常卵巢组织,使用低功率器械电凝卵巢。

4. 避免遗漏小巧克力囊肿。

5. 电凝盆壁出血创面时,注意输尿管走行,避免损伤输尿管。

6. 分离粘连时注意辨清解剖,避免损伤肠管及输尿管。

七、术中并发症及应对措施

1. 输尿管损伤 辨清输尿管走行,必要时分离、游离输尿管,如损伤可行输尿管端端吻合或留置输尿管支架。

2. 肠管损伤 术前进行充分的肠道准备,分离粘连时辨清解剖层次,如损伤,则行修补术或造瘘术。

3. 出血 最常见的出血是卵巢皮质剥离创面或粘连分离创面的出血,辨清囊壁层次或粘连分离层次是减少出血的重点,如出血多,术中必要时可进行缝合止血,可使用静脉止血药物、盆腔放置止血材料等。

八、术后管理要点

合理支持治疗,积极预防感染;术后留置导尿管 24 小时;根据腹腔引流液性状及量,可于术后 2~3 天拔除腹腔引流管;术后为患者制订长期管理计划,术后使用 GnRHa 联合口服避孕药或曼月乐长期管理可有效预防子宫内膜异位症复发,无生育要求的患者术后应长期综合管理,包括药物治疗、药物副作用的管理、定期随访、健康教育、心理问题的咨询等;有生育要求的患者,按照不孕的诊疗路径进行全面评估,腹腔镜手术后半年内或术后 GnRHa 药物治疗停药 6 个月内是最佳妊娠时间,应明确建议患者积极妊娠,根据内膜异位症生育指数(endometriosis fertility index,EFI)评分给予患者生育指导。

(彭　超　周应芳)

经脐单孔腹腔镜卵巢囊肿剥除术

(手术等级:3 级)

经脐单孔腹腔镜卵巢
囊肿剥除术(视频)

一、适应证

单侧或双侧卵巢良性肿瘤、输卵管系膜囊肿等,且对微创和美容要求高的年轻患者;体重指数 <30kg/m^2 的患者。

二、禁忌证

基础疾病状态不适合手术;怀疑恶性;既往脐部手术史或腹部疝;弥漫性腹膜炎伴肠梗阻;严重盆腔粘连;卵巢囊肿破裂、扭转、出血等急腹症。

三、术前特殊性检查

1. 妇科检查　充分评估包块大小、质地及活动度;判断有无严重盆腹腔粘连。

2. 影像学检查　包括盆腔超声、CT 或 MRI,明确子宫及双侧附件情况,判断包块性质,明确盆腔有无其他占位性病变。

3. 肿瘤标记物　包括 CA125、CEA、AFP 等,评估包块的性质。

4. 其他　有内外科合并症者,进行相应的检查,并完善相关科室会诊。

四、术前准备

充分告知患者病情;合并其他系统基础疾病者,术前应充分评估手术风险,必要时需组织 MDT;患者签署手术知情同意书;完善术前各项检查;手术备血;肠道准备及阴道准备。

五、手术主要步骤

1. 一般准备　患者取仰卧分腿位,气管插管全身麻醉后,常规消毒铺单,留置导尿管。

2. 腹腔穿刺　选择经脐或经脐缘切口,长 2～3cm,置入切口保护器和 Port,建立气腹(压力 12mmHg),探查盆腹腔脏器情况。

3. 分离囊肿　仔细探查,评估卵巢囊肿位置、大小、活动度、表面有无赘生物及与周围组织是否有粘连后取囊肿最突出的部位,沿卵巢纵轴切开或剪开卵巢皮质,找到囊肿壁与正常卵巢组织分界,分离钳钝性分离囊肿与卵巢皮质,切除囊肿,电凝止血或缝合止血成形卵巢。

对于体积较大的囊肿，可以提拉到脐部切口部位，打开 Port，自切口保护器内穿刺吸出囊液后分离囊肿与皮质的界限，切除囊肿，在脐部进行电凝，3-0 薇乔可吸收线缝合后再将卵巢送回盆腔。

4. 手术结束　清点手术器械和纱布等物品，术毕。采用 1-0 可吸收线缝合脐部腹膜及筋膜后，用 4-0 可吸收线皮内缝合脐部切口。

六、术中注意事项及要点

尽量用无损伤钳抓取卵巢皮质部分以保护正常的卵巢组织。

在切除囊肿过程中边凝边剥，以防渗血造成手术野模糊，止血困难。避免广泛电凝卵巢组织、避免单极电凝，以减少对卵巢组织的损伤。

单孔条件下因为"筷子效应"器械容易相互干扰，选择合适的 Port 口放置器械，并且利用前后左右关系方便操作或选择加长器械和一体镜或弯器械和直器械配合。

七、术中并发症及应对措施

1. 输尿管损伤　在卵巢与侧盆壁粘连的情况下，分离粘连后电凝可能造成输尿管损伤。术者需要熟悉输尿管走行，如损伤可行输尿管端端吻合或留置输尿管支架。

2. 肠道损伤　如果乙状结肠粘连影响附件的暴露，分离粘连过程中，尽量避免钳夹肠壁。如需缝合卵巢，注意看清缝针的位置避免划伤肠壁。如损伤可行乙状结肠修补术。

3. 出血　在切除囊肿过程中尽量边凝边剥，便于显示出血点，避免大量血液聚积在创面影响暴露。如果出血迅猛，需要借助辅助孔进行快速、有效的缝合止血，也可以使用超声刀、Ligasure 等高能量器械。

八、术后管理要点

严密观察患者术后排气、排尿情况，重视患者腹痛、腰痛的主诉。术后次日拔除导尿管。术后 1 天、4 天切口换药，观察切口愈合情况。

（任　常　孙大为）

经腹卵巢囊肿剥除术

（手术等级：3级）

一、适应证

1. 囊肿直径≥4cm，囊壁欠光滑或体积较小可疑恶变。

2. 卵巢（子宫内膜异位）囊肿合并不孕症（除外男方因素所致不孕）。

3. 药物治疗无效或囊肿持续存在且未见体积缩小。

4. 卵巢囊肿合并腹痛症状，不能排除卵巢囊肿蒂部扭转时。

二、禁忌证

1. 基础疾病状态不适合手术、严重生殖道炎症等。

2. 多次卵巢囊肿手术史，未完成生育愿望且未接受过辅助生殖技术协助。

三、术前特殊性检查

1. 妇科检查　重点了解阴道及宫颈情况，行宫颈 TCT+HPV 检查排除异常；注意阴道后穹窿有无可疑的触痛性结节；双合诊及三合诊明确卵巢囊肿位置、大小、表面情况、活动度及与周边组织的关系，并注意子宫后壁及子宫骶韧带有无触痛结节。

2. 盆腔超声检查　明确囊肿部位、大小、囊内情况、血供情况，排除子宫及对侧附件有无异常。

3. 妇科肿瘤标记物检查。

4. 经期检查包括 AMH 在内的卵巢功能。

5. 其他常规的术前检查，有内外科合并症者，需完善有关检查并请相关科室会诊。

四、术前准备

1. 阴道准备及充分的肠道准备。

2. 对患者进行充分的知情告知，包括围手术期风险、术中损伤特别是对卵巢功能和泌尿系统及肠道损伤的可能性。

3. 手术备血，预约冰冻病理检查。

五、手术主要步骤

1. 一般准备　患者取仰卧分腿位，麻醉后，常规消毒铺单和术中导尿。

2. 对于可疑恶变或体积较大的卵巢囊肿，应首选下腹纵切口，进入腹腔后留取腹水进行脱落细胞学检查。

3. 如有粘连，应充分分离粘连，将卵巢囊肿与盆壁、阔韧带后叶、子宫后壁及骶韧带游离出来。对于体积较大者，可采用小针 4 号丝线在囊肿薄弱处行一荷包缝合，尖刀于其内戳一小孔后吸净囊肿内液体打结闭合，再将缩小的瘤体挽出体外。

4. 对于可疑恶变或体积较大的卵巢囊肿，应放置切口保护套，将囊肿缩小体积后挽出体表，在囊肿下方放置大纱垫排垫肠管的同时进行无瘤保护。

5. 远离卵巢门，电刀切开囊壁后，钝性和锐性联合分离囊壁和卵巢组织之间的间隙；到达卵巢门时，可以钳夹并绑扎囊肿的蒂部以减少出血。

6. 对于局部出血点可以适当精细电凝止血，采用 3-0 可吸收线于卵巢门处荷包缝合止血；对于体积较大的卵巢囊肿，剥离囊壁后可采用 2-0 可吸收线于一侧囊壁水平褥式缝合，或间断缝合止血，然后再连续缝合两侧囊壁。同法处理对侧。

7. 再对合缝合卵巢切缘。

8. 检视剥离的囊肿，针对异常部位进行缝线标记后送快速病理检查。

9. 视盆腔粘连及术中出血情况放置盆腔引流管。

六、术中注意事项及要点

1. 术中注意遵循无瘤原则缩小囊肿体积。

2. 剥离囊肿前应先充分游离囊肿和周围组织的粘连。

3. 术中注意卵巢功能的保护，辨清囊壁层次，去除病灶的同时保留正常卵巢组织，使用低功率器械电凝卵巢。

4. 避免遗漏小的囊肿病灶。

5. 电凝盆壁出血创面时，注意输尿管走行，避免损伤输尿管。

6. 注意卵巢切缘的缝合技巧，避免影响后续的血供和排卵功能。

七、术中并发症及应对措施

1. 如遇输尿管或肠管的损伤，要请相应科室台上会诊进行手术修补。

2. 对于可疑卵巢子宫内膜异位囊肿和盆腔子宫内膜异位症者，术前应进行充分的肠道准备。

八、术后管理要点

合理支持治疗，积极预防感染；术后留置导尿管 24 小时；如留置腹腔引流管，应注意观察引流液性状及量，可于术后 2～3 天拔除；如为卵巢子宫内膜异位囊肿，术后应为患者制订长期管理计划；对于有生育要求的患者，术后半年内或术后 GnRHa 药物治疗停药 6 个月内开始备孕，如备孕失败，可建议至辅助生殖门诊就诊。

（陈高文 杨 进）

腹腔镜膀胱子宫内膜异位病灶切除术

（手术等级：4 级）

031005

腹腔镜膀胱子宫内膜异位病灶切除术（视频）

一、适应证

药物治疗无效的膀胱子宫内膜异位症。

二、禁忌证

基础疾病状态不适合手术、严重的泌尿或生殖道炎症等。

三、术前特殊性检查

1. 妇科检查　注意阴道穹窿有无蓝紫色内膜异位症病灶结节；双合诊及三合诊明确盆腔尤其是宫骶韧带有无触痛结节或其他盆腔病变，盆腔有无包块，注意评估病灶及盆腔器官活动度、与周围组织关系。

2. 尿液分析　评估感染或血尿，如果怀疑有感染，需进行尿培养。

3. 影像学检查

（1）盆腔超声检查：明确子宫及双侧附件有无其他占位性病变。

（2）泌尿系统超声检查：膀胱三角区、膀胱底和膀胱顶进行专门评估，注意有无合并输尿管积水或肾积水；检查者可使用超声探头评估器官的活动不良和诱发性疼痛，这两者均提示有其他病灶的深度浸润性子宫内膜异位症。

（3）盆腔 MRI 检查：明确病变范围、有无合并其他盆腔器官子宫内膜异位症等信息，有助于制订手术计划并为患者提供咨询。

（4）输尿管影像学检查：合并肾积水的患者需另外接受输尿管影像学检查，如 CT 尿路造影检查。

（5）肾功能评价：合并肾积水的患者需评估肾功能，进行肾图检查。

4. 膀胱尿道镜检查　进行膀胱尿道镜下的病灶活检以排除恶性肿瘤，并测量病变至输尿管口的距离。

5. 肿瘤标记物检测　CA125 等。

6. 其他　血常规、肝肾功能、凝血、感染筛查、血型等常规术前实验室检查，胸片、心电图检查；有内外科合并症者，进行相应的检查，并完善相关科室会诊。

四、术前准备

1. 术前 GnRHa 预处理，但不常规应用。对于病变较重，估计手术困难者，术前应用 3 个月可减少盆腔充血并缩小病灶，从而一定程度上减少手术难度，提高手术安全性。

2. 充分的阴道准备。

3. 膀胱尿道镜下测量病变至输尿管口的距离，如果病变的下界与输尿管间嵴之间的距离不足 2cm，则放置输尿管支架。

4. 充分的肠道准备。

5. 对患者进行充分的病情告知，包括围手术期风险、术中损伤特别是对卵巢功能和泌尿系统及肠道损伤的可能性。

6. 必要时告知并提前联系泌尿外科做好协助手术的准备，必要时需组织 MDT。

7. 签署手术知情同意书，完善术前各项检查；手术备血；必要时预约冰冻病理检查。

五、手术主要步骤

1. 一般准备 患者取膀胱截石位,气管插管全身麻醉后,常规消毒铺单,留置 Folly 导尿管,妥善放置举宫器。

2. 腹腔穿刺 建立气腹(压力 12mmHg),布置 Trocar,探查盆腹腔脏器情况。

3. 充分暴露手术野 头低位,暴露盆腔,如有盆腔粘连,应首先进行充分的粘连分离,以恢复解剖。

4. 分离膀胱阴道间隙 在膀胱病灶的下方打开膀胱腹膜反折,锐性和钝性相结合分离膀胱阴道间隙,下推膀胱,预留足够膀胱组织便于切除膀胱病灶和进行膀胱缝合。

5. 切除膀胱内异症病灶 打开膀胱病灶表面腹膜,使用鼠齿钳固定膀胱病灶,沿病灶界限切除,切除过程中注意病灶与输尿管的关系,避免损伤输尿管。

6. 缝合膀胱 切除病灶后,仔细探查切口与输尿管开口的关系,保证有足够的距离进行膀胱壁的缝合,通过横向双层缝合方式闭合,使用 2-0 可吸收线连续全层缝合膀胱肌层及黏膜层,继续使用 2-0 可吸收线连续缝合膀胱浆肌层关闭膀胱腹膜反折。

7. 标本取出 将剥离的病灶置于标本袋中自切口取出。

8. 盆腔冲洗防粘连处理 手术完成后反复冲洗盆腹腔,必要时手术创面应用防粘连材料预防粘连,创面较大时可留置腹腔引流管。

六、术中注意事项及要点

1. 术中分离粘连应充分,恢复解剖,充分暴露手术野。

2. 分离膀胱阴道间隙应充分,预留足够膀胱组织用于缝合,如病灶距离输尿管开口较近,无足够组织进行膀胱缝合,应进行输尿管膀胱再植术以防止输尿管梗阻或狭窄。

3. 切除病灶及缝合过程中注意病灶与输尿管的关系,勿损伤输尿管。

4. 术中尽量将病灶切除干净,沿病灶边缘切除病灶,边切除边探查病灶及周围膀胱组织,可根据组织软硬程度判断是否有残留病灶,术中应同时检查整个盆腔和腹腔,切除所有其他子宫内膜异位病变。

七、术中并发症及应对措施

1. 输尿管损伤 术前放置输尿管支架有助于术中观察输尿管与病灶的关系,分离膀胱阴道间隙应充分,切除及缝合过程中仔细辨别输尿管开口的位置,如损伤可行输尿管端膀胱再植术。

2. 出血 出血常位于分离的膀胱阴道间隙处。如止血不充分,术后可能发生膀胱血肿;如过分电凝易引起膀胱、阴道损伤,术后发生膀胱阴道瘘等并发症,分离膀胱宫颈间隙时手法应轻柔，精细分离组织，避免高功率器械过度电凝，必要时可进行缝合止血，可使用静脉止血药物、盆腔放置止血材料等。

八、术后管理要点

合理支持治疗，积极预防感染；术后留置导尿管 7～14 天；如未进行输尿管膀胱再植术可于手术结束时拔除输尿管支架；根据腹腔引流液性状及量，可于术后 2～3 天拔除腹腔引流管；术后为患者制订长期管理计划，包括药物治疗、药物副作用管理、定期随访、健康教育、心理问题咨询等。

（彭　超　周应芳）

第二节　子宫腺肌病手术

经腹子宫腺肌病病灶切除术

（手术等级：3 级）

031006

经腹子宫腺肌病
病灶切除术
（视频）

一、适应证

1. 子宫腺肌病患者出现异常子宫出血、压迫症状、病灶生长迅速的表现。
2. 无法耐受长期药物治疗、药物治疗失败但有生育要求或要求保留子宫的子宫腺肌病。

二、禁忌证

基础疾病状态不适合手术、严重生殖道炎症等。

三、术前特殊性检查

1. 妇科检查　明确外阴、阴道及宫颈有无病变，三合诊明确子宫大小、表面情况、活动度及与周边组织的关系。
2. 宫颈脱落细胞学检查　于 1 年内进行宫颈 TCT，以排除隐匿性宫颈恶性肿瘤，如有异常，需联合 HPV 分型检测，必要时进行阴道镜＋宫颈组织活检。
3. 盆腔超声检查　明确子宫腺肌病病灶大小和位置，明确盆腔有无其他占位性病变。
4. 盆腔 MRI 增强检查　明确子宫腺肌病病灶大小、位置及与周围组织的关系。
5. 肿瘤标记物检测。
6. 其他　如有异常子宫出血，术前需要进行子宫内膜评估，排除子宫内膜恶性病变；年龄大（>60 岁）者完善心脏超声、肺功能检查及下肢静脉超声检查，其余患者酌情安排；有内外科合并症者，进行相应的检查，并完善相关科室会诊。

四、术前准备

充分告知患者病情，告知患者子宫肌腺病保守性手术后有临床症状如痛经、月经过多等不能缓解，有子宫肌腺病的病灶复发可能，尤其是有生育要求者术后妊娠发生子宫破裂、妊娠胎盘植入等风险；合并其他系统基础疾病，或病变累及其他系统者，术前应充分评估手术风险，必要时需组织 MDT；签署手术知情同意书；完善术前各项检查；手术备血；必要时预约冰冻病理检查；肠道准备及阴道准备。

五、手术主要步骤

1. 一般准备　患者取仰卧位，气管插管全身麻醉后，常规消毒铺单，导尿。

2. 进腹　取下腹正中切口，逐层切开腹壁各层，固定下端腹膜，探查盆腹腔脏器情况，垫塞肠管。

3. 明确病灶　充分暴露子宫，触摸宫体，明确病灶大小及位置。

4. 阻断子宫血流　于子宫峡部放置并捆绑橡皮止血带，阻断子宫血流，减少术中出血。

5. 切开病灶包壁　向靠近病灶的子宫肌层注射稀释的垂体后叶素，根据病灶大小和部位选择合适切口，病灶位于子宫前后壁上部者宜选纵切口，下部者宜选横切口，切口大小应接近病灶长度，电刀电凝病灶表面子宫浆膜血管，沿病灶边缘向宫腔方向逐层切开子宫肌层，直到切至子宫腺肌病病灶。对于病灶较大的腺肌病，可选择 H 形切开，即在病灶上下边缘作两个横切口，中间以竖切切口相连后，切开浆膜层。

6. 切除病灶　采用组织钳钳夹腺肌病病灶，边牵拉边使用电刀沿子宫肌层与病灶的边界切除病灶，仔细切除病灶并尽量保留正常组织，尽可能彻底地将病灶切除。对于病灶局限的腺肌病，可采用楔形切除法。对于弥漫且较大的病灶，可对半切开病灶后，以环形电刀分别切除两侧病灶。

7. 修复子宫　使用 1-0 可吸收线将子宫肌层进行多层缝合关闭瘤腔，根据切口方向和瘤腔大小可使用多瓣法、三瓣法、二瓣法等方式缝合浆膜层。

（1）多瓣法：将子宫横切口的下半浆膜瓣与肌层缝合后，将上半浆膜瓣覆盖至下半浆膜瓣上连续缝合。

（2）三瓣法：对于较大的纵切口，可将左侧皮瓣横行切开后与子宫肌层横向连续缝合缩小瘤腔，再将右侧皮瓣覆盖至左侧缝合后的皮瓣上连续缝合。

（3）二瓣法：将子宫左侧壁上的第一皮瓣带入子宫右侧壁上的第二皮瓣，切除多余皮瓣后，将子宫壁右侧的第二个皮瓣覆盖左侧的第一个皮瓣。浆肌层需对合整齐、缝合紧密避免术后创面出血。

8. 手术结束　清点手术器械和纱布等物品，再次探查盆腹腔，逐层关腹。

六、术中注意事项及要点

1. 子宫腺肌病病灶切除时有时无法避免切入宫腔,应尽量避免进入宫腔,如损伤子宫内膜需小心缝合。

2. 较大子宫腺肌病病灶或特殊部位腺肌病可使输尿管移位,术中需辨识双侧输尿管的走行,避免手术损伤输尿管。

3. 仔细辨认子宫腺肌病病灶与周围组织的关系,避免损伤。

七、术中并发症及应对措施

1. 输尿管损伤　熟悉输尿管走行,如损伤可行输尿管端端吻合或留置输尿管支架。

2. 膀胱损伤　术前留置导尿管,尤其对于病灶与膀胱位置较近者,切除病灶时需仔细分离,如损伤,则行膀胱修补术。

3. 出血　最常见的出血原因是病灶较大,创面渗血,以及子宫肌层缝合不紧,病灶切除后需立即进行缝合,缝合子宫肌层需严密不留无效腔。

八、术后管理要点

合理支持治疗,积极预防感染,促进子宫收缩;术后应留置导尿管 24~48 小时;术后卧床及不能尽早下床活动者,注意床上翻身、下肢按摩;根据术后病理结果,制订后续治疗方案及随访计划。

（狄　文　楼微华）

腹腔镜子宫腺肌病病灶切除术

（手术等级：3 级）

单孔腹腔镜子宫
腺肌病病灶切除
术（视频）

一、适应证

1. 子宫腺肌病患者出现异常子宫出血、压迫症状、病灶生长迅速症状。

2. 无法耐受长期药物治疗、药物治疗失败有生育要求或要求保留子宫的子宫腺肌病患者。

二、禁忌证

基础疾病状态不适合手术、严重生殖道炎症等。

三、术前特殊性检查

1. 妇科检查　明确外阴、阴道及宫颈有无病变,三合诊明确子宫大小、活动度及与周边组织的关系,子宫腺肌病病灶的大小和位置。

2. 宫颈脱落细胞学检查　1年内进行 TCT,以排除隐匿性宫颈恶性肿瘤,如有异常,需联合 HPV 分型检测,必要时进行阴道镜+宫颈组织活检。

3. 盆腔超声检查　明确子宫腺肌病病灶的大小和位置,明确盆腔有无其他占位性病变。

4. 盆腔增强 MRI　明确子宫腺肌病病灶的大小和位置及与周围组织的关系。

5. 肿瘤标记物检测。

6. 其他　如有异常子宫出血,术前需要进行子宫内膜评估,排除子宫内膜恶性病变;年龄大(>60岁)者完善心脏超声、肺功能检查及下肢静脉超声检查;有内外科合并症者,进行相应的检查,并完善相关科室会诊。

四、术前准备

充分的病情告知,告知患者子宫肌腺病保守性手术后部分临床症状如痛经、月经过多等不能缓解,有子宫肌腺病复发的可能,尤其是有生育要求者术后妊娠有发生子宫破裂、妊娠胎盘植入等风险;合并其他系统基础疾病,或病变累及其他系统者,术前应充分评估手术风险,必要时需组织 MDT;签署手术知情同意书;完善术前各项检查;手术备血;必要时预约冰冻病理检查;进行肠道准备及阴道准备。

五、手术主要步骤

1. 一般准备　患者取膀胱截石位,气管插管全身麻醉后,常规消毒铺单,导尿,妥善放置举宫器。

2. 腹腔穿刺　建立气腹(压力 12mmHg),布置 Trocar,探查盆腹腔脏器情况。

3. 明确病灶　充分暴露子宫,以分离钳触摸宫体,明确子宫腺肌病病灶的大小及位置。

4. 切开病灶包壁　根据病灶大小和部位选择合适切口,向靠近病灶的子宫肌层注射垂体后叶素,病灶位于子宫前后壁上部者宜选纵切口,下部者宜选横切口,切口大小应接近病灶长度,双极电凝腺肌症表面子宫浆膜血管,利用超声刀沿病灶边缘向宫腔方向逐层切开子宫肌层,直到切至病灶。

5. 切除病灶　采用有齿爪钳钳夹病灶,边牵拉边使用超声刀沿子宫肌层与病灶的边界切除病灶,仔细切除病灶并尽量保留正常组织,尽可能彻底地将病灶切除。对于病灶局限的腺肌病,可采用楔形切除法。

6. 修复子宫　使用 1-0 可吸收线将子宫肌层进行多层缝合并关闭瘤腔,根据切口方向和瘤腔大小可使用多瓣法、三瓣法、二瓣法等方式缝合浆膜层(见前文)。

7. 手术结束　标本装入取物袋后经 Port 取出,清点手术器械和纱布等物品,再次探查盆腹腔,术毕,逐层关腹。

六、术中注意事项及要点

1. 腹腔镜 Trocar 布局要合理。

2. 子宫腺肌病病灶切除时有时无法避免切入宫腔损伤内膜，应尽量避免进入宫腔，如损伤子宫内膜需小心缝合。

3. 较大子宫腺肌病病灶或特殊部位腺肌病可使输尿管移位，术中需辨识双侧输尿管的走行，避免手术损伤输尿管。

4. 仔细辨认子宫腺肌病病灶与周围组织的关系，避免损伤。

七、术中并发症及应对措施

1. 输尿管损伤　熟悉输尿管走行，如损伤可行输尿管端端吻合或留置输尿管支架。

2. 膀胱损伤　术前留置导尿管，尤其对于病灶与膀胱位置较近者，切除病灶时需仔细分离，如损伤，则行膀胱修补术。

3. 出血　最常见的出血原因是病灶较大，创面渗血，以及子宫肌层缝合不紧，病灶切除后需立即进行缝合，缝合子宫肌层需严密。如病灶过大，术中出血过多，应及时中转开腹手术。

八、术后管理要点

合理支持治疗，积极预防感染，促进子宫收缩；术后应留置导尿管 24～48 小时；术后卧床及不能尽早下床活动者，注意床上翻身、下肢按摩；根据术后病理结果，制订后续治疗方案及随访计划。

（狄　文　楼微华）

第十一章 盆底功能障碍性疾病及生殖器官损伤疾病手术

第一节 盆腔器官脱垂手术

宫颈曼式手术

（手术等级：2级）

宫颈曼式手术
（视频）

一、适应证

适用于Ⅰ度、Ⅱ度子宫脱垂伴宫颈延长，并发阴道前后壁膨出，需要保留子宫的情况。

二、禁忌证

1. 基础疾病状态不适合手术。
2. 泌尿生殖道炎症。
3. 子宫恶性肿瘤，须先处理肿瘤问题。
4. 月经期、妊娠期及产后6个月内。

三、术前特殊性检查

1. 妇科检查 明确子宫脱垂及阴道前后壁膨出的程度（屏气试验），检查外阴、阴道有无病变，检查宫颈的长度、大小、溃疡、感染、肿瘤等情况。将子宫还纳，行双合诊明确子宫大小、表面情况、活动度及与周边组织的关系，子宫两侧有无包块。直肠指诊排除肠疝。检查盆底肌肉力量。膀胱充盈时，咳嗽试验观察有无压力性尿失禁。

2. 宫颈脱落细胞学检查和HPV病毒检测 于1年内进行宫颈TCT及HPV检测，以排除隐匿性宫颈恶性肿瘤和高危型HPV病毒感染。

3. 盆腔超声检查 明确子宫及双侧附件情况，明确盆腔有无其他占位性病变。

4. 其他 年龄大（>60岁）者完善心脏超声、肺功能检查及下肢静脉超声检查，其余患者酌情安排；有内外科合并症者，进行相应的检查，并完善相关科室会诊。

四、术前准备

1. 术前彻底治愈营养不良、贫血、慢性支气管炎、习惯性便秘等，以防止手术失败或术后复发。

2．检查并治愈尿路感染、生殖道急性/亚急性感染、慢性溃疡等，防止术后感染并发症。

3．老年绝经后妇女或雌激素不足者，术前宜局部使用雌激素软膏2～3周。

4．对于年轻有生育要求的患者，充分告知病情及妊娠相关并发症及风险。

5．合并其他系统基础疾病的患者，术前应充分评估手术风险，必要时需组织MDT；患者签署手术知情同意书；完善术前各项检查；手术备血；肠道准备及阴道准备。

五、手术主要步骤

1．一般准备　患者取膀胱截石位，硬腰联合麻醉后，常规消毒铺单。

2．导尿　金属导尿管插入膀胱导尿，并确定膀胱与宫颈的分界。

3．切开阴道黏膜　于宫颈膀胱沟下方约0.5cm处黏膜下注射（1:20）稀释的垂体后叶素形成水垫后，冷刀横切开该处的阴道前壁黏膜。

4．分离膀胱阴道间隙　向两侧扩大宫颈膀胱沟处的间隙，并沿着宫颈前壁向头侧分离，直至膀胱腹膜反折处，将膀胱充分上推，可保持膀胱腹膜反折的完整性。

5．扩大宫颈切口　冷刀沿着原切口绕宫颈切开宫颈侧壁及后壁的黏膜层。

6．分离直肠阴道间隙　组织钳钳夹宫颈后唇将宫颈上提，以暴露宫颈后壁切缘；组织钳钳夹宫颈后壁切缘并下压，剪刀锐性结合手指钝性向头侧分离直肠阴道间隙，直至直肠腹膜反折，可保留直肠腹膜反折的完整性。

7．主韧带处理　待膀胱宫颈间隙和直肠宫颈间隙都充分分离后，再分离宫颈3点和9点处的宫颈旁组织直至宫旁主韧带组织暴露。血管钳钳夹宫颈，垂直宫颈管钳夹主韧带后予以切断；7号丝线缝扎两侧主韧带后保留缝线备用。

8．骶韧带处理　沿着主韧带断端，继续向头侧分离宫旁组织直至暴露骶韧带组织，予以钳夹切断，7号丝线缝合并保留缝线。将骶韧带组织稍作游离后，牵引缝线将其缝合在子宫下段前壁；再将对侧骶韧带断端也缝合在子宫下段前壁进行加固。

9．切除肥大延长的宫颈　宫颈切除前应测定宫颈延长的程度，保留的宫颈不少于2cm。切除时稍向宫颈管倾斜进行锥形切除。

10．膀胱膨出的处理　如合并有膀胱膨出，纵行切除多余的阴道黏膜后，可以采用1号丝线在膀胱脱垂处作1～2次荷包缝合。然后用可吸收线间断缝合阴道黏膜。

11．宫颈成形术　对宫颈截断的创面进行电凝止血后，采用1-0/2-0可吸收线连续缝合宫颈侧壁黏膜及子宫前后唇，缝针从宫颈黏膜外进针，尽量从宫颈管出针。

12．手术结束　于宫颈插入导尿管，再次探查宫颈阴道无活动性出血，直肠指诊直肠肛门黏膜无透线，留置导尿管。清点手术器械和纱布等物品，阴道塞入碘伏纱布压迫止血，术毕。

六、术中注意事项及要点

1. 分离阴道与膀胱及阴道与直肠时，注意层次清晰。

2. 阴道或膀胱出血可用 1 号丝线或 3-0 可吸收线进行缝合止血。

3. 避免损伤膀胱及直肠。

4. 切除宫颈要适中。若宫颈较长，主韧带可分两次处理。由于主韧带内有子宫动脉下行支，故结扎主韧带应确切，避免术后出血。

七、术中并发症及应对措施

1. 膀胱损伤、直肠损伤 分离过程中手法应轻柔避免损伤尿道、膀胱与直肠。若可疑损伤，可向膀胱内注射亚甲蓝及进行直肠指诊。如发现邻近脏器损伤，则行相应修补术。

2. 出血 术前注射垂体后叶素预防间隙分离时细小血管渗血。剥离时层次清晰，术中遇到动脉血管应结扎。术中渗血可进行电凝或缝扎。

八、术后管理要点

1. 应预防术后出血及感染。术毕阴道内放置纱布压迫，24 小时取出。便后外阴擦洗。阴道内有感染性分泌物出现时，可采用碘伏进行阴道消毒，并行静脉注射抗生素预防感染。

2. 根据手术情况放置导尿管 3～5 天，至患者可自行排尿为止。

3. 术后 5 天内半流质饮食，控制排便。患者开始排便后必要时给予缓泄剂，使大便软化后排出。

4. 合理支持治疗，积极预防感染。

5. 术后卧床及不能尽早下床活动者，注意床上翻身、下肢按摩和气压治疗预防血栓。

6. 术后 3 个月避免重体力劳动、便秘，以免影响手术效果。

7. 修补术后再分娩的患者，宜行剖宫产术，防止梗阻性难产、产道严重裂伤或子宫脱垂复发。

（王沂峰　陈高文）

经阴道全子宫切除＋阴道前后壁修补术

（手术等级：4 级）

一、适应证

子宫脱垂伴前后阴道壁膨出。

二、禁忌证

1. 基础疾病状态不适合手术。

2. 泌尿生殖道炎症。

3. 可疑或确诊生殖道恶性肿瘤。

4. 可疑妊娠。

三、术前特殊性检查

1. 妇科检查　明确子宫及阴道前后壁脱垂的程度（屏气试验），检查外阴、阴道有无病变，检查宫颈的形态、大小、溃疡、感染等情况。将子宫还纳，行双合诊明确子宫大小、表面情况、活动度及与周边组织的关系，附件区有无包块。直肠指诊排除肠疝。检查盆底肌肉力量。膀胱充盈时，咳嗽试验观察有无压力性尿失禁。

2. 宫颈脱落细胞学检查和 HPV 病毒检测　于 1 年内进行宫颈 TCT 及 HPV 检测，以排除隐匿性宫颈恶性肿瘤和高危型 HPV 感染。

3. 盆腔超声检查　明确子宫及双侧附件情况，明确盆腔有无其他占位性病变。

4. 尿动力学检查。

5. 其他　年龄大（>60 岁）者完善心脏超声、肺功能检查及下肢静脉超声检查，其余患者酌情安排；有内外科合并症者，进行相应的检查，并完善相关科室会诊。

四、术前准备

1. 术前彻底治愈营养不良、贫血、慢性支气管炎、习惯性便秘等，以防止手术失败或术后复发。

2. 检查并治愈尿路感染、生殖道急性 / 亚急性感染、慢性溃疡等，防止术后感染并发症。

3. 老年绝经后妇女或雌激素不足者，术前宜局部使用雌激素软膏 2～3 周。

4. 合并其他系统基础疾病的患者，术前应充分评估手术风险，必要时需组织MDT；签署手术知情同意书；完善术前各项检查；手术备血；肠道准备及阴道准备。

五、手术主要步骤

1. 一般准备　患者取膀胱截石位，硬腰联合麻醉后，常规消毒铺单。

2. 导尿　金属导尿管插入膀胱导尿，并确定膀胱与宫颈的分界处。

3. 切开阴道黏膜　于宫颈膀胱沟下方约 0.5cm 处黏膜下注射（1∶20）稀释的垂体后叶素形成水垫后，冷刀横行切开该处的阴道前壁黏膜。

4. 分离膀胱阴道间隙　向两侧扩大宫颈膀胱沟处的间隙，并沿着宫颈前壁向头侧分离，直至膀胱腹膜反折处，将膀胱充分上推后，打开膀胱腹膜反折。经该间隙置入带有尾纱的棉垫进入盆腔阻挡肠管下降，创造安全的手术野。

5. 扩大宫颈切口　冷刀沿着原切口绕宫颈切开宫颈侧壁及后壁的黏膜层。

6. 分离直肠阴道间隙　组织钳钳夹宫颈后唇将宫颈上提，以暴露宫颈后壁切缘；组织钳钳夹宫颈后壁切缘并下牵拉，剪刀锐性结合手指钝性向头侧分离部分直肠阴道间隙。

7．主韧带处理 待膀胱宫颈间隙和直肠宫颈间隙都充分分离后，精细分离宫颈切缘3点和9点处的宫颈旁组织，血管钳钳夹后切断缝扎；补充分离宫颈旁组织直至暴露宫旁主韧带。血管钳再次紧贴宫颈组织钳夹部分主韧带后予以切断；其间补充分离直肠宫颈间隙，直至可以切开直肠子宫腹膜反折为止。

8．骶韧带和主韧带连接处的处理 血管钳紧贴宫体部钳夹并切断宫骶韧带组织，7号丝线缝扎两侧骶韧带和主韧带连接处。

9．骨盆漏斗韧带处理 分离至宫角时，巾钳将宫体部前部拉出阴道口，暴露左侧附件区，采用Ligasure钳夹凝闭左侧骨盆漏斗韧带，切除后予以7号丝线牢靠缝扎止血。同法处理右侧骨盆漏斗韧带。

10．取出子宫 组织钳钳夹双侧宫角部并予以切断及双侧缝扎止血，自此子宫离体，将其取出。

11．加固盆底 检查手术创面未见出血后，取出盆腔内纱布，2-0可吸收线连续缝合前后腹膜切缘后将两侧骶韧带和主韧带连接处预留缝线进行交叉打结加固盆底。

12．缝合阴道断端 1-0可吸收线连续缝合阴道断端，缝合两侧角部时注意避免损伤输尿管。

13．阴道前壁脱垂处理 于阴道前壁处女膜缘处进针，黏膜下注射稀释的垂体后叶素形成水垫后，楔形切除阴道前壁脱垂出的黏膜组织，先露膀胱脱垂部分，小圆针4号丝线分两次荷包缝合收紧脱垂膀胱部分，彻底止血后2-0可吸收线连续缝合阴道前壁切缘。

14．阴道后壁脱垂处理 于阴道后壁处女膜缘处进针，黏膜下注射稀释的垂体后叶素形成水垫后，楔形切除阴道后壁脱垂出的黏膜组织，先露直肠膨出部分，小圆针4号丝线分次荷包缝合收紧直肠部分，彻底止血后2-0可吸收线连续缝合阴道后壁切缘。

15．手术结束 再次探查宫颈阴道无活动性出血，肛门指诊直肠肛门黏膜无透线，留置导尿管导尿。清点手术器械和纱布等物品，阴道塞入碘伏纱布压迫止血，术毕。

六、术中注意事项及要点

1．分离宫颈膀胱间隙及宫颈直肠间隙时，注意层次清晰避免损伤。

2．手术创面出血时可采用电凝止血或3-0可吸收线"8"字缝合止血。

3．钳夹和切断宫旁组织时注意进行充分分离后再进行，避免损伤输尿管组织。

4．双侧骨盆漏斗韧带断端缝扎务必牢靠。

5．阴道两侧角部打结时要注意避免过松，影响阴道顶端修复的效果。

6．术后要注意肛门探查及观察尿液颜色，排除损伤。

七、术中并发症及应对措施

1．膀胱损伤与直肠损伤 分离过程中手法应轻柔避免损伤尿道、膀胱与直肠。

若可疑损伤,可向膀胱内注射亚甲蓝及进行直肠指诊。如发现邻近脏器损伤,则行相应修补术。

2. 术中注意膀胱截石位时,避免角度过大引起肌肉、韧带及神经的损伤。

八、术后管理要点

1. 应预防术后出血及抗感染治疗。术毕阴道内放置纱布压迫,24 小时取出。便后擦洗外阴。阴道内有感染性分泌物出现时,需进行细菌培养及进行碘伏轻柔擦洗。

2. 根据手术情况放置导尿管 3～5 天,至患者可自行排尿为止。

3. 术后 5 天内半流质饮食,控制排便 48 小时。患者开始排便后必要时给予缓泄剂,使大便软化后排出。

4. 合理营养支持治疗。

5. 术后卧床及不能尽早下床活动者,注意床上翻身、下肢按摩和气压治疗预防血栓。

6. 术后 3 个月避免重体力劳动、便秘,以免影响手术效果。

7. 注意追踪术后病理检查结果,避免漏诊宫颈及子宫内膜的病变。

(王沂峰　陈高文)

阴道封闭术

(手术等级:3 级)

031102

阴道封闭术
(视频)

一、适应证

盆腔器官脱垂定量评价系统(pelvic organ prolapse quantification,POP-Q)评估Ⅲ期及以上的盆腔器官脱垂,无阴道性交要求,年老体弱(≥75 岁),全身情况不能耐受重建性手术。其中阴道完全封闭术仅适用于同时切除子宫或全子宫切除术后。

二、禁忌证

未绝经、有性生活要求、生殖道感染或生殖系统恶性肿瘤、严重基础疾病状态不适合手术等。

三、术前特殊性检查

1. 妇科检查　检查阴道黏膜情况,明确宫体、宫颈有无病变,进行 POP-Q 评估脱垂程度。

2. 宫颈恶性肿瘤的筛查　根据患者既往病史及检查情况进行宫颈 TCT 及高危型 HPV 检测,必要时进行阴道镜检查及宫颈组织活检。

3. 盆腔超声检查　明确子宫及双侧附件情况,排除子宫及附件肿瘤。

4. 其他　除常规的术前检查项目(血常规、尿常规、大便常规、电解质、肝功能、肾功能、心电图、胸片等）外，高龄患者完善心脏超声、肺功能检查及下肢静脉彩色超声检查；有内外科合并症者，进行相应的检查，并完善相关科室会诊。

四、术前准备

充分告知患者病情，尤其是术后失去阴道性交功能；对于合并其他系统基础疾病者，术前应充分评估手术及麻醉风险，必要时组织 MDT；患者签署手术知情同意书；完善术前各项检查；手术备血；肠道准备及阴道准备。根据阴道黏膜情况，术前应局部使用雌激素软膏 2～3 周。

五、手术主要步骤

（一）阴道全封闭术

1. 一般准备　腰麻加椎管内麻醉或气管插管全身麻醉后，患者膀胱截石位，常规消毒铺单，台上导尿。肾上腺素稀释液或生理盐水注入阴道筋膜间隙形成水垫。

2. 有子宫者先常规经阴道切除子宫，无子宫的阴道穹窿脱垂者，要先确定既往子宫切除的穹窿残端。组织钳钳夹穹窿切缘向下牵引。

3. 分离及切除阴道前后壁黏膜　提起阴道前穹窿切缘，向上分离阴道黏膜至尿道下 3cm 尿道膀胱沟处，从中线剪开，再平行锐性加钝性向两侧分离至阴道侧边。在阴道后壁处女膜内上 1cm 处同样作横切口，提起此切口向上分离后壁阴道黏膜至穹窿切缘，从中线剪开，两边分离至与前壁分离处汇合。

4. 阴道封闭　自穹窿开始，由内向外、以细丝线荷包缝合或间断褥式逐层缝合，尽量缝上膀胱及直肠前筋膜组织。边缝合边调整阴道前后壁上的进针点，以保证前后壁在同一相应部位的缝合，直至脱垂突出的阴道壁被完全送回盆腔。最后用 3-0 可吸收线横行连续缝合剩余阴道黏膜切缘。

5. 手术结束　直肠指诊以明确有无缝线穿透直肠，视情况行膀胱镜检查以排除膀胱损伤。清点手术器械和纱布等物品，留置导尿管，术毕。

（二）阴道部分封闭术（LeFort 术）

对于极高龄、存在多种内科合并症和手术耐受性差的患者，应选择不切除子宫的部分阴道封闭术。但如果术后再发生子宫内膜息肉、子宫内膜癌、子宫积脓或宫颈病变，则无法经阴道检查早期诊断，处理非常困难。因此，对于美国麻醉医师协会（American Society of Anesthesiologists, ASA）分级Ⅲ级的患者，应与患者沟通后决定是否切除子宫，而对于 ASA 分级Ⅳ级的患者，不建议同时切除子宫。

1. 一般准备　腰麻加椎管内麻醉或气管插管全身麻醉后，患者取膀胱截石位，常规消毒铺单，台上导尿。肾上腺素稀释液或生理盐水注入阴道筋膜间隙形成水垫。

2. 分离及切除阴道前后壁黏膜　分别将阴道前后壁黏膜作长方形或梯形切除，前壁的上界距尿道下 3cm 尿道膀胱沟处，下界距宫颈 2～3cm；后壁的上界距宫颈 2cm，下界距阴道口 1cm，两侧边界留有 1～2cm 的阴道黏膜，且前后两个长方形或梯形大小一致,便于对合。分离并切除阴道前后壁黏膜形成两个新鲜创面。

3. 缝合阴道前后壁切缘　可吸收线在宫颈外口 2cm 处间断褥式缝合阴道前后壁切缘黏膜,将宫颈、子宫包埋于穹窿顶端。

4. 阴道半封闭　丝线逐层间断褥式对合内翻缝合阴道前后壁的新鲜创面,同时用可吸收线间断缝合两侧保留的阴道黏膜,直到处女膜上阴道前后壁黏膜残端处。最后用可吸收线缝合尿道下与阴道口的创面。这样在阴道内就形成了一个前后闭合的纵隔,并将子宫回纳至盆腔。阴道两侧也形成了两个由黏膜构成的光滑的孔道,用来引流宫颈及宫腔的分泌物。

5. 手术结束　直肠指诊以明确有无缝线穿透直肠,视情况行膀胱镜检查以排除膀胱损伤。清点手术器械和纱布等物品,膀胱内留置导尿管,术毕。

六、术中注意事项及要点

1. 尿道下阴道黏膜保留的长度与术后尿失禁的发生率直接相关,尿道下阴道黏膜的分离不应超过尿道膀胱沟。通常保留尿道外口内 3cm 即尿道下沟水平的阴道黏膜,这样不仅可以尽量避免术后尿失禁或排尿方向的改变,而且同时为术后可能发生的压力性尿失禁预留抗尿失禁手术空间。对于术前存在压力性尿失禁者,可同时进行抗尿失禁手术。

2. 切开及分离阴道壁前,在阴道筋膜间隙注射肾上腺素稀释液或生理盐水,形成水垫便于分离阴道壁,减少出血及损伤。

3. 分离时应紧贴阴道黏膜,尽可能多地留下膀胱及直肠前筋膜,注意彻底止血。

4. 阴道半封闭术中,保留子宫时,两侧通常应保留宽约 1cm 的黏膜通道。保留太窄可能导致引流不畅,偶尔会造成子宫积脓等严重并发症,太宽则可能造成阴道前后壁之间的缝合面积减少,留下脱垂复发的隐患。

5. 手术结束前行直肠指诊以明确有无缝线穿透直肠,视情况行膀胱镜检查以排除膀胱损伤。

七、术中并发症及应对措施

盆底解剖结构复杂,前有膀胱、尿道,后有直肠,两侧毗邻输尿管,脱垂患者因器官膨出解剖结构变异大,且阴道空间狭小,不容易暴露手术野,因而较易发生损伤。术中视情况行膀胱镜检查以明确有无膀胱损伤,直肠指诊以明确有无穿透直肠。术中发现膀胱、直肠损伤应及时进行修补。

八、术后管理要点

密切监测生命体征;加强会阴切口护理,积极预防感染;术后应留置导尿管48~72 小时;术后 4~6 小时即可进流质饮食,术后 1 天可进食半流质饮食;注意床上多翻身,按摩下肢,早期下床活动,必要时使用药物预防深静脉血栓形成;术后避免提重物 3 个月；术后 3 个月门诊复查。

（彭冬先）

盆底重建术

腹腔镜阴道骶骨固定术联合全子宫＋双侧附件切除术

（手术等级：4 级）

腹腔镜阴道骶骨
固定术联合全子
宫＋双侧附件切
除术（视频）

一、适应证

1. 以中盆腔缺陷为主的盆腔器官脱垂，POP-Q 评估为Ⅲ度及以上。

2. 有症状的 POP-Q 评估为Ⅱ度及以上阴道穹窿脱垂。

3. 盆腔脏器脱垂术后阴道顶端脱垂复发（有症状，且 POP-Q 评估为Ⅱ度及以上）。

二、禁忌证

1. 严重的内外科合并症不能耐受手术。

2. 凝血功能障碍。

3. 盆腔炎症性疾病和阴道炎急性发作期。

4. 严重的阴道溃疡。

5. 多次盆腹部手术史和严重盆腹腔粘连。

6. 年轻和需要保留生育功能。

三、术前特殊性检查

仔细询问排尿、排便、性功能状况，建议使用盆底功能影响问卷简表、盆腔器官脱垂及尿失禁性生活问卷、隐匿性尿失禁筛查试验评估。除外宫颈、阴道和子宫内膜病变。

四、术前准备

1. 患者准备（心理准备、肠道和阴道准备、常规术前检查）。

2. 手术室准备。

3. 手术人员准备（术者具备 4 级手术资质并能够处理术中并发症、手术助手具备 2～3 级手术资质）。

4. 良好的医患沟通，包括详细告知手术相关严重并发症。

五、手术主要步骤

1. 气管插管全身麻醉成功后，取脐上 3～5cm 处为入镜孔，建立气腹。

2. 左髂前上棘上 2cm 处、左侧脐旁开 3～4cm 处、右侧麦氏点放置 5mm Trocar 穿刺，进入腹腔。

3. 暴露右侧结肠旁间隙，确认右侧输尿管走行，纵行打开骶岬前腹膜，暴露骶前区域。

4. 沿右侧宫骶韧带内侧打开侧腹膜至阴道穹窿处，分离直肠阴道间隙 3～4cm。

5. 对于要求不保留子宫患者按常规行全子宫切除术，或同时行双侧附件切除术。对于阴道顶端缺陷的纠正，一般认为分离阴道顶端黏膜距离穹窿 3cm 即可。但视脱垂的程度，前壁网片可放在膀胱尿道的连接处，后壁网片最低可放在会阴体。

6. 选择大孔单股编织的聚丙烯合成网片（最好选用轻型材质），将其设计、剪裁成 Y 形，宽度 3cm（视脱垂的程度而定长度）。经阴道或腹腔镜用 0/3 可吸收线或不可吸收线将网片分别间断缝合固定于阴道前后壁肌层。注意不可吸收线不能穿透阴道黏膜层。

7. 用不可吸收线将网片另一端间断缝合固定于 S_1 椎体前方前纵韧带上，缝合深度应包含前纵韧带全层，并将网片充分展平，一般需 2～3 针。

8. 创面彻底止血，可吸收线关闭侧腹膜，将网片包埋于腹膜后。

9. 标本送病理检查，记录术中情况。

六、术中注意事项及要点

1. 网片悬吊固定后阴道无过多张力，C 点达 –6cm 以上。

2. 注意各个解剖间隙，操作轻柔，减少出血。

3. 术后拔除导尿管后测定残余尿量，评估自主排尿功能。

七、术中并发症及应对措施

1. 术中出血　小血管电凝止血，大血管缝合止血，勿用力提拉缝线，避免扩大破口。必要时开腹。

2. 膀胱、输尿管、肠道损伤　请相关科室台上会诊。

八、术后管理要点

1. 监测生命体征、预防感染、营养补充、关注近远期并发症。

2. 绝经后阴道黏膜薄者建议术后开始使用局部雌激素制剂，每周 2 次，使用 6 个月以上。

3. 术后 3 个月内避免提重物、便秘等增加腹压的情况。禁性生活和盆浴 3 个月。

4. 指导规律随访。

（王　刚　谢　咏）

031104

腹腔镜子宫骶骨
固定术(视频)

腹腔镜子宫骶骨固定术

(手术等级:4级)

一、适应证

复发性前中后盆腔脱垂、阴道窄小。

二、禁忌证

基础疾病状态不适合手术、严重生殖道炎症等。

三、术前特殊性检查

1.妇科检查明确外阴、阴道及宫颈有无病变,充分评估子宫脱垂及阴道前后壁脱垂的严重程度。

2.盆腔超声检查明确子宫及双侧附件情况,明确盆腔有无其他占位性病变。

3.如合并尿失禁行尿动力学检查,评估患者是否存在压力性尿失禁,不合并尿失禁者,建议行尿流率检查。

4.其他有内外科合并症者,进行相应的检查,并完善相关科室会诊。

四、术前准备

充分告知患者病情;合并其他系统基础疾病者,术前应充分评估手术风险,必要时需组织 MDT;患者签署手术知情同意书;完善术前各项检查;手术备血;肠道准备及阴道准备。

五、手术主要步骤

1.一般准备 患者取膀胱截石位,气管插管全身麻醉后,常规消毒铺单,留置导尿管。

2.放置 Trocar 腹腔穿刺建立气腹(压力 12mmHg),分别于脐部(10mm)、右侧脐旁(5mm)及双侧下腹(5mm)放置 Trocar,探查盆腹腔脏器情况。

3.下推膀胱 弧形剪开膀胱腹膜反折,分离膀胱宫颈间隙,完全暴露宫颈及阴道上 1/3。

4.解剖骶前区 将患者向左侧倾斜 30°,充分暴露骶前间隙,于右侧直肠旁骶骨前剪开后腹膜,打开达双侧骶韧带附着处,分离宫颈直肠间隙,暴露骶骨 S_1 前方的前纵韧带。

5.宫颈固定 采用 1-0 不可吸收线将网片中央部分横向缝于宫颈及阴道前壁,将两侧网片从前向后经阔韧带无血管区穿出后固定宫颈后壁。采用 1-0 不可吸收线将网片一端纵向缝合在宫颈及阴道后壁。

6. 骶前固定　采用 1-0 不可吸收线在 S_1 水平间断缝合前纵韧带 2～3 针。

7. 关闭腹膜　采用 1-0 可吸收线连续缝合关闭后腹膜（自骶前向下至网片与子宫骶韧带附着处）及膀胱腹膜反折。

8. 术后检查　检查网片使阴道保持轻微的张力，宫颈位于正常解剖位置，避免过度牵拉阴道顶端。

六、术中注意事项及要点

1. 腹腔镜 Trocar 布局要利于手术操作。

2. 分离膀胱宫颈和直肠宫颈间隙时，要注意避免损伤膀胱和直肠。

3. 辨识双侧输尿管的走行，避免手术损伤输尿管，尤其在术中容易发生输尿管损伤的部位：①缝合宫骶韧带时，输尿管在宫骶韧带外侧上缘走行；②分离右侧后腹膜时注意辨明右侧输尿管走行。

4. 打开骶前腹膜时应上提腹膜以免伤及下方髂总静脉。手术应充分分离、选择无血管区进行穿刺缝合。

七、术中并发症及应对措施

1. 输尿管损伤　熟悉右侧输尿管走行，如损伤可行输尿管端端吻合或留置输尿管支架。

2. 膀胱损伤　术前留置导尿管，尤其对于粘连患者分离膀胱宫颈间隙时手法应轻柔，如损伤，则行膀胱修补术。

3. 肠道损伤　术中注意辨识清楚乙状结肠走行并将其游离后拉向侧方以避免损伤，如损伤，可行乙状结肠修补术。

4. 出血　最常见的部位在骶前血管，止血较困难。可试用缝合、银夹夹闭、烧灼或骨蜡等止血。如果无效，可以用无菌的不锈钢止血钉。

八、术后管理要点

严密观察阴道出血量、色、性质，观察外阴和会阴部有无渗血、渗液、血肿等。保持外阴部清洁与干燥。术后次日拔除导尿管，顺利排尿多次后测残余尿量。术后 2 天行盆腔超声检查。

（任　常　朱　兰）

经阴道骶棘韧带固定术

（手术等级：4 级）

经阴道骶棘韧带
固定术（视频）

一、适应证

1. 子宫切除术后，阴道穹窿脱垂。

2. 中 - 重度子宫脱垂、阴道前后壁膨出，POP-Q 评估为Ⅲ～Ⅳ度。

3. 主韧带和骶韧带明显松弛、薄弱，无法起支持作用。

4. 年轻的子宫脱垂患者，要求保留子宫，也可将骶韧带和主韧带固定于骶棘韧带上，达到保留子宫的目的。

二、禁忌证

生殖道急性炎症、阴道溃疡、阴道狭窄、基础疾病状态不适合手术。

三、术前特殊性检查

1. 妇科检查　评估盆腔骨和软组织的解剖结构，检查外阴、阴道及宫颈有无病变。

2. 宫颈脱落细胞学及 HPV 检查　于 1 年内进行宫颈 TCT 及 HPV 检查，以排除隐匿性宫颈恶性肿瘤，如有异常，需行阴道镜＋宫颈组织活检。

3. 盆腔超声检查　明确子宫及双侧附件情况，明确盆腔有无其他占位性病变。

4. 盆腔 MRI 检查　明确子宫、阴道前后壁及穹窿的脱垂情况，评估手术方式。

5. 其他　年龄大者(>60 岁)完善头部 CT、心脏超声、肺功能检查及下肢静脉超声检查，其余检查酌情安排；有内外科合并症者，进行相应的检查，并完善相关科室会诊。

四、术前准备

充分告知患者病情，评价绝经后妇女的雌激素状态，如果阴道上皮菲薄或血运差，应考虑全身或局部雌激素治疗；合并其他系统基础疾病，或病变累及其他系统者，术前应充分评估手术风险，必要时需组织 MDT；患者签署手术知情同意书；完善术前各项检查；手术备血；肠道准备及阴道准备。

五、手术主要步骤

1. 一般准备　患者取膀胱截石位，麻醉后，常规消毒铺单，留置导尿管。

2. 阴式子宫切除　按常规方法阴式切除子宫，要求保留子宫者免除此步骤。

3. 水分离　钳夹阴道后穹窿，若保留子宫，钳夹宫颈后唇下方 1cm 处、阴道外口内侧 1～2cm 处皮肤、黏膜交界及两者中点。提拉阴道后壁，钳夹阴道后壁中线部位，于阴道后壁黏膜下直肠旁与盆壁间隙内注入生理盐水 200～300ml，使用长针头边进针边推注，以达到液性分离的目的。

4. 分离直肠侧间隙　纵行切开阴道后壁黏膜约 4cm，拉钩将直肠拉向患者左侧，钝性打孔或尖头止血钳穿过直肠隔，进入右直肠旁间隙(图 3-11-1)，即坐骨棘部位，扩大分离范围，暴露骶棘韧带，该韧带位于直肠间隙侧壁的尾骨肌内(图 3-11-2)。

5. 固定骶棘韧带　充分暴露骶棘韧带后，用不可吸收线将阴道穹窿的骶韧带和主韧带残端缝合在坐骨棘内侧的骶棘韧带上，第一针缝合固定在坐骨棘内侧 1.5～

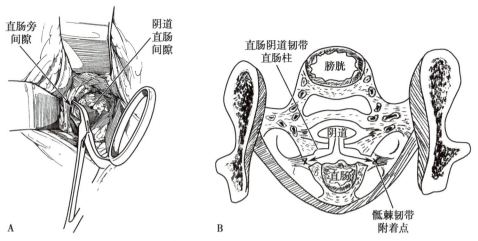

图 3-11-1　止血钳穿过直肠隔,进入右侧直肠旁间隙
A. 止血钳穿过直肠隔,进入右侧直肠旁间隙;B. 止血钳穿过路径。

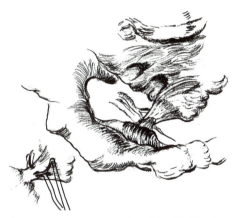

图 3-11-2　尾骨肌深部骶棘韧带的部位
在坐骨棘后方是坐骨神经和阴部动脉。

2.0cm 处,第二针在第一针内侧 0.5～1.0cm 处,缝合深度 0.3～0.5cm,缝合骶棘韧带时进针的深浅、距离要合适(图 3-11-3)。现亦使用改制骶棘韧带缝合器或应用 Deschamps 缝合器及 Shut 缝合打孔器(图 3-11-4、图 3-11-5),可使缝合简单易行,受操作习惯及左侧有乙状结肠的影响,多数选用右侧骶棘韧带固定术进行缝合。如阴道顶端足够宽,也可行双侧骶棘韧带固定术。

6. 缝合阴道壁　冲洗阴道,检查无活动性出血后,用可吸收线间断缝合阴道后壁。

7. 阴道填塞　消毒阴道,填塞Ⅲ型皮肤消毒液(安尔碘)纱布。

185

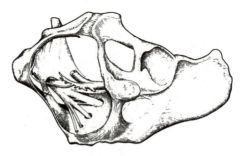

图 3-11-3 尾骨肌和骶棘韧带的外科解剖

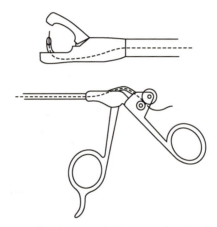

图 3-11-4 Shut 缝合打孔器, 虚线所示通过这些器械的缝合途径

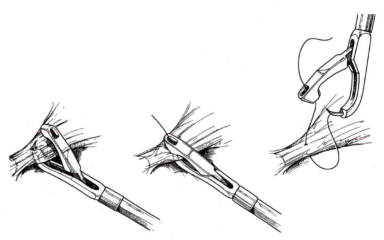

图 3-11-5 打孔器针尖穿过骶棘韧带, 打孔器闭合表明推进缝线, 然后取出张开的器械, 即可收回缝线的游离末端

8. 手术结束　清点手术器械和纱布等物品,术毕。

六、术中注意事项及要点

骶棘韧带固定术有两个难点:一是骶棘韧带的分离与暴露;二是缝合。

骶棘韧带的分离与暴露:骶棘韧带靠近盆腔后壁,位置较深,暴露的途径有两种,分别为前腹膜和后腹膜。前腹膜途径通过分离耻骨后间隙暴露骶棘韧带;后腹膜途径中,阴式手术需要阴道后壁切口,穿过直肠侧窝,钝性分离韧带内侧的直肠旁间隙,暴露骶棘韧带。对于合并压力性尿失禁和阴道前壁膨出的患者,由于需要同时进行相关的手术,故选择前腹膜途径更方便;而在阴式手术中,后腹膜途径则更常用。

缝合:骶棘韧带的缝合深度必须合适。缝合过浅可造成强度不够,易发生撕裂导致手术失败;缝合过深易损伤坐骨神经和血管。缝合深度以穿过骶棘韧带的2/3厚度最为适宜,缝针穿过后可提拉缝线,此时缝线无法从骶棘韧带上撕脱。缝合阴道顶端时,术者将左手伸入阴道,上抬一侧侧穹窿,不可吸收线穿过阴道壁,缝合深度必须足够,需穿过阴道黏膜下层,但不缝穿黏膜层。对保留子宫者,上抬侧穹窿后,缝线穿过宫骶韧带宫颈附着处,缝合张力必须合适,以缝合后手触阴道顶端无明显张力为佳。

七、术中并发症及应对措施

1. 神经损伤　主要为坐骨神经、阴部神经的分支损伤,多为自限性,可为一过性,或数天内自然好转,少数需数月才好转,严重者需拆除缝线。

2. 血管损伤　通过局部压迫、结扎,介入血管栓塞,开腹行髂内动脉结扎,请血管外科医生进行修补等处理。

3. 直肠损伤　需及时修补。

八、术后管理要点

合理支持治疗,积极预防感染;术后应留置阴道纱布24小时、留置导尿管48小时;术后卧床及不能尽早下床活动者,注意床上翻身、下肢按摩;术后避免长期增加腹压的动作。

（宋　悦　夏志军）

经阴道全子宫切除＋阴道骨盆漏斗韧带悬吊术

（手术等级:4级）

031106

经阴道全子宫切除术＋阴道前后壁修补术＋阴道骨盆漏斗韧带悬吊术(视频)

一、适应证

子宫脱垂伴前后阴道壁膨出。

二、禁忌证

1. 基础疾病状态不适合手术。

2. 泌尿生殖道炎症。

3. 可疑或确诊生殖道恶性肿瘤。

4. 可疑妊娠。

三、术前特殊性检查

1. 妇科检查　明确子宫脱垂及阴道前后壁膨出的程度（屏气试验），检查外阴、阴道有无病变，检查宫颈的形态、大小、溃疡、感染等情况。将子宫还纳，行双合诊明确子宫大小、表面情况、活动度及与周边组织的关系，附件区有无包块。直肠指诊排除肠疝。检查盆底肌肉力量。膀胱充盈时，咳嗽试验观察有无压力性尿失禁。

2. 宫颈脱落细胞学检查和 HPV 检测　于 1 年内进行宫颈 TCT 及 HPV 检测，以排除隐匿性宫颈恶性肿瘤和高危型 HPV 感染。

3. 盆腔超声检查　明确子宫及双侧附件情况，明确盆腔有无其他占位性病变。

4. 其他　年龄大（>60 岁）者完善心脏超声、肺功能检查及下肢静脉超声检查，其余患者酌情安排；有内外科合并症者，进行相应的检查，并完成相关科室会诊。

四、术前准备

1. 术前彻底治愈营养不良、贫血、慢性支气管炎、习惯性便秘等，以防止手术失败或术后复发。

2. 检查并治愈尿路感染、生殖道急性 / 亚急性感染、慢性溃疡等，防止术后感染并发症。

3. 老年绝经后妇女或雌激素不足者，术前宜局部使用雌激素软膏 2～3 周。

4. 合并其他系统基础疾病的患者，术前应充分评估手术风险，必要时需组织MDT；患者签署手术知情同意书；完善术前各项检查；手术备血；肠道准备及阴道准备。

五、手术主要步骤

1. 一般准备　患者取膀胱截石位，硬腰联合麻醉后，常规消毒铺单。

2. 导尿　金属导尿管插入膀胱导尿，并确定膀胱与宫颈的分界处。

3. 切开阴道黏膜　于宫颈膀胱沟下方约 0.5cm 处黏膜下注射（1∶20）稀释的垂体后叶素形成水垫后，冷刀横行切开该处的阴道前壁黏膜。

4. 分离膀胱阴道间隙　向两侧扩大宫颈膀胱沟处的间隙，并沿宫颈前壁向头侧分离，直至膀胱腹膜反折处，将膀胱充分上推后，打开膀胱腹膜反折。经该间隙置入带有尾纱的棉垫进入盆腔阻挡肠管下降，创造安全的手术野。

5. 扩大宫颈切口　冷刀沿着原切口绕宫颈切开宫颈侧壁及后壁的黏膜层。

6. 分离直肠阴道间隙　组织钳钳夹宫颈后唇将宫颈上提，以暴露宫颈后壁切缘；组织钳钳夹宫颈后壁切缘并向下牵拉，剪刀锐性结合手指钝性向头侧分离部分直肠阴道间隙。

7. 主韧带处理　待膀胱宫颈间隙和直肠宫颈间隙都充分分离后，精细分离宫颈切缘 3 点和 9 点处的宫颈旁组织，血管钳钳夹后切断缝扎；补充分离宫颈旁组织直至宫旁主韧带组织暴露。血管钳再次紧贴宫颈组织钳夹部分主韧带后予以切断；其间补充分离直肠宫颈间隙，直至可以切开直肠子宫腹膜反折为止。

8. 血管钳紧贴宫体部钳夹并切断子宫骶韧带，采用 1-0 可吸收线缝扎两侧骶韧带和主韧带后保留缝线并固定于体外备用。

9. 分离至宫角时，巾钳将宫体前部拉出阴道口，暴露左侧附件区，采用 Ligasure 钳夹凝闭左侧骨盆漏斗韧带，切除后予以 1-0 可吸收线牢靠缝扎止血，同时将缝线置于体外；同法处理右侧骨盆漏斗韧带。

10. 组织钳钳夹双侧宫角部并予以切断及双侧缝扎止血，自此子宫离体，将其取出。

11. 检查手术创面未见出血后，取出盆腔内纱布，采用 2-0 可吸收线连续缝合前后腹膜切缘后将两侧骶韧带和主韧带连接处预留缝线进行交叉打结加固盆底。

12. 将骨盆漏斗韧带留置体外的缝线进行穿针，并穿过阴道左右两侧角部，再次将缝线固定于体外。

13. 采用 1-0 可吸收线连续缝合阴道断端，然后将预留在阴道两侧角部的可吸收线进行打结收紧，上提阴道顶端。

14. 手术结束　再次探查宫颈阴道无活动性出血，直肠指诊直肠肛门黏膜无透线，留置导尿管导尿。清点手术器械和纱布等物品，阴道塞入碘伏纱布压迫止血，术毕。

六、术中注意事项及要点

1. 分离宫颈膀胱间隙及宫颈直肠间隙时，注意层次清晰避免损伤。

2. 手术创面出血可采用电凝止血或 3-0 可吸收线"8"字缝合止血。

3. 钳夹和切断宫旁组织时注意进行充分分离，避免损伤输尿管组织。

4. 双侧骨盆漏斗韧带断端缝扎务必牢靠。

5. 阴道两侧角部打结时要注意避免过松，影响阴道顶端修复的效果。

6. 术后要注意肛门探查及观察尿液颜色，排除损伤。

七、术中并发症及应对措施

1. 膀胱损伤与直肠损伤　分离过程中手法应轻柔，避免损伤尿道、膀胱与直肠。若可疑损伤，可向膀胱内注射亚甲蓝并进行直肠指诊。如发现邻近脏器损伤，则行相应修补术。

2．术中注意膀胱截石位时，避免角度过大引起肌肉、韧带及神经的损伤。

八、术后管理要点

1．应预防术后出血及抗感染治疗。术毕阴道内放置纱布压迫，24小时取出。便后外阴擦洗。阴道内有感染性分泌物出现时，需进行细菌培养及阴道碘伏轻柔擦洗。

2．根据手术情况放置导尿管3～5天，至患者可自行排尿为止。

3．术后5天内半流质饮食，控制排便。患者开始排便后必要时给予缓泄剂，使大便软化后排出。

4．合理营养支持治疗。

5．术后卧床及不能尽早下床活动者，注意床上翻身、下肢按摩和气压治疗预防血栓。

6．术后3个月避免重体力劳动、便秘，以免影响手术效果。

7．注意追踪术后病理检查结果，避免漏诊宫颈及子宫内膜的病变。

（王沂峰　陈高文）

植入合成网片的改良盆底重建术

（手术等级：4级）

植入合成网片的
改良盆底重建术
（视频）

一、适应证

脱垂术后复发；60岁以上的初治POP-Q评估Ⅲ～Ⅳ度。

二、禁忌证

拟妊娠或妊娠期；术前即有慢性盆腔痛或性交痛。年轻、性生活活跃者慎重选择。

三、术前特殊性检查

1．妇科检查明确外阴、阴道及宫颈有无病变，按照POP-Q充分评估子宫脱垂及阴道前后壁脱垂的严重程度。

2．盆腔超声检查明确子宫及双侧附件情况，明确盆腔有无其他占位性病变。

3．如合并尿失禁行尿动力学检查，评估患者是否存在压力性尿失禁；不合并尿失禁者，建议行尿流率检查。

4．其他有内外科合并症者，进行相应的检查，并完善相关科室会诊。

四、术前准备

充分告知患者病情；合并其他系统基础疾病者，术前应充分评估手术风险，必要时需组织 MDT；患者签署手术知情同意书；完善术前各项检查；手术备血；肠道准备及阴道准备。

五、手术主要步骤

1. 一般准备　患者取膀胱截石位，气管插管全身麻醉后，常规消毒铺单，留置导尿管。

2. 分离前壁　在膀胱阴道间隙注射稀释肾上腺素（1∶500），充分水分离后由距尿道外口下方 3cm 处向阴道顶端纵行切开阴道前壁黏膜长 3～4cm。锐性分离使耻骨宫颈筋膜保留在切开的阴道壁上，直至达到坐骨棘水平，触及双侧闭孔内肌和肛提肌腱弓。

3. 皮肤穿刺　浅带穿出点为双侧生殖股皮皱尿道外口水平；深带穿出点为大腿内侧，位于前一个标志点外侧 1cm、下方 2cm。特殊的闭孔穿刺针穿 10 号丝线后从闭孔内肌腱弓内侧（近耻骨侧）约 1cm 处向浅带皮肤切口方向穿刺。手指在阴道内指引，确保穿刺方向。穿透皮肤后，钩出丝线，取出穿刺针。深带穿刺部位在肛提肌腱弓距离坐骨棘约 3cm 处。

4. 固定前路网片　通过牵拉将网片在阴道膀胱间隙内展平；网片尾端缝合固定在膀胱颈，头端缝合固定在宫颈旁环上。修剪皮肤切口处网片后缝合切口。

5. 分离后壁　距穹窿 3cm 处直肠阴道间隙注射稀释肾上腺素生理盐水，自阴道顶端向阴道中段纵行切开阴道后壁黏膜。钝性和锐性结合分离阴道黏膜直到触及双侧坐骨棘。

6. 皮肤穿刺　肛门外 3cm、下 3cm 为后部切口标志。特殊的后路穿刺针穿 10 号丝线后依次穿过坐骨肛门窝、骶棘筋膜，并在接近坐骨棘的部位穿过坐骨棘筋膜。穿刺过程中手指始终在直肠内进行指引，避免损伤。

7. 固定后路网片　将两条网片分别缝合在双侧宫骶韧带上，随后将两条网片缝合到阴道顶端。

8. 术后检查　保证网片无张力，修剪皮肤切口处的网片，缝合切口。

六、术中注意事项及要点

分离膀胱阴道和直肠阴道间隙时，要注意避免损伤膀胱和直肠。

七、术中并发症及应对措施

1. 输尿管损伤　熟悉右侧输尿管走行，如损伤可行输尿管端端吻合或留置输尿管支架。

2. 膀胱损伤　术前留置导尿管，尤其对于粘连患者分离膀胱宫颈间隙时手法应轻柔，如损伤，则行膀胱修补术。

3. 肠道损伤　进行后路穿刺时注意手指在直肠内作指引并将直肠向穿刺的对侧牵拉以避免损伤，如损伤，可行直肠修补术。

八、术后管理要点

严密观察阴道出血的量、颜色、性质,观察外阴和会阴部有无渗血、渗液、血肿等。保持外阴部清洁与干燥。术后次日取出阴道纱条,拔除导尿管,顺利排尿多次后测残余尿。术后2天行盆腔超声检查。注意双下肢及臀部疼痛情况。

(任　常　朱　兰)

第二节　压力性尿失禁手术

腹腔镜耻骨后膀胱颈悬吊术(Burch 手术)

(手术等级:4级)

031108

腹腔镜耻骨后
膀胱颈悬吊术
(Burch 手术)
(视频)

一、适应证

1. 压力性尿失禁尤其尿道下移。

2. 以压力性尿失禁为主的混合性尿失禁。

3. 盆腔器官脱垂合并压力性尿失禁在腹腔镜下盆底修复手术时同步抗尿失禁手术。

4. 无腹腔镜手术禁忌证。

二、禁忌证

1. 存在尿道内括约肌功能缺陷但无尿道过度活动的尿失禁。

2. 凝血功能障碍。

3. 未完成生育的尿失禁。

4. 有腹腔镜手术禁忌证。

5. 急性尿路感染。

6. 急性生殖道炎症期。

三、术前特殊性检查

1. 实验室检查　血常规、凝血功能、电解质、尿常规、白带常规、支原体和衣原体及阴道分泌物细菌培养等。

2. 尿失禁特殊检查　诱发试验、膀胱颈抬举试验、棉枝试验、阴蒂反射和肛周反射等。

3. 影像学检查　心脏超声和肺功能检测(年龄 >60 岁)盆底超声检查,必要时膀胱造影等。

4. 尿动力学检查　了解膀胱功能及尿道括约肌功能。

5.膀胱镜和尿道镜检查（必要时）。

四、术前准备

充分告知患者病情，如可能出现术中膀胱损伤、尿道损伤及术后手术部位血肿形成、排尿困难、尿频、尿急、尿失禁症状无改善、尿路感染、尿瘘等。术前给予抗生素预防感染；术前暂禁性生活 3 天，术后暂禁性生活 1 个月。

五、手术主要步骤

耻骨后膀胱颈悬吊术（Burch 手术）分开腹和腹腔镜路径，腹腔镜路径包括经腹腔和腹膜外两种。

以下介绍腹腔镜经腹腔耻骨后膀胱尿道悬吊术（Burch 手术）。

1.腹腔镜置入　在持续全身麻醉下，患者膀胱截石位，常规外阴冲洗、消毒，腹部手术野消毒铺单，留置导尿管，取脐窝上缘横切口，长 12mm，穿刺气腹针，形成 CO_2 气腹，患者取头低臀高位 20°，放置 11mm Trocar，置入腹腔镜，腹腔镜下暴露及探查盆腔。

2.穿刺辅助通道　在脐窝下方约 3.0cm 腹正中线各向两侧旁开约 5cm 处分别作 5mm 口径穿刺孔，左侧旁穿刺孔下 5cm 再作一个口径 5mm 穿刺孔，形成三个操作通道。

3.打开耻骨后间隙　经导尿管注入膀胱 100ml 亚甲蓝稀释液显示膀胱区域界线，在膀胱底上缘 2cm，采用单极电刀或超声刀自一侧脐侧韧带至另一侧脐侧韧带之间打开腹膜，钝性向下分离耻骨后间隙并打开，充分暴露耻骨、双侧耻骨梳韧带、直达膀胱颈和膀胱侧间隙。

4.缝合悬吊膀胱颈　主刀左手示指和中指置于阴道内，将尿道与膀胱连接部右侧抬高，通过双腔导尿管的气囊辨认膀胱颈与尿道连接部位，镜下钝性向内上方推开膀胱颈及膀胱组织，采用 2/0 号不吸收线，在膀胱颈与尿道连接部距膀胱颈外旁开 1cm 处缝合阴道右侧壁全层（不透过阴道黏膜层），出针后在其对应部位全层缝合同侧耻骨梳韧带，每侧缝合两针，针间距离约 1cm，结扎缝线松紧度的调整以盆筋膜腱弓高度为参照点，使膀胱颈与尿道不形成锐角为宜，可腔内打结或腔外打结。左侧同法操作。

5.膀胱镜检查　用膀胱镜（70°）检查膀胱及尿道，确认膀胱有无损伤及缝线，确定膀胱颈位置。

6.关腹　用可吸收线连续缝合腹膜关闭耻骨后间隙，镜下温生理盐水冲洗盆腔、充分止血。拔出套管及腹腔镜，分别缝合 4 个小切口。

六、术中注意事项及要点

1.分离耻骨后间隙时，膀胱内注入稀释亚甲蓝显示膀胱界线，腹膜打开过程中,尽可能朝向前腹壁,以避免膀胱损伤。

2. 暴露膀胱颈及尿道旁组织时,注意避免阴道侧旁静脉丛损伤。缝合阴道侧壁时,因阴道侧旁静脉丛血管丰富,注意避免缝合时损伤,一旦损伤静脉马上打结,提起阴道壁可以控制出血,也可选择双极电凝止血。

3. 打结方法有腔内打结和腔外打结两种,若选择腔外打结,则3个操作通道中选择1个通道为10mm穿刺通道,以5mm转换器和推结器腔外打结。

4. 结扎松紧度以上提阴道前壁恢复原解剖位置,使膀胱颈与尿道不形成锐角为宜,避免打结过紧导致术后排尿困难。

七、术中并发症及应对措施

1. 膀胱损伤 当打开耻骨后间隙时,容易损伤膀胱,应在打开腹膜前膀胱内注入亚甲蓝,镜下显示膀胱的界线,钝性加锐性分离耻骨后间隙过程中避免损伤膀胱。一旦损伤,台上用2/0可吸收线分两层缝合膀胱壁。术后常规行膀胱镜检查,若Burch线穿透膀胱黏膜,则应剪除,重新缝合。

2. 血肿 分离膀胱颈及尿道旁暴露阴道侧旁间隙时,因阴道侧旁静脉丛丰富,损伤后易形成血肿。如果创面渗血,术后可在耻骨后间隙内放置引流管。

3. 术后排尿困难 膀胱颈悬吊时缝线过紧会使膀胱颈与尿道近端成角,造成术后排尿困难。持续排尿困难,需尿动力学检查进行尿路及膀胱功能再评估,确定尿道出口梗阻则拆除缝线。术后短期内排尿困难也可能是膀胱颈和尿道水肿所致,可重新留置导尿管3～7天。

4. 感染 术后存在尿路感染及耻骨后间隙血肿后合并感染的风险,应给予广谱抗生素预防感染。

八、术后管理要点

术后3个月禁止性生活、避免腹压增高的重体力劳动、避免阴道放药和阴道冲洗、及时处理咳嗽和便秘,适当的膀胱训练。

(张晓薇)

经阴道无张力尿道中段悬吊带术

（手术等级：3级）

经阴道无张力尿道
中段悬吊术（视频）

一、适应证

尿动力学检查确诊为压力性尿失禁,膀胱感觉和容量均正常,尿液正常,实施尿动力学检查膀胱充盈时腹压增加,但无逼尿肌收缩状态下出现不自主漏尿状况。

二、禁忌证

1. 神经系统病变。
2. 阴道手术禁忌。
3. 存在严重妇科疾病、脏器合并症。
4. 存在恶性肿瘤疾病。
5. 妊娠、哺乳。
6. 手术治疗依从性及配合度较差。

三、术前特殊性检查

1. 尿动力学检查　确诊为压力性尿失禁，排除紧迫性尿失禁、逼尿肌或外括约肌不稳定性尿失禁等。
2. 测量膀胱容量　如小于 300ml 或大于 800ml，则禁止进行任何张力性尿失禁手术。
3. 膀胱尿道造影　了解尿道角度为 I 型或 II 型，分型可影响 SUI 患者的手术选择，了解尿道、膀胱及膀胱颈位置的改变和尿道活动度。
4. 指压试验　预测手术后疗效，如试验阴性，其手术矫正效果较好。
5. 尿常规检查　了解有无尿路感染。

四、术前准备

充分告知患者病情；合并其他系统基础疾病，或病变累及其他系统者，术前应充分评估手术风险，必要时需组织 MDT；患者签署手术知情同意书；完善术前各项检查；对于绝经后或雌激素水平低下而出现的压力性尿失禁，可经阴道局部用雌激素软膏或口服药物；阴道准备。

五、手术主要步骤

1. 一般准备　患者取膀胱截石位，麻醉（连续硬膜外麻醉或全身麻醉）后，导尿，常规手术野消毒铺单。
2. 手术切口　妇科检查，探查盆腔情况。在尿道外口上方 2cm 位置画一条水平线，并延伸至患者腹股沟处，将延长线与腹股沟交点位置作为出针口；距尿道外口后方约 1.5cm 处向后作一个直径约 0.5cm 纵切口，切开阴道前壁，作为手术进针口。
3. 穿刺　用组织剪将切口两侧阴道黏膜、尿道间隙钝性分离，直至穿破闭孔膜，将螺形引导器沿剪刀方向插入，引导 TVT-O 穿刺针穿入闭孔内肌、闭孔膜及闭孔外肌，旋转引导器手柄，使引导针紧贴耻骨降支穿出皮肤切口，引导吊带经皮肤切口拉出。对侧同法处理。

4. 放置吊带 将吊带定位于尿道中段下方，用组织剪插入吊带与尿道之间，轻轻拉紧吊带，调整吊带松紧度使组织剪能在吊带与尿道之间自由进出，观测吊带是否展平，在无张力下是否处于尿道中段后方，紧贴腹股沟皮肤剪去多余网片吊带，用可吸收线连续（锁扣）缝合阴道切口。

5. 手术结束 使用碘伏浸湿的纱布填塞阴道腔压迫止血处理，并实施双侧大腿根部敷贴处理，术毕。

六、术中注意事项及要点

避免发生膀胱穿孔，主要是术中引导针的走向应尽量贴近耻骨，同时以导尿管控制膀胱颈方向，或术中行膀胱镜检查。

七、术中并发症及应对措施

1. 膀胱穿孔 主要是因为引导针穿破膀胱而引起。一旦发生，留置导尿至少5天。

2. 血管损伤 常见的是术后发生耻骨后血肿，可行保守性治疗。患者在术后应常规行超声检查以排除血管损伤。

3. 排尿障碍 一般认为排尿障碍的发生可能与手术局部组织血肿和水肿形成、吊带悬吊过紧及逼尿肌收缩乏力有关。治疗上，大多数尿潴留或排尿困难在通过扩张尿道、药物治疗和延长导尿管置放时间后均可得到解决。如持续4～6周仍存在尿潴留，除外逼尿肌乏力，则可能需要手术松解吊带或间歇性自身清洁导尿。

4. 吊带暴露和侵蚀 吊带暴露多为吊带磨损阴道黏膜表面而外露，可引起阴道分泌物增多、出血，腹股沟区放射性疼痛和性交痛。初始治疗是采取保守性措施，可行阴道雌激素局部治疗等。如症状持续存在则需进行手术治疗，手术方法包括阴道上皮再对合、切除可触及的吊带、部分/全部取出吊带。

5. 下肢疼痛 下肢疼痛是经闭孔路径悬吊带术特有的并发症，表现为腹股沟或大腿内侧疼痛。目前普遍认为TVT-O后出现大腿内侧及腹股沟区的疼痛不适可能与术中损伤或压迫闭孔神经后支分支和穿刺损伤大腿内侧肌群有关，因神经分支个体差异较大，手术损伤难以避免，因而疼痛问题难以避免，但随着时间的推移可以得到改善。腹股沟疼痛的治疗主要是进行冰敷和应用非甾体抗炎药，一般术后1年疼痛基本完全缓解；对于疼痛持续存在的患者，应予以拆除吊带，但存在压力性尿失禁复发的风险。

八、术后管理要点

术后实施常规抗感染治疗，并在术后48小时将导尿管拔除，将纱布取出，鼓励患者自主排尿。

（李佩玲）

经阴道耻骨降支生物网片无张力尿道中段悬吊术

（手术等级：3级）

031110

经阴道耻骨降支生物网片无张力尿道中段悬吊术（视频）

一、适应证

重度压力性尿失禁，或经非手术治疗效果不佳及依从性不好的轻-中度压力性尿失禁。

二、禁忌证

1. 阴道手术禁忌。

2. 如果患者存在以急迫性尿失禁为主的混合性尿失禁，如物理治疗效果不佳，也可行手术治疗。

3. 合并尿道阴道瘘、肿瘤尿道侵蚀且未获得有效治疗。

4. 合并逼尿肌功能减退、尿潴留、膀胱容量小。

三、术前特殊性检查

1. 阴道分泌物检查、尿常规检查。

2. 尿动力学检查　被确诊为压力性尿失禁，排除逼尿肌功能减退及急迫性尿失禁。

3. 测量膀胱容量　如小于 300ml 或大于 800ml，则禁止进行任何张力性尿失禁手术。

4. 膀胱尿道造影　如有泌尿系统肿瘤、输尿管梗阻、积水扩张等先行治疗，了解尿道角度为Ⅰ型或Ⅱ型，分型可影响 SUI 患者的手术选择，了解尿道、膀胱位置及膀胱颈位置的改变和尿道活动度。

5. 指压试验　预测手术后疗效，如试验阴性，其手术矫正效果较好。

四、术前准备

充分告知患者病情；合并其他系统基础疾病，或病变累及其他系统者，术前应充分评估手术风险，必要时需组织 MDT；患者签署手术知情同意书；完善术前各项检查；对于绝经后或雌激素低下而出现的 SUI，可经阴道局部使用雌激素软膏或口服药物；阴道准备。

五、手术主要步骤

1. 一般准备　患者取膀胱截石位，麻醉（连续硬膜外麻醉或全身麻醉）后，常规手术野消毒铺单。

2. 手术切口　金属导尿管一次性导尿，选择尿道口下方 2cm 处阴道前壁黏膜注射垂体后叶素稀释液,水压分离,横行切开此处阴道壁黏膜,用剪刀锐性分离阴道前壁与尿道后壁之间的间隙,然后向两侧延伸阴道前壁横切口至左、右侧耻骨弓降支,再钝性分离暴露耻骨弓降支表面筋膜。

3.放置网片　把生物网片修剪至合适大小,置于分离出的阴道前壁黏膜尿道间隙,保持补片紧贴组织,分别以3-0可吸收线间断缝合固定于两侧耻骨弓降支的筋膜。调整位于尿道中段后壁的网片至微张力状态,予以缝合固定。

4.缝合阴道壁　创面止血后,间断缝合阴道前壁黏膜组织,关闭手术野。

5.手术结束　术毕留置导尿,阴道内填塞碘伏纱布压迫止血。

六、术中注意事项及要点

避免损伤尿道,切开阴道前壁黏膜前,采用垂体后叶素1:20稀释液进行黏膜层下的间隙水压预分离,并将金属导尿管置入尿道以利于术中指引手术,可疑损伤者行膀胱镜检查。

七、术中并发症及应对措施

1.血管损伤　向两侧剪开阴道壁黏膜时出血应严密止血,可以电凝结合缝扎止血,避免术后血肿形成压迫尿道。

2.排尿障碍　较少见,治疗上,大多数尿潴留或排尿困难在通过扩宫棒扩张尿道、延长导尿管置放时间后均可得到解决。如持续4～6周仍有尿潴留存在,除外逼尿肌乏力,则可能需要手术松解吊带或间歇性自行清洁导尿。

八、术后管理要点及随访

1.术后实施常规抗感染24～48小时,24小时后取出阴道填塞纱布,留置的导尿管3～5天内予以拔除,观察近期并发症如排尿困难、尿潴留、尿道损伤、感染等。

2.术后随访6周,评估手术疗效。伤口愈合后可继续行盆底肌训练及盆底电刺激治疗,减少复发风险并长期随访。

（刘小红　王沂峰）

第三节　生殖道瘘手术

经阴道膀胱阴道瘘（复杂瘘围堰式）修补术

（手术等级：4级）

经阴道膀胱阴道
瘘（复杂瘘围堰
式）修补术
（视频）

一、适应证

膀胱阴道瘘。

二、禁忌证

膀胱阴道瘘合并输尿管瘘；尿路感染。

三、术前特殊性检查

1. 术前应行尿常规、尿培养，排除尿路感染；如确诊为尿路感染，应先使用抗生素，规范治疗后择期手术。

2. 对于复杂膀胱阴道瘘患者，术前可行膀胱造影或膀胱镜检查，明确诊断，充分评估缺损范围，有助于制订合理的修补手术方案。

3. 对于术前因疼痛暴露困难，妇科检查评估不满意的患者，可考虑在麻醉下检查以确定瘘管位置，充分评估是否有足够的手术野和操作空间，对合理选择手术路径至关重要。

四、术前准备

1. 手术时机至关重要，通常手术修补时间距离瘘口出现时间或上次修补时间≥3个月。

2. 充分告知患者病情、手术失败的可能，尤其是复杂性瘘患者；患者签署手术知情同意书；完善术前各项检查；评估合并其他系统基础疾病。

3. 术前1周开始会阴护理及泌尿系统护理指导。外阴可使用氧化锌搽剂，缓解炎性渗出及水肿。术前3天开始阴道擦洗及上药及肠道准备。

4. 针对较小的瘘管建议通过频繁排尿、使用棉塞或会阴护垫来控制漏尿，尽可能减少阴道黏膜炎性水肿，保持阴道黏膜组织完整性。

5. 对于绝经期妇女，予以口服雌激素或短期将雌激素软膏涂抹于阴道黏膜表面，改善阴道黏膜局部组织厚度及弹性，增加阴道壁黏膜及黏膜下组织的血供。

6. 术前30分钟预防性使用抗生素，术后使用抗生素预防感染。

五、手术主要步骤

1. 患者取跪俯卧位，常规外阴和阴道消毒铺单。调整阴道拉钩，暴露阴道残端和瘘管部位。

2. 膀胱镜检查瘘管的大小、数目、部位及与双侧输尿管的关系；插入气囊导尿管，向膀胱注入稀释亚甲蓝，观察瘘管的部位、大小、数目。

3. 沿瘘管置入12～14F Foley导尿管，向水囊内注入6～8ml生理盐水固定在膀胱内，并牵引瘘口使瘘管外凸保持张力。

4. 距瘘口0.1～0.2cm处使用7号小镰刀和小圆刀沿瘘口切开阴道壁，在阴道壁与膀胱壁之间的平面进行离心分离，充分游离瘘管周围阴道壁，远离瘘管的阴道壁呈U形向外，适当游离约1.5cm。组织彻底切除瘘管旁膀胱和阴道的瘢痕。

5. 首先使用 3-0 可吸收线将瘘管两端进行半荷包法缝合；然后由膀胱瘘管创缘两侧向中间作横行褥式缝合，打结留线进行牵引；最后拔除牵引用的 Foley 导尿管，缝合关闭瘘管，形成第一层结构；用 3-0 可吸收线包埋缝合膀胱浆肌层，包埋第一层，形成第二层结构，两层的缝合方向尽量垂直，避免重叠。

6. 缝合完毕后插入气囊导尿管，向膀胱注入稀释亚甲蓝 150ml，检查缝合口有无漏液，如有漏液再加缝合。

7. 自会阴体沿右侧大阴唇皮肤黏膜交界处作 5cm 纵切口，暴露分离长条形皮下脂肪瓣 1cm×8cm，保留血供，确认脂肪瓣长度及体积合适；在阴道侧壁黏膜下注射生理盐水进行水分离，用长弯血管钳自大阴唇切口下端在阴道黏膜下扩张形成隧道达瘘管修补部位，将脂肪瓣游离端经隧道送达该部位，填充于膀胱和阴道黏膜两层之间并缝合固定。

8. 充分止血，使用 2-0 可吸收线连续缝合阴道壁。术毕再次行膀胱镜检查确认膀胱内瘘口闭合良好。

9. 经尿道逆行留置 F18 气囊导尿管，以充分引流尿液，保持膀胱空虚。阴道填塞活力碘纱条。

10. 充分止血，用 3-0 可吸收线连续缝合会阴切口。

六、术中注意事项及要点

1. 膀胱阴道瘘修补手术的基本原则包括准确定位瘘管、充分游离瘘管、无张力缝合、避免副损伤，确保修复术后瘘管充分闭合，术后持续留置导尿以降低膀胱压力。影响手术成功率的常见因素包括膀胱后壁缺损过多、修补后膀胱容量过小、阴道黏膜组织瘢痕增生严重及接受放疗等。术中必须确保牢靠的组织覆盖及无张力缝合。

2. 为了避免术中输尿管口的损伤，术前将输尿管导管留置于双侧输尿管内。

3. 如瘘口较小，留置输尿管导管于瘘口内，一端从阴道开口引出，方便术中快速寻找瘘口。

4. 带蒂脂肪瓣修补法的原理是基于经阴道自体脂肪瓣移植膀胱阴道瘘修补，该术式是对 Maritus 移植物技术修补手术的继承和改良，适用于复杂膀胱阴道瘘、大多数中低位及部分高位膀胱阴道瘘。但对于少数阴道过长、阴道过于狭窄且瘘管位置较高的患者，可考虑经腹或腹腔镜手术修补。

七、术中并发症及应对措施

术中充分止血，不留无效腔。

八、术后管理要点

1. 经阴道修补者术后阴道内填塞碘伏纱条以止血及防止感染，24 小时取出；合理支持治疗,积极预防感染。

2. 适当口服 M 受体拮抗剂预防膀胱痉挛。

3. 所有患者术后留置导尿管 7～14 天。

4. 拔管后 1 个月内每天高锰酸钾温水坐浴,术后 3 个月内禁止性生活。

5. 常规随访 3～6 个月,观察有无再发阴道漏尿和并发症等。

（洪　莉）

直肠阴道瘘修补术

（手术等级:4级）

直肠阴道瘘修补
术（视频）

一、适应证

由难产、会阴裂伤及会阴部外伤导致的直肠阴道瘘。

二、禁忌证

消化道炎症(如克罗恩病、肛隐窝脓肿)、下生殖道炎症、泌尿系统炎症、处于炎症水肿期的直肠阴道瘘、因肿瘤或放疗导致的直肠阴道瘘、合并内外科疾病不能手术。

三、术前特殊性检查

1. 术前应行大便常规、白带常规、尿常规以排除相关系统的感染。

2. 直肠指诊或联合阴道探针以明确瘘口的部位、数量和肛门括约肌完整性,必要时麻醉下检查,以鉴别是单纯性／复杂性直肠阴道瘘。

3. 如为复杂性直肠阴道瘘,应行肛门直肠镜检查、直肠和盆底 MRI 检查。

4. 亚甲蓝灌肠保留 15 分钟,以阴道内填塞纱布出现蓝染为阳性。

5. 如病灶有溃疡、肿块等异常,应进行活检以排除癌性病变。

四、术前准备

1. 术前 2 天流质饮食和碘伏消毒阴道,术前 1 天全流质饮食并口服导泻剂,术前常规静脉使用抗生素预防感染。

2. 充分告知患者病情,使患者及家属了解直肠阴道瘘手术后可能存在病情复发需要二次手术的可能。

3. 调整患者基础状态,减少手术风险。

五、手术主要步骤

1. 患者取膀胱截石位,常规外阴、阴道、肛周及肛管消毒铺单。调整阴道拉钩,经阴道暴露直肠阴道瘘的部位,对于瘘口开口较小的病灶可以用记号笔进行标记或亚甲蓝蘸染定位。

2. 将稀释的垂体后叶素注射于直肠阴道瘘周围形成水垫后，小半圆刀于瘘口旁开 0.5cm 处切开阴道黏膜直达浆肌层，并采用组织剪对切缘及周围进行松解分离，使瘘口周围组织内陷。

3. 采用 3-0 可吸收线纵行间断分层缝合瘘口周围组织、瘘口上方的浆肌层和黏膜层。

4. 直肠指诊以了解直肠前壁原瘘口缝合情况。

六、术中注意事项及要点

1. 注意保留瘘口周围组织作为缝合关闭阴道瘘口的第一层组织，不对瘘口的周围病灶进行切除。

2. 直肠阴道瘘手术的原则包括准确定位、游离减张、分层缝合、避免副损伤，确保修复术后瘘管闭合，术后留置肛管 3 天引流肠液及分泌物，同时应用抑制肠蠕动的药物推迟术后成形排便，使直肠保持低张或松弛的状态。

3. 术后给予肠外营养及补液等对症护理，注意卧床休息但需预防血栓形成。

七、术中并发症及应对措施

术中充分止血，不形成血肿和不留无效腔。

八、术后管理要点

1. 给予肠外营养 2~3 天并延缓排便。

2. 经阴道观察瘘管恢复情况。

3. 注意观察恢复排便后阴道瘘口愈合情况。

4. 常规随访 3~6 个月，观察有无再发直肠阴道瘘的情况。

（王沂峰　陈高文）

第十二章　女性生殖器官发育异常手术

第一节　人工阴道成形术

生物膜＋模具阴道成形术

（手术等级：4级）

031201

生物膜＋模具阴
道成形术（视频）

一、适应证

1. 先天性生殖器官发育异常所致先天性无阴道、MRKH综合征（Mayer-Rokitansky-Küster-Hauser syndrome）。

2. 其他原因或生殖道畸形所致阴道闭锁，经充分评估具备实施人工阴道成形术指征。

二、禁忌证

1. 未到结婚年龄、无性生活要求暂不考虑手术。

2. 其他系统疾病不能耐受手术。

三、术前特殊性检查

1. 妇科检查　检查外阴发育情况，该类疾病患者外阴发育正常，阴毛分布呈女性；尿道与肛门之间呈闭锁状，未见处女膜环与阴道开口；盆腔检查空虚，不能触及子宫或条索状痕迹子宫，双侧附件区软，未及肿物。

2. 影像学检查　盆腔超声了解子宫缺如或呈条索状（无子宫内膜回声）。泌尿系统超声了解双侧肾脏与输尿管情况，以便与其他生殖道畸形进行鉴别诊断。

3. 其他　激素六项检查与围手术常规系列。

四、术前准备

1. 沟通与告知　充分告知患者该手术是为解决性生活而进行的人工阴道成形手术，不能解决生育问题；向患者伴侣告知实情，术后3～6个月有进行性生活的可能；相关手术风险告知并签署手术知情同意书。

2. 完善各项实验室检查与肠道准备　准备阴道成形所需阴道模具与生物材料

203

（生物膜阴道成形术或腹膜阴道成形术失败时）。

五、手术主要步骤

1. 腹腔镜探查　按腹腔镜手术常规形成气腹，待腹腔内压力升至 12mmHg 时，放置腹腔镜并探查盆腔、子宫（缺如），双侧输卵管、卵巢、输尿管及各器官周围腹膜情况。

2. 阴道造穴　将双侧小阴唇缝合固定于大阴唇外侧，充分暴露手术野；于阴道前庭凹陷处注入适量 1∶20 万稀释的肾上腺素液形成阴道间隙，"X"形切开阴道前庭处黏膜，锐性和钝性相结合分离尿道 - 膀胱与直肠间隙并充分扩张，使该间隙（造穴的阴道）可容纳两个手指，深度达盆腔腹膜。

3. 置入阴道模具　将使用的生物膜覆盖在阴道模具上，缓慢置入造穴的阴道内，采用可吸收线将生物膜缝合固定于造穴处黏膜上（相当于阴道口），并将阴道模具的两端缝合固定在外阴皮肤适当位置，使新形成的阴道保持扩张状态。

4. 缝合加固阴道顶端　腹腔镜缝合盆腔腹膜加固造穴阴道的顶端组织，术毕。

六、术中注意事项及要点

1. 腹腔镜检查进一步明确诊断与鉴别诊断。

2. 正确选择并分离尿道膀胱与直肠间隙。

3. 注意造穴阴道顶端的组织缝合与加固。

七、术中并发症及应对措施

1. 损伤　该术式输尿管、膀胱与直肠损伤的风险高，如有损伤，应立即缝合修补并封闭造穴阴道，手术失败。

2. 术后预防感染，造穴创面渗出可经阴道模具上的孔穴流出，亦可使用消炎药物经模具孔冲洗手术创面并保持创面渗液引流。

八、术后管理要点

1. 术后需要持续佩戴模具以免造穴阴道挛缩，影响手术效果。

2. 造穴阴道创面痊愈后，鼓励尽早性生活。

（段　华）

腹膜阴道成形术

（手术等级：4级）

腹腔镜腹膜阴道
成形术（视频）

一、适应证

同"生物膜＋模具阴道成形术"。

二、禁忌证

同"生物膜+模具阴道成形术"。

三、术前特殊检查

同"生物膜+模具阴道成形术"。

四、术前准备

同"生物膜+模具阴道成形术"。

五、手术步骤

1. 腹腔镜探查　按腹腔镜手术常规形成气腹,待腹腔内压力升至 12mmHg 时,放置腹腔镜并探查盆腔、子宫(缺如),双侧输卵管、卵巢、输尿管及各器官周围腹膜情况。

2. 游离盆腔腹膜　以盆腔腹膜的中线为起点将腹膜层切开长约 8cm,以此向上、下分别呈"梯形"游离恰当范围的腹膜组织,以备后用,作为充填阴道造穴表面的被衬组织。

3. 阴道造穴　阴道手术部分同"生物膜+模具阴道成形术";以阴道模具放入该间隙并上推其顶端,腹腔镜下切开造穴阴道的顶端组织,使之与腹腔相通。

4. 腹膜覆盖阴道壁　将上述游离的腹膜经造穴的阴道顶端向下牵拉至前庭部位(相当于造穴阴道口水平),将前半片与后半片腹膜平铺于造穴阴道内,以可吸收线间断缝合固定于造穴阴道口处。

5. 缝合加固阴道顶端　腹腔镜缝合造穴阴道顶端腹膜组织,关闭盆腔并加固造穴阴道的顶端。

6. 造穴阴道内填塞凡士林油纱条或放置阴道模具,使新形成的阴道保持扩张状态,术毕。

六、术中注意事项及要点

1. 术中游离腹膜前,应根据造穴阴道情况设计需要游离腹膜组织的范围。

2. 腹膜游离过程中应注意解剖学层次,避免损伤或腹膜破损致手术失败。

3. 其他同"生物膜+模具阴道成形术"。

七、术中并发症及应对措施

同"生物膜+模具阴道成形术"。

八、术后管理要点

1. 术后若使用阴道模具扩张造穴阴道,管理要点与"生物膜+模具阴道成形术"相同。

2. 使用凡士林油纱条填塞阴道,应在术后 10～14 天酌情取出阴道纱条。

3. 纱条取出后仍要坚持使用阴道模具每日定期扩张阴道,避免阴道挛缩影响手术疗效。

4. 造穴阴道创面痊愈后,鼓励尽早性生活预防成形阴道挛缩。

（孔 亮 段 华）

生物网片阴道成形术

（手术等级：4级）

一、适应证

1. 先天性阴道缺失或阴道闭锁。

2. 要求变性手术。

3. 外伤或既往感染致阴道缺损。

二、禁忌证

1. 阴道成形术后不能进行阴道护理。

2. 邻近脏器（如膀胱、直肠）病变未获有效治疗。

3. 全身状况不能耐受手术。

三、术前特殊性检查

1. 妇科检查　检查外阴和阴道前庭状态,重点触诊两侧大阴唇有无隐睾的存在,直肠指诊排除有无阴道闭锁积液的情况。

2. 盆腔超声检查　了解子宫是否缺如或存在始基子宫及双侧附件情况。有内生殖器者,手术年龄以 12～15 岁为宜。无内生殖器且无症状者,手术宜选择在患者能自行进行阴道护理或有伴侣后进行。

3. 腹部超声检查　明确有无泌尿系统畸形。

四、术前准备

充分告知患者病情及手术风险;患者签署手术知情同意书;完善术前各项检查及术前肠道准备。

五、手术主要步骤

1. 一般准备　患者取膀胱截石位,气管插管全身麻醉后,常规消毒铺单,导尿。

2. 阴道造穴　将稀释的垂体后叶素（1∶30）注射液经闭锁的阴道前庭注入膀胱直肠膈形成水垫,然后于阴道前庭凹陷处切开黏膜组织,钝性向上分离尿道膀胱与直肠间隙,达子宫直肠陷凹腹膜,注意保护腹膜的完整性。

3. 对造穴的阴道腔隙进行电凝止血或3-0可吸收线进行缝合止血。

4. 依据阴道造穴的深度，在台下对生物网片进行裁剪及缝合塑形后，将"筒状"生物网片置入腔内，采用3-0可吸收线间断缝合生物网片与直肠前壁及尿道膀胱后壁，使之贴附在腔壁上，形成人工阴道。

5. 修剪10ml注射器的无菌外鞘，外裹无菌纱布若干层并用7号丝线缠绕绑紧，将提前准备好经过消毒的避孕套套在其外，并作数个切口以便引流。将该模具置入阴道腔，予以固定。

6. 手术结束　清点手术器械和纱布等物品。

六、术中注意事项及要点

1. 应争取阴道造穴深度≥8cm，同时注意不要打开直肠子宫陷凹的顶端腹膜。

2. 阴道造穴注意避免损伤尿道、膀胱及直肠。

3. 阴道造穴宽度应能够容纳2指。

4. 进行生物网片锚定缝合前，务必对阴道腔进行可靠的止血。

5. 由于生物网片较为昂贵，因此要根据阴道造穴的深度选择合适的网片规格。

6. 由于术后留置模具时间较长及需要更换模具，建议患者术后留置静脉止痛泵。

七、术后管理要点

1. 留置导尿管5～7天。

2. 佩戴人工阴道模具2～4周，然后更换为模仿男性生殖器的消毒模具3～6个月，注意保持外阴清洁。

3. 术后随访。术后1个月内，每周随访1次，2个月后每2周随访1次，3个月后每1个月随访一次。随访内容：①阴道分泌物的性质及有无异味；②阴道模具的佩戴情况；③阴道腔内上皮化情况；④大小便情况；⑤如有性伴侣，则了解性生活情况。

（王沂峰　陈高文）

无气腹腹腔镜乙状结肠代阴道成形术

（手术等级：4级）

031204

无气腹腹腔镜乙状结肠代阴道成形术（视频）

一、适应证

1. 先天性阴道缺失或阴道闭锁。

2. 易性癖。

3. 男性假两性畸形。

4. 阴道癌手术切除或外伤致阴道缺损。

二、禁忌证

1. 不具备阴道成形手术指征。
2. 合并严重盆腔粘连者（宫颈癌术后放疗后、盆腔结核）。
3. 患者全身状况不能耐受手术。

三、术前特殊性检查

1. 妇科检查 明确外阴前庭形态，对于先天性无阴道患者，根据有无内生殖器官选择手术时机。
2. 盆腔超声检查 明确子宫及双侧附件情况，明确盆腔有无其他占位性病变。有内生殖器者，手术年龄以 12～15 岁为宜。无内生殖器者，手术选择在 18 岁以后。
3. 腹部超声检查 明确有无泌尿系统畸形。
4. 其他 请普外科医生会诊。

四、术前准备

术前应充分评估手术风险；充分告知患者病情；患者签署手术知情同意书；完善术前各项检查及术前准备；若行乙状结肠代阴道需要严格肠道准备。

五、手术主要步骤

1. 一般准备 患者取膀胱截石位，气管插管全身麻醉后，常规消毒铺单，导尿。
2. 腹壁穿刺置入 Trocar 和安装无气腹装置 脐轮上缘或下缘作一个弧形小切口 1.2cm，使用两把布巾钳钳夹切口两侧皮肤并向上牵拉腹壁，将 10mm Trocar 置入腹腔，置腹腔镜。骨科克氏针（Kirschner wire）在下腹部正中纵行穿刺进入皮下，提起腹壁，用自制的腹壁提拉器提起腹壁造成腹腔内一定空间，暴露盆腔脏器。取头低臀高位，然后镜下观察腹壁右下腹麦氏点及左下腹（相对于麦氏点），避开腹壁血管放置 Trocar 进器械操作。
3. 切除双侧始基子宫。
4. 用直线切割闭合器切断带系膜的肠管 移植乙状结肠袢的选择及游离：探查乙状结肠，了解其系膜及血管情况，以确定截取移植肠段的部位和长度。于骶岬高度作为截取乙状结肠肛侧端的切断部位，用 15cm 的丝线测量需要截取的乙状结肠长度，游离乙状结肠系膜，注意保留血管弓，避免截取的肠管坏死。将圆形吻合器钉座自肛门送入肠管置于拟移植阴道结肠近端备用，用直线切割闭合器（Endo-cutter）离断拟移植阴道结肠两端。
5. 吻合肠管 抵钉座引导锥自乙状结肠远端戳出，自肛门送入吻合器完成乙状结肠两断端的吻合，吻合口浆肌层用 1 号丝线缝合三针。行直肠注气试验：向盆腔肠管吻合部位注入生理盐水 200ml，用 50ml 注射器通过肛门向直肠注入气体，镜下观察是否有气泡自水面冒出。

6. 阴道造穴 将稀释的垂体后叶素（1∶50）注入膀胱直肠膈形成水垫，于阴道前庭凹陷处切开黏膜，钝性向上分离尿道膀胱与直肠间隙，达子宫直肠陷凹腹膜，镜下直视切开腹膜，充分游离形成人工阴道洞穴。

7. 完成人工阴道口的吻合 将移植肠段经人工阴道洞穴牵出，将肠管远端与阴道前庭凹陷处黏膜间断缝合，形成人工阴道口，人工阴道顶端（游离的乙状结肠另一侧）与骶前腹膜及筋膜缝合两针固定，放置阴道模具。

8. 手术结束 清点手术器械和纱布等物品，再次探查盆腹腔，术毕，缝合腹部各穿刺孔。

六、术中注意事项及要点

1. 切取移植肠段长度为 13～15cm，如果过短，阴道长度不够患者性生活不满意；如果太长则人工阴道分泌物过多。

2. 切取移植肠袢及吻合乙状结肠是本手术的关键步骤；提取乙状结肠用超声刀分离乙状结肠系膜，不能破坏主干血管弓，要保证移植肠袢的血液供应；出血时可电凝，超声刀止血或钛夹夹闭；不要过多地游离乙状结肠系膜，以系膜没有张力即可；吻合乙状结肠时要保证吻合口无张力，可根据患者移植肠段系膜长度对肛侧端肠段进行适当游离，但要保证足够的血运，切取的乙状结肠肠袢不能受压，避免发生肠段坏死。

3. 阴道造穴注意事项：①横行切开前庭黏膜，造穴时注意方向和力度，避免损伤尿道、膀胱及直肠；②人工阴道顶端与后腹膜及筋膜的缝合，防止日后阴道脱垂；③人工阴道造穴宽度直径不小于 3.5cm，以减少术后愈合过程中发生狭窄的机会，深度 >10cm。

4. 人工阴道支撑物特点：尼龙棒或有机玻璃，具有一定的硬度，对肠壁的压力均匀适当，扩张效果好；前端钝圆；长 13cm；直径分别为 2.5cm、2.8cm 和 3.0cm；直径 1.5cm 的中间空心不仅可提供良好的引流，而且减轻了模具的重量；模具下端 2 个侧孔连接带子用于固定。

七、术后管理要点

1. 术后处理 ①注意吻合口漏，胃肠减压，注意听诊肠鸣音，排气后拔除胃管；②佩戴人工阴道模具 3～6 个月，保持外阴清洁。

2. 术后随访 术后 1 个月内，每周随访 1 次，2 个月后每 2 周随访 1 次，3 个月后每 1 个月随访一次。随访内容：①阴道排液量及性质、有无异味；②性生活情况；③阴道模具的佩戴情况；④阴道口大小，阴道的宽度和长度、阴道洞穴内壁的色泽。

（李 斌）

209

第二节 宫腔镜联合腹腔镜子宫纵隔切除术

不全子宫纵隔切除术

（手术等级：4级）

031205

宫腔镜联合腹腔镜不全子宫纵隔切除术（视频）

一、适应证

1. 由于子宫纵隔所致妊娠失败如反复妊娠丢失（流产、早产）、胎儿宫内发育迟缓或胎死宫内等。

2. 子宫纵隔所致不孕症。

二、禁忌证

1. 全身基础疾病不能耐受手术。

2. 患者无生育要求不考虑手术。

3. 生殖道感染急性期暂不能手术。

三、术前特殊检查

1. 病史与妇科检查。

2. 影像学检查　可间接了解纵隔组织对宫腔的影响，普通二维超声可以作为临床可疑子宫畸形的筛查，对有条件的医院应行宫腔三维超声成像协助诊断与鉴别诊断。

3. 宫腔镜检查　在直视下观察宫腔形态，全面评估纵隔下段终止的部位和纵隔组织的宽度，排查其他引起不孕不育的宫腔因素。

4. 对于具有不良孕产史的不孕症患者，酌情选择其他与生育功能相关的检查。

四、术前准备

1. 实施宫腔镜、腹腔镜手术前，常规进行外阴、阴道、肠道和腹壁的术前准备。

2. 宫颈预处理　术前晚放置宫颈扩张棒或阴道后穹窿放置前列腺素类药物进行宫颈软化预处理。

3. 病情沟通与患者知情同意。

五、手术主要步骤

1. 腹腔镜探查　按腹腔镜手术常规形成气腹，待腹腔内压力升至 12mmHg 时，放置腹腔镜并探查盆腔，了解子宫大小、形态，双侧输卵管、卵巢及与毗邻器官和周围腹膜的关系。注意与其他类型子宫畸形如鞍状子宫、双角子宫等相鉴别。

2. 宫腔镜探查　常规扩张宫颈至 10 号 Hegar 宫颈扩张棒，放置宫腔镜再次全面观察宫腔形态，纵隔组织的长度、宽度及纵隔组织末端终止的位置，双侧子宫角与输卵管开口情况等。宫腔镜下典型不全子宫纵隔的形态表现为纵隔组织自宫底部向宫颈方向延伸，纵隔末端通常终止在子宫内口上方水平，将宫腔一分为二，将宫腔镜退至宫颈管水平，可见"鼻孔征"样改变。

3. 宫腔镜手术　以针状/环形电极自纵隔组织末端开始；按照以宫腔中轴水平为方向，自下而上、左右交替的原则，进行纵隔组织分离直到宫底部，纵隔组织与宫底部组织交界处。

4. 透光试验　是协助判断纵隔组织分离/切割的深度和子宫肌层组织是否损伤的一种方法。方法：①将宫腔镜紧贴纵隔组织分离创面处，调暗腹腔镜光源，观察自宫腔透出的光亮是否均匀一致；②将腹腔镜贴近宫底部，调暗宫腔镜光源，观察自腹腔镜透入宫腔的光源是否均匀一致；宫底部纵隔切除创面与周围子宫肌壁透光均匀一致，说明纵隔组织切割/分离基本到位。

5. 检查宫腔形态应基本恢复正常，创面无活动性出血，双侧输卵管开口可见；术毕酌情放置宫内节育器或宫腔适型球囊（按放置要求与时间）预防再粘连形成。

六、术中注意事项及要点

1. 注意纵隔组织分离的"对称性"　组织学研究发现，纵隔组织中血管的分布较与之相连的子宫肌壁明显减少。术中无论使用环形电极还是针状电极实施分离操作，只要沿着纵隔组织中线进行，一般很少出血。因此，术中应对纵隔组织形态特征（隔长、隔宽、隔厚）有全面了解，纵隔组织与宫腔前后肌壁的交会分界也是术中操作电极不能逾越的"边界"，在这一范围内，可使用电极进行左右交替分离/切割操作，直到纵隔组织基底部。

2. 避免纵隔组织残留或分离/切割过度　对纵隔基底部的处理与手术疗效有关。术中对纵隔组织分离/切割过深，可能损伤宫底部肌壁组织，增加出血或子宫穿孔风险；相反，对纵隔组织分离/切割不完全，可致隔状组织残留增加再次手术可能。

3. 正确选择与合理使用其他诊断方法　宫腔手术的监护对保证手术成功、减少并发症发生至关重要。①宫腔镜联合腹腔镜手术时，应充分利用宫腔镜与腹腔镜具有的直视与放大作用，一方面通过对宫腔形态学的识别判断对纵隔组织的切割深度，另一方面灵活应用"透光试验"协助判断对纵隔组织分离/切割的深度；②宫腔镜联合超声施术时，可通过膀胱与宫腔内灌流介质形成的双相透声，在超声影像图上比较宫底部厚度与宫体部相当，也可以作为协助判断纵隔组织分离/切割深度的参考。

七、术中并发症及应对措施

1. 子宫穿孔　术中一旦发现子宫穿孔应立即停止手术操作，检查穿孔部位及范围、出血情况；与此同时，腹腔镜下检查穿孔周围是否有血肿形成、周围脏器如肠管、膀胱是否损伤等。对于范围小、出血少的穿孔，可通过收缩子宫的药物和止血类药物观察；对于出血多、范围大的穿孔应在腹腔镜下进行缝合止血和创面修补；如果同时发现盆腹腔脏器损伤，应请相关专业医生会诊，评估腹腔镜对创面修补的可行性与有效性，必要时应考虑中转开腹手术进行处理，尽量把损伤程度降到最低。

2. 术中出血　宫腔镜手术中出血量≥400ml 为大出血。子宫纵隔手术中的大出血多与损伤子宫肌壁组织有关。术中应分清解剖结构，对于纵隔组织的分离和纵隔组织与宫底部分界处的分离 / 切割应适度。术中止血措施包括：①使用缩宫素；②使用止血药物；③球囊压迫止血。

3. 灌流液过量吸收 - 体液超负荷　这是宫腔镜手术的共有并发症之一，特别是使用非电解质介质作为膨宫介质时，更应警惕该并发症的发生。具体抢救措施详见宫腔镜手术并发症章节。

八、术后管理要点

1. 预防感染　酌情使用抗生素。

2. 促进子宫内膜修复　术后人工周期 2～3 个周期，促进子宫内膜再生修复。

3. 宫腔镜再次探查　通常术后 3 次月经干净后，常规进行宫腔镜再次探查，评估宫腔形态、双侧输卵管开口与子宫内膜修复情况。

4. 指导受孕　对于除子宫纵隔之外没有其他影响受孕的因素存在，应指导患者自然受孕；对于除外子宫纵隔之外还有其他影响受孕的因素，酌情考虑辅助生殖技术。

（孔　亮　段　华）

完全子宫纵隔及阴道纵隔切除术

（手术等级：4级）

完全子宫纵隔及
阴道纵隔切除术
（视频）

一、适应证

1. 子宫纵隔所致妊娠失败如反复妊娠丢失（流产、早产）、胎儿宫内发育迟缓或胎死宫内等。

2. 子宫纵隔和阴道纵隔所致不孕症、性交困难。

二、禁忌证

同"不全子宫纵隔切除术"。

三、术前特殊检查

同"不全子宫纵隔切除术"。

四、术前准备

同"不全子宫纵隔切除术"。

五、手术主要步骤

1. 腹腔镜探查　按腹腔镜手术常规形成气腹，待腹腔内压力升至 12mmHg 时，放置腹腔镜并探查盆腔，了解子宫大小、形态、双侧输卵管、卵巢及与毗邻器官和周围腹膜的关系。对于完全子宫纵隔畸形，应特别注意与双子宫、残角子宫畸形等相鉴别。

2. 经阴道手术　进一步明确阴道纵隔宽度及其与阴道侧壁和膀胱、直肠的关系后，对于需要切除的阴道纵隔进行分离手术。采用两把血管钳分别钳夹阴道纵隔的上界与下界，沿两钳的中线分离阴道纵隔组织，以 2-0 可吸收线分别缝合阴道纵隔组织上界和下界的手术创面，如此重复至纵隔组织附着的宫颈部位。

3. 宫腔镜探查　对于完全子宫纵隔，需要常规扩张宫颈纵隔两侧的宫颈管，至 10 号 Hegar 宫颈扩张棒，分别从左、右两侧宫颈管放置宫腔镜全面观察宫腔形态、双侧子宫角和输卵管开口情况，重点观察纵隔组织的长度、宽度及末端终止的位置。宫腔镜下典型完全子宫纵隔的形态为纵隔组织自宫底部向宫颈方向延伸，纵隔末端通常终止在子宫外口水平，纵隔将宫腔一分为二，将宫颈管也分为两个管道，宫颈管外观似"双宫颈"形态，宫颈部位的纵隔组织几乎均与下方宫颈管呈分离状，使左、右宫腔在该部位相交通。

4. 宫腔镜手术　以针状 / 环形电极自子宫内口纵隔组织交通部位开始，沿宫腔中轴水平方向，自下而上、左右交替进行纵隔组织分离至宫底部，纵隔组织与宫底部组织交界处。

5. 透光试验　是协助判断纵隔组织分离 / 切割的深度和子宫肌层组织是否损伤的一种方法。

6. 检查宫腔形态应基本恢复正常，创面无活动性出血，双侧输卵管开口可见；宫颈管内的隔状组织原则上不作处理，以免日后宫颈管松弛对妊娠造成影响。

7. 手术结束　术毕酌情放置宫内节育器或宫腔适型球囊（按放置要求与时间）预防再粘连形成。

六、术中注意事项及要点

同"不全子宫纵隔切除术"。

七、术中并发症及应对措施

同"不全子宫纵隔切除术"。

八、术后管理要点

同"不全子宫纵隔切除术"。

（孔 亮 段 华）

第三节 宫腔镜联合腹腔镜双子宫融合成形术

（手术等级：4级）

宫腔镜联合腹腔
镜双子宫融合成
形术（视频）

一、适应证

有生育要求，且具有功能性内膜的双角子宫或双子宫，并且无先天性宫颈缺如。

二、禁忌证

1. 先天性宫颈缺如的双子宫／双角子宫。
2. 不具有功能性内膜的双子宫／双角子宫。
3. 双侧始基子宫。
4. 有生殖道感染或宫腔积脓。
5. 阴道闭锁且未行阴道成形术。
6. 基础状态较差，不适宜手术。

三、术前特殊性检查 阴道镜

1. 行大便常规、白带常规、尿常规以排除相关系统的感染。
2. 行阴道窥检，了解阴道和宫颈的发育情况，排除双阴道和／或双宫颈等异常情况。
3. 盆腹腔增强 MRI 检查，了解子宫数量、宫腔情况和泌尿系统等有无发育异常。
4. 如果有泌尿系统发育异常，特别是孤立肾脏或肾脏积液，应行肾脏代谢功能检查。
5. 卵巢功能检查。
6. 外周血染色体核型检查。

四、术前准备

1. 术前 2 天流质饮食并消毒阴道，术前 1 天全流质饮食并冲服导泻剂，术前 0.5～1 小时静脉使用抗生素预防感染。
2. 软化宫颈为宫腔镜检查作预处理，可以术前 6 小时口服米索前列醇 2 片或术前 2 小时经阴道放置宫颈扩张海藻棒。

3．术前外阴备皮并做好肚脐清洁工作。

五、手术主要步骤

1．患者取膀胱截石位，常规腹部、外阴、阴道及肛周消毒铺单。

2．经腹部置入腹腔镜视物镜及操作器械，了解盆腔情况。

3．置入阴道窥器，消毒阴道后，置入宫腔镜，检查宫腔情况，并为腹腔镜下切开双子宫内侧切缘提供定位。

4．在一侧宫腔置入 7 号扩宫棒，腹腔镜监视下宫体注射稀释的垂体后叶素，然后腹腔镜单极电钩切开该侧宫体部内侧缘，暴露宫腔。同法处理另一侧子宫。

5．超声刀将两侧子宫的内侧缘向足侧延伸至宫颈上方，并经阴道置入 10mm Trocar 的内芯作为宫颈管的指引。

6．1-0 可吸收线在的 Trocar 内芯指引下，间断缝合两侧宫体的切缘，进行子宫融合。

7．再次置入宫腔镜检查，了解宫腔成形情况。放置宫腔 T 环预防宫腔粘连。

8．对于切缘缝合时的周围出血点可以进行电凝止血，宫体被覆粘连屏障材料，放置腹腔引流管，缝合腹部 Trocar 的穿刺点。

六、术中注意事项及要点

1．宫腔镜检查双侧宫腔情况及输卵管开口。

2．腹腔镜下进行两侧子宫融合时，要先了解双侧输尿管下段走行，以免融合缝合两侧宫体下段时伤及输尿管。

3．注意缝合的距离，确保止血效果的同时保持子宫肌层血运。

七、术中并发症及应对措施

1．融合子宫下段时，如可疑有输尿管损伤时应打开侧腹膜，将输尿管盆腔段完全游离并外推。

2．如果宫体切缘出血明显，可以迅速进行两侧宫体切缘缝合止血。

3．如子宫融合术后行宫腔镜检查未能进入宫腔，应拆除宫体下段缝线，检查是否缝闭宫腔下段。

八、术后管理要点

1．术后 2 天给予缩宫素（10U/d，静脉滴注）促进子宫收缩；给予抗生素预防感染治疗。

2．术后给予雌孕激素人工周期疗法促进子宫内膜生长。

3．术后注意腹腔引流液的量及性质。

4．术后给予抗生素及营养支持治疗，如有贫血，要注意纠正。

5. 术后 1 个月、3 个月、6 个月及 1 年分别复查妇科超声。

6. 术后严格避孕至少 1 年。

7. 如无生育要求,应采用避孕套避孕。

(陈高文　王沂峰)

第四节　宫腔镜联合腹腔镜残角子宫切除术

(手术等级:4 级)

一、适应证

031208

宫腔镜联合腹腔
镜残角子宫切除
术(视频)

残角子宫是先天性子宫发育畸形的类型之一,一旦发现残角侧子宫具有发育完好的子宫内膜,无论残角侧子宫与对侧单角宫腔有无交通,均应进行残角子宫切除术。

二、禁忌证

生殖道感染急性期。

三、术前特殊检查

1. 病史与妇科检查。

2. 影像学检查　初步了解子宫发育畸形的情况,残角子宫体积大小、是否存在子宫内膜等;有条件的医院可选择 MRI 协助术前诊断与鉴别诊断。

3. 泌尿系统超声检查　排除残角子宫侧的肾脏是否缺如。

4. 宫腔镜检查　观察宫腔形态及同侧输卵管开口情况。

四、术前准备

1. 实施宫腔镜、腹腔镜手术前常规外阴、阴道、肠道和腹壁术前准备。

2. 病情沟通和患者/家属知情同意。

五、手术主要步骤

1. 腹腔镜探查　按腹腔镜手术常规形成气腹,待腹腔内压力升至 12mmHg 时,放置腹腔镜并探查盆腔,了解子宫发育异常的具体表现,如残角侧子宫大小、部位,与单角侧子宫的关系等,双侧输卵管、卵巢及与毗邻器官和周围腹膜的关系。残角子宫畸形应与双子宫、双角子宫等进行鉴别。

2. 宫腔镜探查　诊断性宫腔镜检查,可见单角侧宫腔呈狭长状,仅见一侧输卵管开口;残角侧子宫无宫颈与阴道不相连通。

3. 切除残角子宫　钳夹切断残角侧子宫圆韧带、卵巢固有韧带与输卵管系膜,酌情电凝或缝合止血，将残角侧输卵管一并切除；打开残角侧子宫阔韧带前、后叶，分离宫旁疏松组织，电凝切断疏松组织内血管，充分游离残角侧子宫。

4. 固定单角侧子宫角　缝合关闭盆腔腹膜，并将单角侧的子宫角缝合固定于残角侧子宫圆韧带上。

5. 手术结束　检查盆腔创面无活动性出血，术毕。

六、术中注意事项及要点

1. 分清解剖与仔细操作　游离切除残角侧子宫时，应注意分清其解剖学关系，若残角侧子宫与对侧单角子宫呈"分开状"，沿着残角侧子宫与侧盆壁分离即可，注意辨别残角侧子宫血管走行，对大血管的分离应使用双极电凝，先凝固后分离的原则，避免血管回缩出血；对于与对侧单角子宫紧密相连的残角子宫，还应同时分离与单角侧子宫之间的肌性组织，以尽量减少对单角子宫肌壁组织损伤为原则。

2. 固定残角侧子宫圆韧带　残角子宫切除后，应将残角子宫侧的圆韧带缝合固定于单子宫角部，以维持单角子宫在盆腔内的解剖学位置；同时，缝合关闭盆腔腹膜。

3. 取出切除的残角子宫　以组织粉碎器旋切取出切除的残角子宫，有条件者可将切除的子宫放至标本袋内粉碎，避免子宫内膜在盆腹腔内残留种植。术毕，需对盆腔进行充分的冲洗和吸净处理。

七、术中并发症及应对措施

1. 术中出血　由于残角子宫解剖学关系发生改变，通常在处理子宫血管时可能导致子宫动静脉分支出血，应以分清解剖、辨认血管，先凝固再分离的原则进行操作。

2. 残角子宫患者大多合并盆腔子宫内膜异位症，应在残角子宫切除后进行粘连分离、腹膜内异症病灶切除或消融等处理。

八、术后管理要点

1. 预防感染　酌情使用抗生素。

2. 指导受孕　对于残角子宫切除后的单角子宫，应结合患者年龄、卵巢功能及男方情况综合评估自然受孕的可能性，必要时酌情实施辅助生殖技术。

（孔　亮　段　华）

第五节　阴道斜隔综合征斜隔切除术

（手术等级：4级）

031209

阴道斜隔综合征斜隔切除术（视频）

一、适应证

由于阴道斜隔所致经血流出受阻，阴道、宫腔积血，或出现腹痛、包块、阴道淋漓出血,继发感染形成阴道、宫腔积脓等。

二、禁忌证

1. 生殖道感染急性期。
2. 合并严重的基础疾病。

三、术前特殊检查

1. 重视病史与妇科检查　该类患者一般发病为初潮年龄,根据阴道斜隔综合征的分型不同,临床表现各异,但主要症状是周期性腹痛、进行性加重、盆腔或阴道包块,或阴道淋漓出血。

2. 影像学检查　超声可初步了解生殖道发育情况,通常可见双子宫声像学表现,一侧宫腔及其同侧阴道积液/积血等;有条件的医院可选择 MRI 协助术前诊断与鉴别诊断。

3. 泌尿系统超声检查　排除泌尿系统异常并协助鉴别诊断。

四、术前准备

1. 实施宫腔镜、腹腔镜手术常规外阴、阴道、肠道和腹壁术前准备。
2. 病情沟通和患者/家属知情同意。

五、手术主要步骤

1. 腹腔镜探查　按腹腔镜手术常规形成气腹,待腹腔内压力升至 12mmHg 时,放置腹腔镜并探查盆腔,了解子宫发育异常的具体表现,阴道斜隔综合征患者可见双子宫表现,多数患者两侧输卵管、卵巢发育完好,但应仔细检查是否合并输卵管畸形或卵巢异常;与此同时,与其他子宫畸形进行鉴别诊断。

2. 阴道检查　对于阴道斜隔综合征 I 型(即隔上无孔型)患者,阴道内可见膨大的隔后腔,张力与隔后腔积血量多少有关;对于阴道斜隔综合征 II 型或 III 型(即隔上有孔型)患者,通常在阴道斜隔上可见与隔后腔相通的孔隙,挤压时可见咖啡色黏液溢出。

3. 切开阴道斜隔　经上述检查后,对于阴道斜隔综合征 I 型,可在超声引导下经斜隔穿刺明确斜隔部位,并扩大穿刺部位打开隔后腔;对于阴道斜隔综合征 II 型或 III 型,可沿隔上孔隙打开斜隔暴露隔后腔。

4. 宫腔镜探查　经宫颈进入宫腔,分别可见双侧宫腔均呈狭长状,仅见一侧输卵管开口;阴道斜隔综合征 III 型可能在双侧宫颈处有交通支。

5. 切除阴道斜隔组织　上述操作明确诊断后,经阴道钳夹并切断斜隔部位的阴道黏膜,尽可能充分切除隔后腔;以 2-0 可吸收线间断缝合斜隔切除后的创面。

6. 检查隔后腔创面无活动性出血,术毕。

六、术中注意事项及要点

1. 明确诊断与鉴别诊断　阴道斜隔综合征是较为常见的女性生殖道发育畸形，由于涉及范围较广泛，形态学改变复杂，诊断困难或误诊率较高。阴道斜隔切除前，通过腹腔镜联合宫腔镜明确诊断、鉴别诊断至关重要。

2. 分清解剖避免其他器官损伤　阴道斜隔组织切除相对简单，但是解剖层次不清可能增加膀胱或直肠损伤风险。因此，分清解剖学层次，尽可能完全切除斜隔组织并充分暴露隔后腔的同时，避免对正常阴道黏膜组织及周围器官的损伤是该手术的原则。

七、术中并发症及应对措施

1. 术中出血　由于解剖学层次不清损伤阴道壁血管，应及时缝合止血。

2. 邻近脏器损伤　根据损伤的部位如膀胱损伤、直肠损伤等，一经发现应及时请相关科室会诊处理并进行缝合处理。

八、术后管理要点

1. 预防阴道创面挛缩或粘连　术毕阴道填塞凡士林油纱条，酌情局部或全身使用抗生素。

2. 鼓励尽早下床活动　有助于阴道创面分泌物排出，加速创面愈合。

（孔　亮　段　华）

第六节　腹腔镜辅助宫颈成形术
（先天性宫颈闭锁／缺失）

031210

腹腔镜辅助宫颈
成形术（视频）

（手术等级：4级）

一、适应证

先天性宫颈闭锁，宫颈发育不良。

二、禁忌证

1. 无宫腔及子宫内膜。

2. 不能耐受全身麻醉，如严重的心肺疾病及其他内科疾病。

3. 严重凝血功能障碍。

4. 大的腹疝及膈疝。

5. 急性弥散性腹膜炎。

三、术前特殊性检查

1. 盆腔 MRI、超声检查(应选择周期性下腹痛时检查)。

2. 染色体检查。

3. 泌尿系统 CT 检查。

4. 性激素检查。

5. 其他合并有卵巢子宫内膜异位囊肿或疑有盆腔子宫内膜异位症者,行 CA125 等肿瘤指标检查。有内外科合并症者,进行相应的检查,并完善相关科室会诊。

四、术前准备

1. 对于生殖道畸形的手术,充分的术前告知比手术本身更重要。患者及家属应了解宫颈闭锁手术的复杂性和特殊性,如术中闭锁切开不成功,术后再次闭锁需再次行手术的可能性。

2. 手术应尽量选择在周期性下腹痛、宫腔积液明显时进行。

3. 告知术中请泌尿外科和普外科会诊的可能。

4. 患者签署手术知情同意书;完善术前各项检查;手术备血。

五、手术主要步骤

1. 一般准备　患者取仰卧位,全身麻醉后,常规消毒铺单,导尿。

2. 穿刺孔的定位　切开脐孔,置入 10~12mm Trocar,并建立气腹(压力 12mmHg)。

麦氏点、反麦氏点切开皮肤,在腹腔镜的监视下各置入 5mm Trocar。脐左旁 4 指切开皮肤,置入 5mm Trocar。

3. 探查盆腹腔,宫体的位置、大小,宫体下段的膨隆情况,双侧附件、盆腔粘连情况。

4. 闭锁宫颈的切开　切开膀胱腹膜反折,下推膀胱,游离闭锁的宫颈,直至触及在阴道内放置的 Hegar 宫颈扩张棒。沿闭锁宫颈的最尾侧切开,此时积液或积血流出。适当切开宫颈前壁,充分暴露宫颈,以利于后续放置支架。

5. 安放并固定支架　将花环或 T 形环连接于 Foley 导尿管或双腔管做成支架,把支架环侧置入宫腔,支架尾侧端置入阴道。用延迟可吸收线将支架固定在已打开的宫颈上。用延迟可吸收线缝合宫颈前壁。

6. 手术结束　清点手术器械和纱布等物品,冲洗盆腹腔,术毕,取出 Trocar,并关闭各切口。

六、术中注意事项及要点

1. 切开膀胱腹膜反折及下推膀胱时,由于没有正常宫颈结构指引,要特别注意避免损伤膀胱。

2. 合并有阴道闭锁或先天性无阴道者，应同时行阴道成形术。

3. 支架的环部置于宫腔后可行术中超声探查明确位置。支架的 Foley 导尿管部应保留一定的长度，至阴道中下段。

4. 合并有卵巢子宫内膜样囊肿或盆腔子宫内膜异位症时，应一并处理。

七、术中并发症及应对措施

1. 膀胱损伤行膀胱修补术，注意双侧输尿管开口。

2. 部分术前有周期性下腹痛，但宫腔积液或积血不明显且术前影像学提示子宫内膜不明显的患者，如术中切开闭锁宫颈后未探及明显的宫腔及子宫内膜组织，经与家属谈话，术中可考虑行宫体切除术。

八、术后管理要点

合理支持治疗，积极预防感染；术后应留置导尿管；必要时留置腹腔引流管及阴道模具；宫腔支架应长期保留（至少 2 年）；鼓励床上翻身、下床活动、下肢按摩、使用充气压力泵、使用抗凝药物防血栓形成。宫腔支架及连接的阴道内导尿管至少放置 2 年，必要时可延长放置时间。

（张旭垠　华克勤）

第四篇
妇产科内镜简介

第一章 宫腔镜简介

040101

宫腔镜简介（视频）

一、宫腔镜发展概述

随着高清内镜的革命性进展和手术技巧发展，宫腔镜成为妇科两大腔镜之一，是现代诊治宫腔疾病的金标准。在许多医院，宫腔镜也成了一项常规的门诊手术。

在宫腔镜发展早期，由于科技水平的限制，宫腔镜技术进展缓慢。Philip Bozzini 在 1807 年发明了利用日光源的宫腔镜，被公认为"内镜之父"。1869 年 Diomede Pantaleoni 为一位绝经后反复异常子宫出血的患者进行宫腔镜检查，发现了一个息肉样组织并用硝酸银烧灼进行治疗，成功完成了第一例在体宫腔镜检查，从此拉开人类探索和实践宫腔镜的序幕。但是，随后数年由于技术设备方面的限制而导致的光线传导不良、宫腔内视野有限、宫壁膨胀困难等，宫腔镜的临床应用及推广并不乐观。为提高内镜视野，1879 年 Maximilian Carl Friedrich Nitze 在前期使用的基础上进行改良并发明了具有远处照明功能的膀胱镜，这在泌尿学界取得巨大成功，但在妇科学界却仍受质疑。1914 年，Alfred Heineberg 在 Nitze 的基础上发明了宫腔灌流系统而出现了世界上第一个能够持续灌流的宫腔镜。

从 20 世纪 50 年代以来，宫腔镜技术发展经历了前所未有的革新。1952 年，Forestier 等首先开发了冷石英光源。1959 年，Harold Horace Hopkins 和 Karl Storz 改进了宫腔镜的镜片而提高了图像亮度及清晰度，同时减小了器械口径，这极大地促进了现代宫腔镜的发展。1970 年，Edstrom 和 Fernstrom 首次提出利用 35% 右旋糖酐溶液作为膨宫介质，而同一时期，Hans-Joachim Lindemann 设定了安全的膨宫介质二氧化碳（CO_2）气体的流速（80～100ml/min），Sugimoto 建议使用生理盐水膨宫，Quinones-Guerrero 提出利用 5% 葡萄糖溶液膨宫。1979 年 Jacques Hamou 创建了微型宫腔镜，即 1 型 Hamou 微型阴道子宫镜，使整个手术视野和接触视觉放大高达 150 倍。20 世纪 80 年代起，随摄像机微型化、单极系统等技术设备的突破，宫腔镜电切术逐渐开展，器械也从冷器械过渡到单极能源器械。1981 年，Chervenak 和 Neuwirth 首次应用单极电切镜进行黏膜下子宫肌瘤电切术。1987 年，Hallez 研发了第一代妇科宫腔电切镜，包括 0° 视角镜体及持续灌流系统。1989 年美国食品药品监督管理局（FDA）正式批准使用宫腔电切镜。至此，宫腔镜手术成为常规妇科手术，逐渐取代了许多原来开放的、有创的手术方式，让更多患者免受开腹手术之苦，避免切除子宫的弊端。

1997 年，随着 Versapoint 双极电切系统的推广，双极宫腔镜技术的应用越来越广泛，与常规单极宫腔镜手术相比，其优点在于只有极少的电流通过人体，切除时能量的释放大大减少，手术安全性明显提高。2005 年采用生理盐水溶液作为膨宫介质的等离子双极电切镜不使用负极板，无烧灼人体的危险。此外，技术和设备的不断进步使宫腔镜更加微创和安全，门诊宫腔镜手术应运而生，其具有减少麻醉相关风险、节省费用等优势，是传统手术室宫腔镜的补充，同时也为患者提供了更多个体化选择。Stefano Bettocchi 研发了一种不需阴道窥器和宫颈钳就能将宫腔镜置入宫腔的技术，即阴道内镜技术。经历 200 多年的发展，当今理想的宫腔镜技术，诊治结合、轻巧自如、高清逼真且安全有效，深受广大妇科医生和患者的喜爱。

二、宫腔镜手术设备及器械

1．膨宫系统　膨宫是宫腔镜手术的基础，只有将子宫膨胀起来，才能清楚地观察到宫腔的情况并进行操作。膨宫装置是将膨宫介质灌注入宫腔以膨胀宫腔的装置，膨宫介质分为气体和液体两种，其中液体膨宫介质分为两种，即高分子量液体（32% 右旋糖酐 -70 液，现已停用）和低分子量液体，后者又分非电解质液体和电解质液体两种。非电解质液体（如 5% 甘露醇、5% 葡萄糖、1.5% 甘氨酸等）不含离子且不导电，可用于单极电切镜；而电解质液体如生理盐水（0.9% 氯化钠溶液）可在高频能量下转成含有高密度自由电粒子的电子等离子体，用于双极宫腔镜电外科手术。

2．光源系统　包括内镜光源及导光束。1965 年开始，内镜的光源都采用冷光源，包括卤素灯和氙灯光源，后者因色温高更接近自然光，生命周期长，照明度更亮，是宫腔镜的理想光源。导光束又称光缆，由光学纤维或液晶组成，是连接光源和内镜，具有光传送功能的装置，分为液体导光束和纤维导光束，临床上常用纤维导光束，进行光传输的原理是光导纤维具有全反射特性。

3．能源系统　又称动力系统，宫腔镜最常用的能源包括高频电流和激光两种。1983 年 Reidenleack 首次提出高频电流的应用，它可通过使组织升温、炭化或气化等产生电灼、电凝固和电切等作用，从而进行切开组织或电凝血管，为内镜手术提供了新的切割及止血方法。高频电流发生器设有负极板固定在患者腿部以避免烧灼，配置了报警系统以确保使用安全，临床上常用。铷铱石榴石（Nd-YAG）激光是主要用于宫腔内治疗的激光，接触组织时可产生凝固效应，使组织蛋白质变性、失活，从而达到治疗作用，适用于子宫内膜切除术。

4．成像及录像系统　成像及录像系统由摄像系统、显示器、图像记录系统组成。摄像系统由摄像头、摄像电缆和摄像机主体组成，要求具备低勒克斯数、高分辨率、高清晰度、强大的放大功能和高信噪比。显示器又称监视器，是观察系统的一个重要组成部分，应在充分评估摄像系统分辨率和可视面积后选择合适的显示器。一般认为,显示器分辨率应大于摄像系统分辨率,同时应根据术者的偏好选择大小合适(34～49cm)的监视器。图像记录系统包括录像机和打印机,录像机可动态记录手术全过程获得录像,可供讲座、操作培训、临床教学及科研分析等,而打印机则可采集术中图片以供患者保存、教学图片或档案存底等。

5. 宫腔镜及器械　宫腔镜包括全景宫腔镜、接触性宫腔镜和显微宫腔镜三种类型。全景宫腔镜又称普通宫腔镜,可观察到子宫全景,分为直型(硬型,临床最常用)和可弯型(软型)两种;接触性宫腔镜可直接接触宫腔表面以观察宫腔形态及颜色等;显微宫腔镜是在接触性宫腔镜的基础上安装了放大镜片,可放大图像以看清腺体结构。

(1)宫腔镜镜体:宫腔镜由具备一个或多个通道的金属管(鞘)构成,镜体包括目镜和物镜两组镜头,具有复杂的光学系统。目前宫腔镜采用的Hopkins透镜系统中,圆柱透镜占据了大部分内镜长度,其柱状透镜系统极大地增加了图像清晰度和光亮度。因内镜的前端斜面角度不同而形成0°～30°视角,可提供不同的视野范围。

(2)宫腔镜镜鞘:包括检查、操作及电切镜管鞘,不同类型的管鞘构造不同。检查镜管鞘由芯棒和外套管组成,当套管进入宫腔后拔出芯棒,插入镜体并利用套管的锁紧装置锁住内镜,注入膨宫液体或CO_2即可进行宫腔检查。操作镜管鞘包括内套管和外套管两部分,前者由操作孔、通水阀门及锁紧装置组成,手术器械通过操作孔进入宫腔后可进行手术操作;后者由通水阀门和锁紧装置组成,液体经通水阀门导入宫腔进行膨宫。电切镜管鞘由内套管、中套管和外套管组成,中套管上有进水阀门,外套管上有锁紧装置锁紧,而内套管上有可以进行切换电切环等电极的装置,且具有操作器械的手柄。

(3)宫腔镜手术常见器械

1)电切镜器械:根据作用电极不同分为单极和双极,两者采用的膨宫介质不同。单极电极系统功率一般为70～100W,主要利用非电解质液体作为灌流介质;双极电极电切系统使用电解质液体如生理盐水为灌流液和导电体,其组织切割效率与单电极电极系统相当,且具有激光系统的气化功能,同时具有无烧灼危险、安全性高和操作效率高等优点。电极根据形状及功能不同主要可分为环形电极、针状电极、滚球电极、滚棒电极、气化电极和带状电极等。环形电极即切割电极,有开放型(U形)和关闭型(O形)两种,主要用于子宫内膜切除、子宫纵隔切除、宫腔粘连松解及肌瘤或息肉切除等;针状电极适用于划开子宫纵隔、宫腔粘连及开窗切除肌壁间肌瘤等;滚球电极可循轴转动,主要用于电凝止血或去除子宫内膜;滚棒电极也可循轴转动且接触面较滚球电极宽,更适用于电凝止血或去除子宫内膜;气化电极呈沟槽状,功率为200W,可气化子宫内膜和宫腔内小肌瘤;带状电极使用功率也为200W,有切割电极和气化电极的特点,可去除子宫内膜等组织且创面不出血。

2)冷器械:活检勺钳、尖头剪刀、挟钩钳等半硬性冷器械和抓钳(又称鳄嘴钳)

为最常见的冷器械，可通过器械通道进入宫腔，进行活检、息肉摘除、宫腔内节育器取出、宫腔粘连或纵隔切开等操作。

3）辅助器械和设备：包括阴道窥器、金属导尿管、扩宫棒、探宫条、宫颈钳、卵圆钳、刮匙及吸引管等辅助器械，必要时需用到超声机等设备以协助手术进行。

（付霞霏）

第二章　腹腔镜简介

腹腔镜简介（视频）

一、腹腔镜发展概述

精准化及微创化已成为当代外科手术的发展趋势和目标，随着微创理念在临床治疗中的不断贯彻加强、现代电子科技在医学领域的广泛应用及内镜技术日新月异的发展，以腹腔镜为主要手段的微创技术在外科各个领域得到广泛应用，其中包括胃肠外科、妇科、泌尿外科等。因为传统外科治疗模式发生了深刻变革，越来越多的复杂外科手术通过腹腔镜方法完成，所以外科医生面临着内镜技术的巨大挑战，外科医生的培养方式也发生了很大变化。全面深入地了解并掌握手术技巧及术中使用的腹腔镜设备和器械的各种性能，才能在手术中充分发挥腹腔镜的优势，让患者的创伤与疼痛降到最低。

腹腔镜手术从 1901 年就已在俄国被应用，D.O.ott 通过将后穹窿切开，在头镜反射光照明下，使用膀胱镜首次检查了孕妇的盆腔。1902 年 Georg Kelling 用空气制造气腹，观察狗腹腔，第一次描述了腹部内镜检查基本原理。1910 年 Jacobaeus 对人进行了第一次真正意义上的腹腔镜检查。从 20 世纪 60~80 年代，内镜检查取得了重大进展，伴随着从诊断性腹腔镜检查到外科腹腔镜检查的转变，Raoul Palmer 首次报道了 250 例诊断性腹腔镜并开展了腹腔镜输卵管通液术、盆腔粘连松解、卵巢囊肿穿刺抽吸术等。1980 年 Kurt Semm 在基尔（Kiel）首次成功地用腹腔镜技术施行了阑尾切除术，将腹腔镜技术从妇科领域率先引入外科手术治疗领域，从而开辟了腹腔镜外科的新纪元。自 20 世纪 90 年代我国开展第一例腹腔镜下胆囊切除术以来，我国也进入了电视腹腔镜时代，以内镜为主要手段的微创技术发展迅速，已广泛应用于妇科在内的各类良恶性疾病的手术治疗。

随着腹腔镜技术的成熟及设备器械的研发创新，本着更能体现微创的治疗理念，微创治疗技术正在经历从多孔腹腔镜手术向单孔腹腔镜手术（laparoendoscopic single-site surgery，LESS）乃至经自然腔道内镜手术（natural orifice transluminal endoscopic surgery，NOTES）的演变。脐是胚胎时期遗留的天然瘢痕，且为腹壁最薄处，故 LESS 可通过脐部皮肤皱褶遮蔽术后瘢痕，达到近似"无瘢痕"的美容效果，更易被女性患者所接受。NOTES 是指不经体表切口，利用内镜通过人体自然孔道，如胃、阴道、膀胱、结肠、直肠等进入体腔进行手术，成为继传统开腹手术及传统腹腔镜手术后的"第三代外科手术"。而女性因其特殊的解剖结构,经阴道的自然腔道成为 NOTES 入路非常理想的选择。随着经阴道 NOTES(transvaginal NOTES,V-NOTES)手术方式在妇科领域应用范围的逐步扩大,其在普外科领域的应用优势和价值也愈加受到重视。

随着大量临床实践的开展,经典腹腔镜也逐渐凸显出其不足:二维平面成像,依赖助手扶镜及辅助操作,以 Trocar 为支点反向操作器械,人手震颤放大,无法精细操作,器械自由度小,缺少触觉反馈等。达芬奇机器人手术系统则能借助其精密的系统克服这些问题,多孔及单孔机器人腹腔镜手术应运而生,它具有更高的精确性、更好的操控性及清晰的视野,机器人通过其三维放大视野、自由活动的仿真器械及直观的器械运动模式可以弥补术者操作时的生理"盲区",可在骨盆中完成更加精细的操作,机器人系统在妇科手术领域的应用也更加广泛。

二、腹腔镜手术设备及器械

1. 气腹形成系统　气腹是进行腹腔镜手术的基础。气腹机的主要功能是建立并维持气腹,保证手术操作空间充分,手术野清晰。手术医生、护士均应熟悉气腹机,并在手术过程中时刻关注气腹机的工作状态。

2. 影像系统

(1)摄像系统:摄像机和光源的选择,连同对电视观察系统基本原理的了解,决定着手术期间的观察质量,也同时决定了手术质量。

(2)镜头:目前常用的是 0°前视镜和 30°前斜视镜,前者视野较小,不能进行多角度观察,而后者是广角视镜,可通过调节按钮或体外转动光缆而获得多角度的视野。目前也有多种可弯曲或可变角度镜头,尤其在 LESS 中可减少与其他设备的碰撞。

3. 腹腔镜常用动力系统及能量器械

(1)高频电流发生器:是腹腔镜用于切开、凝固止血的常用仪器。可以提供高频电流的能量,高频电流不刺激肌肉、神经,不会引起心室纤颤,但可使组织升温,炭化、气化进而凝固。高频电流发生器有单极高频电流发生器、双极高频电流发生器及单、双极混合一体的高频电流发生器三种,并可以根据手术选择不同的电切、电凝或混合电切、电凝。

(2)单极电钩:多用于良性妇科肿瘤手术,使用时需放置负极板,通过电极集中电流产生热量,电流从手术器械输出后,经患者全身后再回到负极板,人体是电路中的一部分。

(3)双极电凝:主要应用于组织的止血。电流只在双极的两个电极板之间循环,不需极板,对邻近组织损伤较小,人体不参与电流回路。工作状态时可使钳口内组织细胞水分蒸发,蛋白变性,达到止血目的。

(4)超声凝固切开装置:也称超声刀,是 20 世纪 90 年代开发的一种兼有凝固和切割功能的新型手术器械。超声能量系统主要由发生器、能量转换器和手控器械三大部分组成。能量转换器可将高频电流转换成超声刀头高速的机械振动进而产生组织摩擦热，高频的机械摩擦使组织内水分气化、蛋白氢键断裂、细胞崩解，从而使切割和凝固同时进行。超声刀为机械能，产生热能少、周围热损伤风险小、组织焦痂少、产生烟雾少、手术野清晰，所以在间隙解剖中有明显优势，在妇科肿瘤手术中多用于淋巴结清扫、输尿管的游离及解剖。

4.腹腔镜手术常见手术器械　各种器械作用不同，可用于钳夹、分离、切开、缝合、剪除、结扎、止血等。

（1）腹腔镜剪刀

1）直剪：双叶均可活动，用于剥离及分离粘连。有一叶固定的直剪便于进行细微的剥离，尤其当剥离的结构易损伤时。

2）弯剪：剪叶的弯度可接触90°的组织，克服了腹腔镜单视角的缺点。

3）钩状剪：是一类适合剪断缝线和连接蒂的剪刀，不适于剥离。接上电导线后，可以作为有止血效果的精细分离器械。

（2）手术钳：按其功能可分为分离钳、抓钳，多数手术钳钳叶可360°旋转，便于术中定位。

1）无损伤抓钳：接触面较大，一般可以比较放心地夹持脏器，夹持力较弱，但仍要避免多次钳夹的损伤。

2）抓钳：双关节设计，钳端钝头，抓持有力，不宜损伤组织。

3）腔镜分离钳：分离钳的头端较小，可以进行一些比较精细的操作，如进行血管的裸化，精细地分离系膜等。

4）输卵管抓钳：双关节设计，钳口开口更大，中空，抓取管状结构不易损伤。

5）抓取钳：包括有创的5mm或10mm钳，专为取出切除组织设计。

（3）持针器：用于挟持缝合针，具有不同外径、直或弯的活动头及不同形状手柄，可满足术者不同的需求。

（4）其他：除上述器械外，还有满足不同需要的活检钳、牵开器、举宫器、穿刺吸引针、钛夹钳、切割吻合器、组织粉碎器、标本收集袋、结扎和缝合器械等。

（楼微华　狄　文）

第三章 阴道镜简介

阴道镜简介（视频）

一、阴道镜概述

阴道镜是一种光学仪器，用于对下生殖道进行照明及放大检查。通过强光照射穿透上皮细胞，可以对表皮下和上皮下的血管放大，从而近距离观察。阴道镜主要有两种类型：一种是传统的光学阴道镜，通过传统的目镜直接观察；另一种是新型的视频阴道镜，可以让医生在视频监视器上观察宫颈。

二、阴道镜检查概述

阴道镜检查是在阴道镜的放大下，通过应用化学溶液，如 3%～5% 醋酸溶液及卢戈碘溶液，使得正常组织与异常病变之间的区别更为明显，针对细胞学检查报告的异常细胞来源部位进行定位，从而直接得出活组织检查结果、病理类型及级别，并通过确定宫颈的病变范围来确定适宜的治疗方法。阴道镜检查又分为常规阴道镜及转诊阴道镜。常规阴道镜是指在平时妇科检查及取样后直接进入阴道镜检查流程，在充足的光照和局部放大后对所有的宫颈病变都能得到更好的观察，联合常规细胞学筛查可以更好地提高癌前病变的检出率，但是对医生的阴道镜诊疗水平及诊室的器械要求更高。转诊阴道镜在大部分地区及医院中更常见，是指将有阴道镜检查指征的患者从普通妇科转诊至专门的阴道镜医生处进行检查，这样更具有针对性和符合现有的阴道镜检查的适应证，但是无形中增加患者就诊的次数。

三、阴道镜检查目的

1. 针对外阴、肛周、宫颈及阴道的视诊。
2. 识别宫颈转化区及鳞-柱交接部。
3. 确定阴道镜检查是否充分。
4. 识别和评估瘤样病变的大小、形态、轮廓、位置及范围。
5. 宫颈管取样（妊娠女性除外）。
6. 识别并在病变最严重处进行活组织检查。
7. 结合细胞学检查结果、宫颈活组织检查结果及阴道镜印象，安排适当的治疗计划。

8. 与患者交流检查所见。

四、阴道镜检查适应证

1. 宫颈癌筛查异常［高危型 HPV 检测阳性的意义不明的非典型鳞状细胞（atypical squamous cells of undetermined significance，ASCUS）或重复的 ASCUS，以及所有的不除外高级别鳞状上皮内病变（atypical squamous cells cannot exclude HSIL，ASC-H）、低度鳞状上皮内病变（low-grade squamous intraepithelial lesions，LSIL）、高度鳞状上皮内瘤样病变（high squamous intraepithelial lesion，HSIL）、非典型腺细胞（atypical glandular cells，AGC）、原位腺癌（adenocarcinoma *in situ*，AIS）和癌］。

2. 视诊或光谱检查可疑癌症。

3. 不能解释的下生殖道出血。

4. 宫腔内有己烯雌酚暴露史。

5. 性伴侣有下生殖道尖锐湿疣或相关病变。

6. 外阴、阴道 HPV 相关的病变。

7. 手术后的随访检查。

8. 宫颈锥切前确定病变范围。

五、阴道镜检查禁忌证

阴道镜检查无绝对禁忌证，在口服抗凝药物的女性中采用阴道镜检查及活组织检查术是安全的。相对禁忌证为生殖道急性炎症、大量阴道出血、宫颈恶性肿瘤活动性出血。因为宫颈或阴道的炎症易导致组织的脆性增加，出血及炎症改变会影响阴道镜的可视性及阴道镜评估的准确性，因此不建议在月经期，尤其是经量较多时行阴道镜检查，但是在经量点滴时行阴道镜检查是可行的。如果担心患者月经干净后存在失访的可能，即使经血有可能影响观察，仍建议在这一时期行阴道镜检查。对妊娠期女性禁止行宫颈管取样，可行阴道镜检查，在怀疑有浸润癌时方可行活组织检查。

（莫雯驭）

第四章 胎儿镜简介

胎儿镜简介（视频）

一、胎儿镜发展概述

胎儿镜（fetoscopy）是由 Westin 于 1954 年创建，是将一直径为 10mm 的宫腔镜经宫颈插入妊娠 14～18 周的宫腔及羊膜腔，直接观察胎儿及脐带情况。随着胎儿镜在临床的广泛应用，胎儿镜技术得以不断完善和发展。1972 年 Valenti 在剖宫产时将胎儿镜置入羊膜腔，并在胎儿镜下进行了胎儿皮肤活检，由此开创了胎儿镜下活体胎儿组织活检的先河。

1980 年后胎儿镜被广泛地应用于妊娠中期活体胎儿组织活检进行产前诊断。胎儿镜检查不仅可以直接观察胎儿的外形，确定胎儿是否存在畸形，同时也可以在直视下获取胎儿标本，这也是迄今为止唯一的一种能够在直视下进行胎儿组织活检的方法。

目前医生可将胎儿镜伸入宫腔直接观察胎儿的全身及体表各部位，直接对胎儿作出畸形与否的诊断。通过取胎儿的皮肤，可诊断白化病；取胎儿的肌肉，诊断假性肥大肌营养不良或进行性肌萎缩症；取胎儿的血液检测，诊断血红蛋白病；用微量方法进行病理、生化、DNA 分析，可以诊断染色体病等遗传性疾病。

二、胎儿镜与胎儿手术

胎儿镜不仅可以诊断，还可以通过对胎儿输血、宫内给药等为胎儿进行治疗。Rodeck 和 Campbeu 于 1978 年在胎儿镜下不仅取得胎血且通过换血治疗了 1 例严重 Rh 溶血胎儿。20 世纪 90 年代，De Lia 等开发并在临床上引入了 TTTS 异常胎盘血管的胎儿镜激光光凝术；Quintero 团队率先证明了治疗性胎儿膀胱镜检查和后尿道瓣膜内镜电灼术的可行性并首次对人类胎儿进行了羊膜带的胎儿镜下松解术，首次报道了人类胎儿经皮单套管针进行胎儿镜气管闭塞治疗先天性膈疝；Tulipan 和 Bruner 率先采用开放式手术修复胎儿脊柱裂并在后续认识到应用胎儿镜的优势并描述了其在人类胎儿中应用的经验。随着操作技术、流程、设备、适应证的完善，胎儿镜已在激光消融 TTTS 中的交通血管脐带阻塞、介入性导管或球囊置入、羊膜带松解、激光消融治疗下尿路梗阻、脊髓脊膜膨出修复等方面得到应用并取得良好疗效。

尽管胎儿镜的手术损伤较开腹手术创伤较小，但其中并发症仍存在，包括出血、羊水渗漏、绒毛膜羊膜分离、绒毛膜羊膜炎、胎膜早破（PROM）/早产胎膜早破（PPROM）、早产和胎儿死亡等。PROM/PPROM 是胎儿镜手术最常见的并发症。目前，胎儿镜激光凝固术已在国内胎儿医学中心陆续开展，少数中心报道了成功的介入性导管或球囊手术，而胎儿镜下脊膜膨出修补术尚鲜见国内报道。

三、胎儿镜摄像系统及手术器械

1. 摄像系统　采用 CMOS 芯片技术，自摄像头开始进行光电传化、全数字化信号传输，16:9 全画幅数字化图像采集和高清图像显示。

2. 胎儿镜手术器械　目前常用的胎儿镜，具备 0° 针对后壁胎盘直视型和 30° 针对前壁胎盘斜视型等多种选择。

3. 半导体激光治疗仪

（1）激光发生器：激光主要用于对组织进行气化、炭化、凝固和照射，以及对毛细血管扩张类疾病（如胎盘毛细血管扩张导致交通吻合支）的治疗；激光波长选择940nm，该波长是基于对血红蛋白和水的最佳吸收功能，适合对胎盘血管进行凝固和封闭。

（2）激光光纤：光纤直径为 400μm 或 600μm；激光头端具有光导保护系统（LPS技术），可检测光纤头部温度；当光纤头部温度急剧上升且超过安全范围时，会有损伤人体组织、神经和血管等情况发生；LPS 技术可自动切断激光发射，避免人体组织等损伤，保护神经和血管不被灼烧损伤或子宫内羊水气化。

（杨　芳）

第五篇
不孕症与辅助生殖手术

第一章　数字化摄影下子宫输卵管造影术

（手术等级：1级）

一、适应证

1. 了解输卵管形态，是否通畅及阻塞部位。
2. 了解宫腔形态，是否存在子宫畸形及类型，有无宫腔粘连、黏膜下肌瘤、子宫内膜息肉及异物等。
3. 不明原因的习惯性流产，了解宫颈内口是否松弛、宫颈及子宫有无畸形。
4. 内生殖器结核非活动期。

二、禁忌证

1. 急性和亚急性内外生殖器炎症。
2. 严重的全身性疾病。
3. 妊娠期、月经期，刮宫术后6周内。
4. 碘过敏者禁用碘化油，可使用泛影葡胺为造影剂。
5. 体温超过37.5℃。

三、术前特殊性检查

1. 妇科检查　明确外阴、阴道及宫颈有无病变，双合诊明确子宫大小、表面情况、活动度及与周边组织的关系。
2. 阴道分泌物检查　排除阴道炎症。
3. 超声检查　明确子宫及双侧附件情况，明确盆腔有无其他占位性病变。

四、术前准备

1. 物品准备，包括阴道窥器、宫颈钳、12号 Foley 导尿管、注射器、40% 碘化油或76% 泛影葡胺。
2. 手术时间为患者月经干净后3～7天，术前3天禁止性生活。
3. 进行碘油滴眼过敏试验。
4. 术前排空膀胱。便秘者可给予缓泄剂或清洁灌肠排空肠道，使子宫保持正常位置，避免出现外压假象。

5．必要时术前 30 分钟肌内注射 0.5mg 阿托品解除痉挛。

五、手术主要步骤

1．消毒及妇检　患者取膀胱截石位，碘伏棉球消毒外阴、阴道后铺单。双合诊明确子宫位置及大小。放置阴道窥器，暴露宫颈，再次消毒阴道穹窿及宫颈。

2．探测宫腔　用宫颈钳钳夹宫颈前唇或后唇，向外牵拉使子宫呈水平位。探针顺宫腔方向探其深度。

3．输卵管造影　钳夹双腔导管将其插入宫腔，注入 3～4ml 无菌生理盐水使球囊扩张。抽吸 20ml 碘化油，连接双腔导管的通液口，缓慢、均匀地推注造影剂。数字化摄影（digital radiography，DR）下观察子宫充盈及输卵管显影情况并摄片，24 小时后再次盆腔摄片，观察碘化油在盆腔的弥散情况。如使用泛影葡胺为造影剂，则在注射后立即摄片，10～20 分钟后第二次摄片，观察泛影葡胺流入盆腔的情况。

六、术中注意事项及要点

1．推注过程应缓慢、均匀，不可用力过大，速度过快，防止损伤输卵管。推注过程中须密切观察患者的反应。

2．注入造影剂时必须先排空导管内的空气，以免空气进入宫腔造成充盈缺损的假象。

3．双腔导管的球囊应置于宫颈内口，紧贴宫颈。位置过浅或未紧贴宫颈均可导致造影剂外漏，过深可能损伤子宫甚至导致子宫穿孔，或使导管位置偏向一侧宫角，出现假阳性结果。

4．有时会出现因输卵管痉挛造成输卵管堵塞的假象，必要时重复进行。

七、术中并发症及应对措施

1．输卵管破裂　如输卵管完全梗阻，插管后推注压力过大，可导致输卵管破裂。因此注入造影剂时速度要缓慢均匀，如出现输卵管破裂的急腹症，必要时手术治疗。

2．人工流产综合征　停止操作，吸氧，必要时予静脉注射阿托品 0.5～1mg。

3．油栓　如透视下发现造影剂进入异常通道，同时患者出现咳嗽，应警惕发生油栓，立即停止操作，取头低足高位，严密观察。

八、术后管理要点

术后 2 周禁止盆浴及性生活，酌情给予抗生素预防感染。

（刘风华　翁慧男）

第二章　输卵管通液试验术

（手术等级：1 级）

腹腔镜输卵管修复整形后通液试验术（视频）

一、适应证

1. 不孕症，男方精液正常，女方疑有输卵管阻塞。
2. 检验和评价输卵管绝育术、输卵管再通术或输卵管成形术的效果。
3. 疏通输卵管轻度粘连。

二、禁忌证

1. 急性、亚急性内外生殖器炎症或盆腔炎症性疾病。
2. 月经期或有不规则阴道出血。
3. 可疑妊娠。
4. 严重全身性疾病，如心、脑、肺等重要脏器病变不能耐受手术。
5. 体温高于 37.5℃。

三、术前准备

1. 月经干净 3～7 天，术前 3 天禁止性生活。
2. 术前排除妊娠。
3. 白带常规、血常规、体温、血压无异常。
4. 术前 30 分钟肌内注射阿托品 0.5mg 以减轻输卵管痉挛。
5. 排空膀胱，双合诊检查子宫位置、大小及附件情况。
6. 生殖道支原体及衣原体检查阴性。

四、手术主要步骤

1. 常用器械　阴道窥器、宫颈钳、12 号 Foley 导尿管、注射器等。
2. 常用液体　生理盐水或抗生素溶液（庆大霉素 8 万 U、地塞米松 5mg、透明质酸酶 1 500U、注射用水 20ml），可加用 0.5% 的利多卡因 2ml 以减轻输卵管痉挛。
3. 操作步骤
（1）消毒：患者取膀胱截石位，碘伏棉球消毒外阴、阴道后铺单。放置阴道窥器，暴露宫颈，再次消毒阴道穹窿及宫颈。

（2）输卵管通液：将注射器接在导管末端，并使导尿管内充满生理盐水或抗生素溶液。排出空气后将 Foley 导尿管置入宫腔，向球囊内注射 2ml 生理盐水，轻轻牵拉使水囊堵住宫颈内口。缓慢向宫腔推注液体，体会推注时阻力大小，观察经宫颈注入的液体是否回流、患者下腹部是否疼痛等。

（3）取出导管：将宫腔内水囊中的生理盐水用注射器抽出，取出导管，再次消毒宫颈、阴道，取出阴道窥器。

五、结果评定

1. 输卵管通畅　顺利推注 20ml 生理盐水无阻力，或开始稍有阻力，随后阻力消失，无液体回流，患者无不适感。

2. 输卵管阻塞　勉强注入 5ml 生理盐水即感有阻力，患者感下腹胀痛，停止推注后液体又回流至注射器内。

3. 输卵管通而不畅　注射液体有阻力，再经加压注入又能推进，说明轻度粘连已被分离，患者感轻微腹痛。

六、术中注意事项及要点

1. 操作时宫腔内的水囊必须紧贴宫颈内口，以防止液体外溢导致注入液体压力不足。

2. 所用无菌生理盐水或抗生素溶液温度以接近体温为宜，以免过冷刺激输卵管导致痉挛。

七、术中并发症及应对措施

1. 输卵管破裂　如输卵管完全梗阻，插管后推注压力过大，则可导致破裂。注入液体时速度要缓慢。

2. 休克　停止操作，吸氧，抗休克处理。

八、术后管理要点

术后 2 周禁止盆浴及性生活，酌情给予抗生素预防感染。

（祝　颖）

第三章　子宫输卵管超声造影术

（手术等级：1级）

子宫输卵管超声
造影术（视频）

一、适应证

1. 不孕症中男方精液正常，女方疑有输卵管阻塞。

2. 不孕症中人工授精前输卵管通畅性评估。

3. 下腹部手术史、盆腔炎史、内膜异位等疑输卵管卵巢周围粘连或输卵管不全闭锁。

4. 输卵管绝育术、输卵管再通术或输卵管成形术后和药物治疗后疗效评估。

5. 输卵管妊娠保守治疗后的通畅性评估。

6. 经阴道超声无法清晰显示宫腔病变，如子宫肌瘤、内膜息肉、宫腔粘连等。

7. 对碘过敏。

二、禁忌证

1. 内外生殖器急、慢性炎症和/或盆腔炎症性疾病。

2. 盆腔活动性结核。

3. 月经期或有不规则阴道出血。

4. 宫颈重度糜烂或分泌物较多。

5. 宫颈或宫腔疑有恶性病变。

6. 严重全身性疾病不能耐受手术。

7. 超声造影剂过敏史。

三、术前准备

1. 患者准备

（1）月经干净后3～7日，术前3日禁止性生活。

（2）术前排除妊娠。

（3）常规妇科检查、白带常规、血常规、体温、血压等无异常。

（4）生殖道支原体和衣原体检查阴性。

2. 了解病史和既往检查结果。

3. 检查告知和签署子宫输卵管超声造影知情同意书。

4．对过于紧张的患者，可于置管前30分钟肌内注射阿托品0.5mg。

5．经阴道常规超声检查，观察子宫附件、盆腔有无病变及盆腔有无积液等。

6．患者取膀胱截石位，常规消毒铺单，窥器暴露宫颈外口，将双腔管经宫颈口送入宫腔，气囊内注入生理盐水1.5～2ml，将导管固定于宫颈内口上方。

7．在二维超声下观察并调节水囊大小，使其占宫腔容积1/3～1/2；子宫横切面，观察并记录子宫角和双侧卵巢空间位置；调整仪器超声扫查角度至最大，三维超声检查还需调节容积角度至最大。探头切面置于感兴趣区域，观察靶目标位于图像中部或三维容积框内。

8．以注射用六氟化硫微泡为例，将造影剂配制成微泡混悬液。造影前抽取2.5～5ml混悬液与生理盐水混合配制成20～40ml子宫输卵管超声造影剂。宫腔造影时，造影剂可采用生理盐水。给药途径采用经宫腔置管内注入。

四、手术主要步骤

1．常用物品

（1）宫腔置管物品：阴道窥器、宫颈钳、卵圆钳、大棉签、消毒液、5ml注射器、双腔管（如12号Foley导尿管、一次性子宫造影通水管、Goldstein超声子宫造影导管）。

（2）造影必需物品：具备造影成像技术的彩色多普勒超声诊断仪（如Voluson E10/E8/E6、Voluson S10/S8/p8等）、超声造影剂［如声诺维（SonoVue）等］、生理盐水、大棉签、消毒液、20ml注射器等。

（3）抢救物品：医用氧气袋、肾上腺素、抗组胺药、糖皮质激素等药物。

2．辅助药物及用品　阿托品、萘普生栓、护理垫、热水袋、小棉被或毯子等。

3．操作步骤

（1）进入仪器设置的三维输卵管超声造影条件，显示子宫横切面，启动3D模式键，进行3D预扫查，当确定感兴趣区（子宫和双侧卵巢）位于三维扫查容积框内时，启动造影模式键（contrast）进入造影模式。

（2）经阴道实时三维超声造影时，按压4D键，激活4D键后迅速调节重建框至最大。启动仪器自动存储的同时向宫腔内持续匀速推注造影剂，并旋转X轴键，从冠状面观察造影过程。造影结束时按压动态存储键，将自动记录的动态造影数据存储于仪器硬盘内。

（3）经阴道静态三维超声造影时，按压3D键，激活三维超声扫查的同时持续匀速向宫腔内推注造影剂，三维超声扫查完成后按压存储键，将三维超声造影数据存储于仪器硬盘内。

（4）三维超声造影完成后，随即在造影状态下二维超声观察造影剂在双侧卵巢周围包绕情况和盆腔内造影剂弥散的范围与均匀度。

（5）记录注入造影剂的压力大小、注入造影剂量、有无造影剂反流及注入造影时患者的疼痛程度等。

（6）造影结束后，调出容积图像回放、旋转、剪切、分析评估输卵管通畅度及有无宫腔、盆腔病变。

4. 观察内容

（1）宫腔显影像：观察宫腔形态有无畸形，以及宫腔内有无充盈缺损或明显凹凸不平等。

（2）输卵管显影相：输卵管是否通畅；输卵管管径有无局部纤细或膨大或不光整；输卵管走行有无明显扭曲、盘曲、成角、僵硬等。

（3）盆腔弥散相：卵巢周围造影剂包绕是否完整；盆腔内造影剂溢出的范围及分布是否均匀，有无分隔回声带。

（4）观察子宫肌层和宫旁静脉丛有无逆流。

（5）记录造影剂的注入量、反流量、注入压力大小、患者疼痛度等。

五、结果评定

1. 输卵管通畅度评估

（1）输卵管通畅：超声造影显示输卵管呈连续条带状高增强，走行自然、柔顺、管径粗细均匀、光滑，伞端见大量造影剂溢出，卵巢周围见环状强回声带，子宫周围及盆腔内造影剂微泡弥散均匀，盆腔液体量增加。注入造影剂时无阻力、无反流、患者无明显不适。

（2）输卵管阻塞：超声造影显示宫腔充盈饱满或宫角圆钝。输卵管全程不显影或中远端部分不显影或远端膨大，伞端未见造影剂溢出，卵巢周围无环状强回声带，子宫周围及盆腔内未见造影剂回声，注入造影剂时阻力较大，造影剂反流量多，患者有明显不适或下腹痛感。

2. 宫腔、盆腔病变诊断

（1）子宫畸形

1）单角子宫：三维超声造影显示宫腔略小，呈"管状"，或仅见一条输卵管与其相通。

2）弓状子宫：三维超声造影显示宫底部宫腔轻微凹陷，两侧宫角连线与凹陷最低点深度为 5～10mm；二维超声显示宫底部肌壁呈弧形内凹。

3）纵隔子宫：三维超声造影显示宫底部宫腔凹陷，两侧宫角连线与凹陷最低点深度 >10mm；二维超声显示宫底部肌壁无凹陷或轻微凹陷。

（2）子宫内膜息肉、黏膜下肌瘤：超声造影显示宫腔呈局限性充盈缺损、凹陷或凸起；生理盐水宫腔造影显示宫腔内膜面等回声或低回声团块，大小不等，可多发。

（3）宫腔粘连：超声造影显示宫腔内膜面不光滑，呈局限性充盈缺损，范围视粘连程度不等；生理盐水宫腔造影膨宫后，显示宫腔内可见条、带状或网状高回声带或宫腔局部内壁粘连，不能膨胀。

（4）盆腔粘连：在超声造影盆腔内液体增多后，盆腔积液内显示多个条、带状回声带。

（5）剖宫产术后瘢痕憩室：超声造影后，纵切面和横切面显示瘢痕处造影剂填充呈短棒状、三角形或楔形增强回声由宫腔向子宫肌层侧凸出，生理盐水造影瘢痕处表现为与微泡造影剂形态相似的子宫前壁下段肌壁内无回声凹陷。

六、术中注意事项及要点

1. 实时三维超声造影输卵管伞端未见造影剂溢出或输卵管显影不理想时，后续应采用静态三维和二维超声造影补充观察，避免输卵管通畅度评估的假阳性或因图像质量不佳造成漏诊、误诊。亦可采用生理盐水（阴性造影剂）补充观察其通畅度或进行宫腔病变筛查。

2. 二维超声造影分别观察双侧输卵管，当造影剂从一侧输卵管伞端溢出后应迅速转至另一侧输卵管观察，以免溢出的造影剂充满整个盆腔而影响另一侧输卵管观察。

3. 双侧卵巢包绕和/或盆腔弥散情况应尽量在实时三维造影后即刻观察，因在二维超声造影后，探头摆动使淤滞的造影剂在盆腔内或两侧卵巢间相互弥散，造成假阴性结果。

4. 推注造影剂速度和压力应适度，过快推注造成宫腔内压力骤升或过冷的液体注入宫腔，刺激子宫引起子宫痉挛，易造成输卵管不通的假象。输卵管不通时，不要强行加压推注，以免引起输卵管损伤。

七、术中并发症及应对措施

1. 输卵管破裂　如输卵管完全梗阻，插管后推注压力过大，则可导致破裂。注入液体时速度要缓慢。

2. 休克　停止操作，吸氧，抗休克处理。

八、术后管理要点

1. 检查结束后，患者应留观 10～20 分钟，待疼痛缓解或消失，或观察无造影剂过敏反应后离开。

2. 术后 2 周禁止盆浴及性生活，常规口服抗生素 2～3 天预防感染。

（张晓玉）

第四章　宫腔镜和腹腔镜联合检查术

（手术等级：3级）

宫腔镜和腹腔镜
联合检查术
（视频）

一、适应证

1. 不孕症的诊断与治疗。
2. 慢性盆腔痛的病因学检查与治疗。
3. 监护复杂的、有穿孔及出血高危因素的宫腔镜手术。
4. 监护完全性双角子宫的矫正手术。
5. 宫腔与盆腔内占位病变的诊断与治疗。

二、禁忌证

同宫腔镜检查术、腹腔镜检查术。

三、术前特殊性检查

1. 妇科检查　了解外阴、阴道、宫颈、子宫及双侧附件情况。
2. 宫颈液基细胞学检查　如有异常，需联合人乳头状瘤病毒（HPV）分型检测，必要时进行阴道镜＋宫颈组织活检。
3. 阴道分泌物检查　白带常规、沙眼衣原体、解脲支原体、淋球菌等。
4. 盆腔超声检查　明确子宫、双侧附件及盆腔情况。
5. 实验室检查　包括血常规、凝血功能、肝功能、肾功能、血型，必要时行肿瘤标记物、激素六项、抗米勒管激素等检查。
6. 其他　年龄>60岁者完善心脏超声、肺功能及下肢静脉超声检查等。

四、术前准备

1. 合并其他系统基础疾病患者，术前应充分评估手术风险。
2. 病情告知、患者签署手术知情同意书。
3. 完善术前检查。
4. 备血。
5. 必要时预约冰冻病理检查。
6. 肠道及阴道准备。

7.术前口服米索前列醇或置入扩宫条软化宫颈。

五、手术主要步骤

1.一般准备　患者取膀胱截石位。气管插管全身麻醉后,常规消毒铺单,术中留置导尿管。

2.腹腔穿刺　巾钳钳夹脐轮上缘两侧皮肤并向上提起,在脐轮上缘处作长约10mm 的横行弧形切口。于切口处与腹壁呈垂直角度插入气腹针,当气腹针突破筋膜时有第一个突破感,甚至可听到气腹针内芯弹出时发出的声响,穿透腹膜时会有第二个突破感,使用滴水试验确认进入腹腔,建立气腹,先以低流量注气,确认进入腹腔后调整为高流量注气,直到压力达到预设值(12mmHg)。置入 10mm Trocar。置患者于头低足高位(15°～30°)。视手术的需要,在腹腔镜直视下于下腹部的麦氏点和反麦氏点置入直径 5mm 的 Trocar。

3.腹腔镜检查　置入腹腔镜,按肠管、大网膜、肝区、脾区、盆腔大体、直肠子宫陷凹、骶韧带、盆腔积液、子宫、卵巢、输卵管顺序进行探查。镜下观察盆腔有无粘连、盆腔积液的量和性状、腹膜表面及直肠子宫凹陷有无子宫内膜异位病灶,注意双侧骶韧带有无增粗、挛缩等改变。重点检查子宫大小、形状、位置、表面有无突起和与周围组织的粘连;双侧卵巢大小、表面情况、有无囊肿或肿瘤形成;双侧输卵管外观、走行、周围有无粘连扭曲、缺失、增粗、积液、伞端形态及游离度。

4.宫腔镜检查　放入阴道窥器,宫颈钳把持并向外牵拉宫颈,在腹腔镜直视下,Hegar 宫颈扩张棒逐号扩张宫颈至 6.5 号,选择生理盐水作为膨宫介质,设置宫腔压力 100mmHg,灌流液流速 300ml/min,置入宫腔检查镜,按顺序观察宫底部、双侧输卵管开口、子宫侧壁、宫颈管内膜厚度及病变情况,确定治疗方案。

5.如发现有病变,则根据有病变的种类,酌情增加手术,参考相应的章节。

6.冲洗　使用生理盐水冲洗腹腔,检查有无渗血。

7.防粘连　术后盆腔留置防粘连材料。

8.手术结束　清点手术器械和纱布等物品,直视下拔出 Trocar,排净腹腔气体,退镜,关闭切口。

六、术中注意事项及要点

1.腹腔镜 Trocar 布局要合理。

2.按顺序全面细致检查,注意不典型病变,尤其注意观察腹膜表面有无子宫内膜异位症的改变。

3.对于有生育要求的女性,注意对卵巢功能的保护,避免使用单极电凝,注意电凝的功率与时间,尽量使用缝合的方法止血。

4.检查过程中勿用力钳夹输卵管以免狭窄,尽量保持伞端形态完整,伞端开口保持外翻,术后使用防粘连材料。

5.尽量分离输卵管、卵巢周围及直肠子宫陷凹的粘连,对于评估出血多或易造成肠管损伤的紧密粘连,可只游离卵巢。

6.对粘连剥离面的少量渗血应使用双极电凝钳彻底止血,但要注意及时冲洗降温。

七、术中并发症及应对措施

1.出血　对于少量渗血应及时电凝止血。

2.感染　术前阴道准备充分,腹腔镜手术操作后应反复大量冲洗,术后应加强抗感染治疗。

3.粘连　应尽量减少术中产生粗糙面,对于渗血部位彻底止血,以及避免输卵管过度钳夹和电凝,术后使用防粘连材料预防术后粘连。

4.卵巢功能低下　术中应尽可能多地保留卵巢皮质,止血时避免大面积电凝及远离卵巢门。

八、术后管理要点

合理支持治疗,积极预防感染;术后应留置导尿管24小时;术后尽早下床活动;根据术中情况、术后病理结果及激素水平,制订后续治疗方案及随访计划。

(付霞霏)

第五章　腹腔镜输卵管修复整形术

（手术等级：3 级）

腹腔镜输卵管修复整形术（视频）

输卵管修复整形术目前尚无明确定义，一般认为包括三种手术操作，即附件周围的粘连分离术、输卵管伞端成形术及输卵管造口术。

一、适应证

适用于输卵管远端粘连、伞端部分或完全闭锁，需要保留输卵管功能的患者。选择适当的病例实施输卵管修复整形术是预后良好的关键，具体如下。

1. 轻度附件粘连。

2. 输卵管扩张直径 <3cm。

3. 薄而柔软的输卵管壁。

4. 丰富的黏膜。

如有条件，可行输卵管镜检查以直视下评估输卵管内部的粘连及堵塞情况。

二、禁忌证

1. 严重的心脑血管疾病及肺功能不全。

2. 严重的凝血功能障碍。

3. 绞窄性肠梗阻。

4. 大的腹壁疝或膈疝。

5. 腹腔内大出血。

6. 腹腔内广泛粘连为相对禁忌证。

三、术前特殊性检查

1. 妇科检查　明确外阴、阴道及宫颈有无病变，双合诊明确子宫大小、表面情况、活动度及与周边组织的关系。

2. 宫颈脱落细胞学检查　于 1 年内行宫颈 TCT，联合 HPV 分型检测，必要时行阴道镜＋宫颈组织活检，以排除隐匿性宫颈病变。

3. 盆腔超声检查　明确子宫及双侧附件情况，明确盆腔有无其他占位性病变。

4. 卵巢功能检测及肿瘤标记物检测。

5. 其他　如有异常子宫出血，术前需进行子宫内膜评估，排除子宫内膜恶性病变；有内外科合并症者，行相应的检查，并完善相关科室会诊，明确有无手术禁忌。

四、术前准备

充分告知患者病情，术中根据输卵管的病变程度施行手术。如轻度输卵管病变，可保留输卵管功能；如重度病变，则建议行患侧输卵管切除或结扎，术后辅助生育技术助孕治疗。患者签署手术知情同意书；完善术前各项检查；手术备血；必要时行术中冰冻病理检查；肠道准备及阴道准备。

五、手术主要步骤

1. 一般准备　患者取仰卧位，气管插管全身麻醉后，常规消毒铺单，台上导尿，必要时放置举宫器。

2. 腹腔穿刺，建立气腹（压力 12mmHg）：避开腹壁血管置入 Trocar，探查盆腹腔脏器情况。

3. 手术操作

（1）盆腔粘连松解术：无损伤钳轻柔提拉输卵管，单极电刀或超声刀逐步分离输卵管、卵巢与其他组织之间的粘连。由简单至复杂，首先分离膜状粘连，再分离致密粘连。术中单极电切及电凝功率调至 30～35W，尽量避免输卵管系膜及伞端的损伤。

（2）输卵管伞端成形术：适用于输卵管伞端开口可辨别的患者。先行盆腔粘连松解，恢复输卵管正常走行。单极电刀或剪刀切开伞端粘连的"黏膜桥"或挛缩的输卵管伞端浆膜，经伞端开口处插入血管钳，慢慢张开钳嘴，钝性扩张伞端开口后缓缓退出。不同方向反复操作，直到输卵管伞端完全松解为止。术中行子宫输卵管通液有助于辨别输卵管开口。

（3）输卵管造口术：适用于输卵管伞端完全闭锁的患者。先行盆腔粘连松解，在尽可能靠近原输卵管开口处，单极电刀或剪刀作新的"十"字切口，切开输卵管全层管壁 1～2cm，注意保护输卵管黏膜，尽量避免出血。5-0 可吸收线外翻缝合输卵管造口的瓣膜，或电凝造口处浆膜使瓣膜外翻。有研究表明与电凝外翻比较，缝合术宫内妊娠率更高，积水复发率更低。术后行子宫输卵管通液证实造口后是否通畅。

术毕，冲洗盆腔，清除组织碎片及凝血块，必要时留置防粘连药物或盆腔引流管，清点纱布、手术器械，常规放气，缝合腹壁切口。

六、术中注意事项及要点

1. 行盆腔粘连分离及输卵管修复整形术需遵循显微外科手术原则，如使用无损伤器械牵拉组织，减少电凝损伤。手术应轻柔操作，最大限度减少对组织的干扰和损伤。尽量减少对输卵管系膜及盆腔腹膜的损伤。小心仔细止血，尽量完全分离粘连，不正常组织尽量完全切除。

2．根据输卵管病变的严重程度实施手术。研究表明，输卵管修复整形术的预后与输卵管病变及盆腔粘连程度密切相关。目前上述病变及粘连分级尚无统一标准。据统计，预后良好的输卵管积水整形后宫内妊娠率和异位妊娠发生率分别为58%～77% 和 2%～8%。而输卵管病变严重时，则为 0～20% 和 0～17%。因此严重的输卵管病变建议输卵管切除后行体外受精 - 胚胎移植（in vitro fertilization-embryo transfer，IVF-ET）。在 IVF 前行输卵管切除或结扎术，可使输卵管积水患者助孕成功率加倍。有研究认为，曾有异位妊娠病史的输卵管是修复整形术的禁忌证，建议在IVF 前切除。

七、术中并发症及应对措施

1．出血　小血管出血可用单极或双极电凝，必要时缝合。创面渗血可考虑压迫止血或使用止血药辅助止血。如大血管损伤，请血管外科医生行修补术。

2．脏器损伤　术前留置导尿管，熟悉解剖，分离粘连及电凝止血动作应轻柔精细。如有周围脏器损伤，则请相关专科医生上台协助手术。如损伤输尿管可行输尿管端端吻合或留置输尿管支架；如损伤膀胱，则行膀胱修补术；如肠道损伤，则行肠道修补术等。

3．皮下气肿和网膜气肿　皮下气肿一般不需要特殊处理，多可自行吸收，严重者术后吸氧，保持氧饱和度正常。如皮下气肿严重导致颈部皮下气肿，应立即停止手术，以免导致高碳酸血症及纵隔气肿。网膜气肿源于气腹针在网膜内穿刺充气，腹腔镜下见网膜鼓起呈多个透明球囊状，如影响手术野可用手术器械于网膜无血管区穿刺释放二氧化碳。

八、术后管理要点

1．合理对症支持治疗　术后留置导尿管 6 小时；术后尽早下床活动，促进肠道功能恢复，防止腹腔粘连再发生。如术中留取标本，应根据病理结果，制订后续治疗方案及随访计划。

2．术后的助孕治疗策略　我国学者统计腹腔镜输卵管整形 / 造口术后自然妊娠率30%，术后妊娠65% 发生于术后 6 个月，97% 发生于术后 12 个月。建议术后常规观察 6 个月，最长 1 年，仍未自然妊娠者建议行 IVF 助孕治疗。应根据患者的年龄、不孕年限、卵巢功能、输卵管术中情况、男方因素等综合判断术后的助孕策略。

（翁慧男）

第六章 人工授精术

（手术等级：2级）

人工授精术（视频）

人工授精（artificial insemination）是指将男性精液通过非性交的人工方式注入女性生殖道，以使卵子和精子自然受精达到妊娠的目的。

依据精液来源可分为夫精人工授精（artificial insemination with husband sperm，AIH）及供精人工授精（artificial insemination by donor，AID）。

一、适应证

1. AIH 适应证

（1）男方为少精症、弱精症、精液不液化、性功能障碍及生殖器畸形。

（2）宫颈因素不育。

（3）生殖道畸形或因心理因素导致性交不能等不育。

（4）排卵障碍：多囊卵巢综合征（polycystic ovary syndrome，PCOS）、排卵不规律患者，经 3 个周期促排卵指导性生活未孕。

（5）子宫内膜异位症：Ⅰ、Ⅱ期患者期待处理仍未能受孕。

（6）免疫性不育。

（7）不明原因不育。

2. AID 适应证

（1）不可逆的无精子症、严重的少精子症、弱精子症和畸精子症。

（2）输精管复通失败。

（3）射精障碍。

（4）男方和 / 或家族有不宜生育的严重遗传性疾病。

（5）夫妻间特殊的血型不相容或其他免疫学不相容因素可致流产、早产及新生儿畸形或严重胎儿溶血症情况。

二、禁忌证

1. 输卵管不通。

2. 一方患有泌尿生殖系统急性感染或性传播疾病。

3. 一方患有严重的遗传、躯体疾病或精神心理疾病。

4. 一方接触致畸量的射线、毒物、药物并处于作用期。

5．女方生殖器官严重发育不全或畸形。

6．夫妻双方或一方意见不一致或有异议。

三、术前特殊性检查

1．子宫输卵管造影或腹腔镜检查确认输卵管情况，至少有一侧输卵管通畅方能行 AIH。

2．排除不能耐受妊娠的疾病。

3．辅助检查，包括夫妇双方血常规、尿常规、传染病八项、地中海贫血基因筛查、G-6-PD、染色体检查、血型；女方白带常规、阴道或宫颈分泌物病原体、肝功能、肾功能、致畸四项；男方精液常规、精液病原体。

四、术前准备

1．了解患者的年龄、家庭状况和不孕史，评估其心理状态，做好宣教工作。

2．夫妇双方提交身份证、结婚证，签署知情同意书。

3．登记患者地址及联系电话，以便追踪随访。

五、手术主要步骤

1．监测排卵　采用自然周期或促排卵周期进行人工授精，但禁止以多胎妊娠为目的应用促排卵药物。根据超声监测卵泡发育情况，当卵泡直径达 18～20mm 时，可予以肌内注射 HCG 5 000～10 000IU 或监测自然周期出现 LH 峰。

2．宫腔内人工授精（intrauterine insemination，IUI）手术时机　在自然周期或促排周期出现 LH 峰，AIH-IUI 于 LH 峰后 12～24 小时进行；若无自发 LH 峰，则注射 HCG 后 24～48 小时实施 AIH-IUI（单次或双次）。由护士交代取精注意事项，嘱其丈夫到取精室取精。

3．手术操作　术前排空膀胱，取膀胱截石位，了解子宫位置，用生理盐水清洁外阴、阴道后，将一次性人工授精管连接到 1ml 注射器上，吸取洗涤处理后的精液 0.4ml。将导管插入宫腔约 5cm，缓慢注入精液。术后垫高臀部，卧床休息 30 分钟。

六、术中并发症及应对措施

1．如 IUI 插管困难，可采用宫颈内人工授精（intracervical insemination，ICI）。适应证、禁忌证、术前检查、卵泡监测、手术时机同 IUI。操作方法：清洁外阴及阴道同 IUI 操作，将 0.2～0.3ml 洗涤后的精液或液化后的精液注入宫颈管外 1/3 处，形成精液池，剩余精液注入阴道穹窿部。抬高臀部，在手术床上卧床 30 分钟。其他参照 IUI。

2．出血、损伤和感染　出血损伤往往是由于操作不当或插管困难所致。宫颈表面少量出血一般不会进入宫腔，对结局影响不大。宫腔内出血可影响精子运行、胚胎着床等,从而影响成功率。

七、术后管理要点

1. 黄体支持　人工授精后当日开始予以黄体支持,多采用黄体酮,至医嘱停止。

2. 人工授精后 2 周,追踪妊娠情况,如发现多胎妊娠(三胎及以上)必须行选择性减胎术,避免三胎及以上分娩,产后随访了解出生情况。如未妊娠,可继续下一个周期人工授精,通常在有效的人工授精 3 次失败后,可以考虑重新评估患者的不孕情况。如女方卵巢功能尚好,可考虑腹腔镜手术,明确盆腔情况或选择行 IVF-ET 助孕。

(刘风华　李湘元)

第七章 体外受精 - 胚胎移植临床操作

（手术等级：3级）

体外受精 - 胚胎移植临床操作（取卵术）（视频）

体外受精 - 胚胎移植（IVF-ET）是指分别将卵子与精子取出后，用人工方法使其受精并进行早期胚胎发育，再移植回母体子宫发育成胎儿。常规辅助生殖技术包括控制性超排卵、取卵、体外受精、胚胎体外培养、胚胎移植、黄体支持等。

一、适应证

1. 女方各种因素导致的配子运输障碍　如双侧输卵管阻塞、输卵管缺如、严重盆腔粘连或输卵管手术史等输卵管功能丧失。

2. 排卵障碍　难治性排卵障碍经反复规范治疗，如诱发排卵，或结合宫腔内人工授精技术治疗3～6周期后仍未妊娠。

3. 子宫内膜异位症　子宫内膜异位症导致不孕或不育，经药物或手术治疗仍未妊娠。

4. 男方少精子症、弱精子症、畸精子症。

5. 免疫性不孕、不育或不明原因不孕　反复经宫腔内妊娠授精或其他常规治疗仍未获得妊娠。

6. 有医学指征的女性生育力保存。

二、禁忌证

1. 男女任何一方患有严重的精神疾病、泌尿生殖系统急性感染和性传播疾病。

2. 患有《中华人民共和国母婴保健法》规定的不宜生育的、目前无法进行植入前遗传学检测（preimplantation genetic testing，PGT）的遗传性疾病。

3. 任何一方具有吸毒等严重不良嗜好。

4. 任何一方接触致畸量的射线、毒物、药品并处于作用期。

5. 女方子宫不具备妊娠功能或严重躯体疾病不能承受妊娠。

三、术前特殊性检查

1. 夫妻双方行术前常规检查评估身体状况，女方需完善卵巢功能评估，男方需完善精液相关检查。

2. 染色体核型、Y染色体微缺失及地中海贫血筛查异常者需行遗传咨询。

四、手术主要步骤

1. 经阴道取卵术

（1）术前准备

1）充分告知患者病情及手术可能存在的相关风险，仔细核对患者姓名、年龄、一般情况（现病史、用药史）及所行手术等信息。

2）手术时机：经过控制性超促排卵，超声监测卵泡发育，当主导卵泡群直径18～20mm；HCG或GnRHa扳机后35～36小时进行穿刺。

3）设备准备：实时超声显像仪、高频阴道探头及穿刺架、单腔或双腔穿刺取卵针、负压吸引器、恒温试管架等。

4）术前麻醉：根据情况可选择静脉麻醉、局部麻醉或不用药。

5）阴道准备：注射HCG次日开始进行，冲洗外阴及阴道。

（2）操作步骤

1）一般准备：患者排空膀胱，手术护士、胚胎室人员、手术医生三方核对患者有效身份证件和病历，并签名。患者取膀胱截石位，吸氧；生理盐水清洗外阴；窥器暴露宫颈、阴道，冲洗宫颈、阴道及穹窿，退出窥器，铺单。

2）器械准备：将消毒的阴道探头置于穿刺架；连接负压吸引器，台下护士检查压力，穿刺前检查穿刺针、试管、吸引管接头整个卵泡液引流系统的负压和连接是否正确，设置超声仪屏幕的穿刺引导线。

3）穿刺卵泡：检查盆腔及双侧卵巢情况，注意周围大血管分布，双侧卵巢是否存在异常的排卵痕迹，稳定阴道探头并置于穿刺侧卵巢最近的穹窿位置，尽量避开膀胱、肠管、子宫肌层、宫颈及血管。在阴道超声引导下，显示卵泡最大平面，沿穿刺线进针，逐个穿刺抽吸卵泡，将卵泡液交予胚胎室捡卵。抽吸完毕后退针，观察卵巢表面、盆腔有无活动性出血。同法穿刺另一侧卵巢。

4）将抽出的卵泡液置于显微镜下观察有无卵子。

5）术前、术中、术后观察患者呼吸、血压、脉搏、心率。

6）手术结束：取卵术后，检查阴道穿刺点是否有出血；术后卧床1～2小时，复测血压正常、无异常的情况下方可离开。

（3）术中并发症及应对措施

1）感染：如果无菌操作不严格可造成生殖道感染、盆腔感染或使原有盆腔炎症扩散，严重时可发生盆腔脓肿。术中应严格无菌操作，注意阴道隐匿部位清洗，穿刺操作时避免反复进针。

2）出血：多为暂时性，可表现为阴道穹窿穿刺点出血，操作过程中如不慎刺入血管，可导致盆腔出血，严重时需要紧急开腹手术。应熟悉盆腔解剖和超声图像特征，避免穿刺卵巢以外的组织。

3) 穿刺异常液体：当取卵时发现卵巢子宫内膜异位囊肿或输卵管积水，可以在取卵结束后进行。若术中不慎穿刺异位囊肿或积水，必须清洗穿刺针或更换穿刺针，必要时送病理检查，预防性使用抗生素。

（4）术后管理要点

1) 告知患者取卵术后禁止剧烈活动、盆浴和性生活，给予抗生素预防感染。

2) 嘱患者注意是否有腹痛、腹胀等不适，不适时随诊。

2. 胚胎移植术

（1）术前准备

1) 仔细核对患者姓名、年龄、一般情况（现病史、用药史）和指纹识别，核对有效身份证件等信息，告知夫妻双方手术过程、注意事项及移植胚胎数目等。

2) 设备准备：经腹超声仪、移植管、手术单等。

3) 阴道准备：移植前 2 天开始进行阴道冲洗外阴及阴道。

4) 移植时机：新鲜移植周期，取卵术后第 2~5 天行胚胎移植术，或冷冻胚胎周期黄体支持的第 3~5 天进行。

5) 胚胎移植数量：移植的胚胎数不超过 2 个，推荐单胚胎移植策略。

（2）操作步骤

1) 嘱患者适当充盈膀胱，取膀胱截石位；清洗外阴，窥器暴露宫颈、阴道，冲洗宫颈、阴道、穹窿，铺手术巾。

2) 在腹部超声引导下，先将胚胎移植管外管置入宫颈内口处，再次核对后，将装好胚胎的内芯导管通过外套管植入宫内，距宫底 0.5~1.0cm，缓慢注入胚胎液，将胚胎示踪的气泡注入宫腔中部或内膜评估良好的区域。

3) 退出内外管，交给胚胎室人员，检查胚胎无遗留后取出窥器。

4) 移植术后，嘱患者排空膀胱，在休息区卧床休息 30 分钟左右，无不适即可离开。

（3）术中并发症及应对措施：术中并发症移植困难。当外管置入困难时，可考虑使用金属内芯协助，必要时采用宫颈钳牵拉宫颈，操作轻柔，避免过度牵拉宫颈引起的子宫收缩，影响移植成功率。

（4）术后管理要点

1) 黄体支持：新鲜移植周期为取卵次日开始每日肌内注射黄体酮或选择阴道用黄体酮制剂或加用地屈孕酮等，冷冻胚胎移植周期至内膜转化日开始黄体支持；持续用药至孕 9~10 周适时停药。

2) 移植后 2 周验孕，移植后 4 周超声确认临床妊娠，若发现三胎及以上则行减胎术。分娩后追踪出生情况。

（刘风华　李湘元）

第八章　体外受精 - 胚胎移植实验室操作

（手术等级：3级）

随着体外受精 - 胚胎移植（IVF-ET）技术的发展，帮助许多因输卵管因素不孕的夫妻解决了生育难题。而因男方因素、其他因素导致 IVF 授精失败或罹患遗传疾病的夫妻，常规 IVF-ET 技术无法帮助其解决生育困扰，因此在常规 IVF-ET 技术基础上衍生出卵胞质内单精子显微注射（ICSI）、胚胎植入前遗传学检测（PGT）等技术。

一、卵胞质内单精子注射

1. 适应证　严重的少精子症、弱精子症、畸精子症；不可逆的梗阻性无精子症；生精功能障碍（排除遗传缺陷疾病所致）；免疫性不育；既往体外受精失败；精子顶体异常；需行植入前胚胎遗传学检查。

2. 禁忌证　同 IVF-ET。

3. 术前特殊性检查　同 IVF-ET。

4. 术前准备

（1）试剂：卵裂期胚胎培养液、PVP 工作液、透明质酸酶工作液、HEPES 缓冲液等。

（2）用品：培养皿、ICSI 针、持卵固定针。

（3）设备：倒置显微镜、超净工作台、倒置显微镜载恒温平台；显微操作系统等。

5. 操作步骤

（1）拆卵：取卵后 2 小时，将卵 - 冠 - 丘复合体置于透明质酸酶工作液中，轻轻吹打，在显微镜下观察至颗粒细胞散落，仅剩余透明带外放射冠，转移至 HEPES 缓冲液，轻柔吹打，去除放射冠颗粒细胞，检查卵母细胞成熟度，放入培养液待操作。

（2）精液处理：主要有密度梯度离心法、上游法，其目的是去除精浆及细胞杂质，优选前向运动精子并使精子获能。

（3）精子制动：在 ICSI 培养皿中加入精子及卵母细胞，将显微镜视野置于 PVP 工作液的边缘，可见到精子沿边缘游动，然后将 ICSI 针调节至与精子同一平面，选择一条活动和形态正常的精子，将 ICSI 针置于精子尾部的中点，迅速切断其尾部，精子活动立即停止，先尾后头将精子吸入 ICSI 针。

（4）注射精子：用固定针将卵子轻轻吸稳，使第一极体位于 6 点或 12 点处，这样可避免损伤纺锤体，将显微注射针中的精子推出距针尖 10～20μm 处，将注射针从卵子 3 点或 9 点处穿越透明带及浆膜进入胞浆,直到卵膜穿破为止,精子注入卵浆前必须抽吸少量卵浆,促进 Ca^{2+} 流入,增进卵母细胞激活,然后再将精子与回吸的胞浆和尽量少的 PVP 一起注入卵子胞浆,最后迅速撤出注射针,检查精子是否确实在胞浆内,如果发现精子在卵周间隙,则要重新注射。

(5)受精观察:将取卵日作为 D_0 天,D_1 于倒置显微镜下观察到雌、雄原核,如出现双原核,即为正常受精。如果只有一个极体没有原核,证明没有受精或延迟受精。此外还有异常受精,即出现 1 个或 3 个以上原核。如果发生异常受精,先不要丢弃,应继续培养,观察生长情况。继续培养没有正常受精的卵子,在第 2 天晨再次观察,如果仍然没有受精,或受精后未能按常规发育,可以丢弃。

6. 术中并发症及应对措施

(1)不动精子的处理方法:如果 ICSI 的精子来源于射精不活动精子,或睾丸不活动精子时,应采用低渗膨胀实验来选择尾部卷曲的活精子。

(2)由附睾穿刺获得的精子用于 ICSI 注射,尽量选取前向运动或精子尾部有小幅摆动的形态正常的精子,应妥善固定精子尾部。

(3)如果遇到精子不能固定的情况,操作人员可以增大注射针与显微注射皿的夹角。

(4)若精子被固定在注射针内,必须尽快注射,或迫使精子在针内不断变换位置。

(5)必须把相同 ICSI 培养皿里的卵子都操作完毕才能将卵子转换到卵裂期胚胎的培养液中,并在培养箱内培养。

二、胚胎植入前遗传学检测相关实验室操作

胚胎植入前遗传学检测(PGT)是建立在 IVF、ICSI 基础上的第三代试管婴儿技术,是指在胚胎植入宫内前因各种原因对胚胎进行遗传学检测。根据适应证和检测手段的不同,PGT 可以分为胚胎植入前单基因病检测(PGT-M)、胚胎植入前染色体结构异常遗传学检测(PGT-SR)和胚胎植入前染色体非整倍体检测(PGT-A)。主要流程包括胚胎活检及遗传学检测等。

1. 适应证

(1)胚胎植入前单基因病检测

1)单基因遗传病:α 地中海贫血、β 地中海贫血、脊髓性肌萎缩症、软骨发育不全等。

2)线粒体病:由细胞核基因突变导致的线粒体病,PGT 检测策略同常规单基因病;由线粒体 DNA(mt DNA)突变导致的线粒体病,因大多数突变具有异质性,需要个案咨询。

3)具有较高致病概率的遗传易感性严重疾病:如 *BRCA1*、*BRCA2* 相关的遗传性乳腺癌等。

4）HLA 配型。

（2）胚胎植入前染色体结构异常遗传学检测：染色体数目或结构异常，包括罗伯逊易位、平衡易位、倒位、复杂易位，染色体致病性微缺失或微重复。

（3）胚胎植入前染色体非整倍体检测：夫妻双方染色体正常。

1）女方高龄：年龄≥38 岁。

2）不明原因反复自然流产：反复自然流产 2 次及以上。

3）与胚胎染色体异常有关的自然流产。

4）不明原因的反复种植失败：移植 3 次及以上或移植高评分卵裂期胚胎 6 个或囊胚 3 个以上。

5）严重的少精或弱精子症、畸精子症等。

2. 禁忌证

1）患有《中华人民共和国母婴保健法》规定的不宜生育的遗传学疾病。

2）患有目前无法进行胚胎植入前遗传学诊断的遗传学疾病。

3）其他不适宜实施辅助生殖技术的情况。

3. 术前特殊检查 实施 PGT 前应对患者进行遗传学咨询，单基因遗传病术前需完善家系验证，余同 IVF-ET。

4. 术前准备

（1）试剂：胚胎培养液等。

（2）用品：活检针、持卵针、培养皿等。

（3）设备：激光破膜仪、超净工作台、倒置显微镜载恒温平台；显微操作系统等。

5. PGT 囊胚活检的主要步骤

（1）持卵针将胚胎固定后，在内细胞团对侧的透明带进行透明带开孔。

（2）囊胚滋养层细胞从开孔处孵出，吸取针吸取孵出的滋养层细胞，通过固定针与吸取孵出滋养层细胞的吸取针口摩擦，使其分离或采用激光辅助切割孵出的滋养层细胞，使之与囊胚分离；随后进行胚胎遗传学检测。

6. 术中并发症及应对措施 囊胚塌陷：吸取滋养层细胞可导致囊胚塌陷，随着囊胚开口重新封闭，胚胎多数可以恢复原来的形态。

7. 术后管理要点 因内细胞团与滋养外胚层细胞的遗传学构成并非完全相同，需告知患者孕后需行介入性产前诊断以明确。

（刘凤华 李湘元）

第九章　经阴道超声引导的减胎术

（手术等级：3级）

经阴道超声引导
的减胎术（视频）

一、适应证

多胎妊娠（双胎及以上），有异常分娩史，高龄孕妇包括自然妊娠或辅助生殖助孕后的孕妇。

二、禁忌证

1. 泌尿生殖系统急性感染或性传播疾病。
2. 存在流产症状和宫腔积血。
3. 单绒毛膜双胎或多胎。

三、术前特殊性检查

1. 盆腔超声检查　明确宫内双胎或多胎妊娠的类型及孕囊位置。
2. 阴道分泌物、血常规、凝血常规、传染病八项检查，排除生殖道或全身的急性炎症。

四、手术时机

应选择在孕6～9周或胚芽在8～12mm时进行。

五、术前准备

1. 充分告知患者减胎术存在的相关风险及可能发生的并发症，确定保留和减灭的胎数，患者签署手术知情同意书。
2. 术前阴道清洁准备。
3. 准备手术所需物品，包括超声、阴道探头、穿刺架、穿刺针、注射器、卵圆钳、治疗碗、棉球、一次性取卵针、无菌单。
4. 准备减胎术出现并发症时抢救所需的药物。
5. 术前预防性使用抗生素。

六、手术主要步骤

1. 一般准备　患者术前排空膀胱并取膀胱截石位，常规消毒外阴、阴道和宫颈后铺单。

2．器械准备　将消毒的阴道超声探头连接穿刺架；连接负压吸引器，台下护士检查压力，调节负压。

3．穿刺胚芽　阴道超声检查综合考虑多胎妊娠的类型、孕囊的位置、胚胎发育一致性等因素，选择减灭的目标胚胎；单腔取卵针在阴道超声引导下，经阴道穹窿部向胎心搏动最强处进针，刺入胎体后负压回抽。孕龄较小时，部分或全部胎体可被吸出，超声见胎心消失；胎龄较大时，反复穿刺或用生理盐水进行胎体爆破后见胎心逐渐减慢至消失。再次确认胎心消失后，退出穿刺针。

4．再次超声检查宫内各孕囊情况，注意穿刺位置有无活动性出血。

5．术后卧床30分钟左右，复测血压正常，无异常情况即可离开。

七、术中并发症

减胎过程中可能出现感染、出血、减胎失败需要再次减胎、术后流产等并发症。

八、术后注意事项及要点

1．黄体支持治疗。

2．预防性使用抗生素。

3．卧床休息，禁止性生活，注意外阴清洁，术后出现腹痛、阴道流液、出血、发热等情况及时就诊。

4．术后第1天、第3天和第7天复查阴道超声，确认减胎是否成功，并了解各妊娠囊宫内情况。

5．术后1周视情况复查血常规和凝血功能。

6．术后第1天观察，如见所减灭的胚胎的胎心缓慢，可等候数天再观察；若胎心搏动正常，提示减胎失败，需再次减胎处理，此时必须确认经减胎操作的胚胎不能予以保留。

（刘风华　李湘元）

第六篇

消毒铺单技巧

第一章　开腹手术消毒铺单技巧

开腹手术消毒铺
单技巧（视频）

一、适应证

准备行下腹部手术。

二、消毒目的

消灭腹部切口处及其周围皮肤的细菌。

三、铺单目的

遮蔽手术切口以外的区域，使手术周围环境成为一个较大范围的无菌区域，以避免和尽量减少术中污染。

四、铺单原则

铺单时，既要避免手术切口暴露太小，又要尽量减少切口周围皮肤暴露在外。手术区周围一般应有 6 层无菌单遮盖，其外周至少有 2 层；小手术仅铺无菌孔巾一块即可。

五、消毒前准备

要备皮，剃除阴毛，如果腹部体毛较多，也要进行清理，保持下腹部皮肤干净整洁。准备消毒碗、棉纱、卵圆钳、0.5% 碘伏消毒液。

六、手术的消毒范围

普通妇科腹部手术消毒范围：上至剑突下及两侧肋弓下缘连线，两侧达腋中线，下到大腿上 1/3 处，还包括外阴阴阜部位。复杂的妇科腹部手术或妇科肿瘤腹部手术头侧的消毒范围应达到双侧乳头连线，余同普通妇科腹部手术消毒范围，距离手术切口的范围是 15cm。

七、消毒主要步骤

1. 术者经标准六步洗手法后，手部及上肢涂抹消毒液，消毒腹部的顺序和方法是由内而外，由上而下，以全子宫切除术为例，消毒的范围是以剑突下缘为上界，两侧以腋中线为界，下到大腿上 1/3 处，以及外阴阴阜部位，消毒碗中放 3 块碘伏纱块，右手用卵圆钳钳夹一块碘伏纱块上面的中心处（注意卵圆钳不可夹持纱块边缘），钳尖的方向始终朝下。挤压少许碘伏滴在患者的脐凹，以切口为中心，由上而下，由内而外，绕开脐凹，采用"叠瓦式"的皮肤消毒手法。向两侧，由内而外消毒，侧边包绕刚消毒的一侧边，即使消毒的时候有裂隙，也不能返回再擦，待第二遍消毒时覆盖漏空的区域，两侧要到腋中线水平，自腋中线延线由外而内消毒大腿上 1/3。

2. 第二遍消毒，卵圆钳钳尖始终朝下，以切口为中心，由内而外，第一次由上而下，绕过脐凹。第二遍消毒时一定要注意覆盖第一遍未消毒的部位，消毒范围不超过第一遍消毒的范围。采用干净的纱块将脐凹中的消毒液蘸掉。

3. 同法消毒第三遍，第三遍消毒范围不超过第二遍的范围。

4. 外阴阴阜及尿道口的消毒。换消毒碗及卵圆钳，卵圆钳钳夹纱块上部中心处，自下腹部消毒下缘开始由上而下，先消毒阴阜处，大腿内侧，最后消毒外阴及尿道口处。

同法消毒第二遍及第三遍。

八、铺单的方法和范围

1. 铺小单　由器械护士递给术者无菌小单，反折面朝下。注意接单时术者未戴无菌手套的手不能触碰器械护士已经戴无菌手套的手部。器械护士双侧捏无菌小单的两侧角部，术者接单时双手只能在护士两侧手部的内侧捏住无菌小单，同时无菌小单的反折面折叠朝下。

第一块无菌小单首先铺于潜在污染区域，即耻骨联合上缘；同法，第二块小单铺在术者侧的腋前线内；视手术具体情况将第三块小单铺在脐水平线上方；第四块小单铺在术者对侧的患者腋前线之内。

2. 铺中单　在切口的上方和下方各铺一块中单。术者和器械护士分站于患者两侧，各执中单一侧的上角和下角。其中，抖松这一侧中单的折叠面后，握持角部的手腕反手使中单包绕腕部以免受患者头侧麻醉器械及输液器具的污染，将中单越过患者的头部，置入头架之上。切口下方的中单铺法同上。

3. 铺大单　将大单的中央开口处置于腹部切口之上后，术者和器械护士分站于患者两侧，各执大单头侧一边的两角，抖松这一侧大单的折叠面后，握持角部的手腕反手使大单包绕腕部，再将大单越过患者头部，置入头架之上。大单铺好后要求超出头侧和足端并要垂直于手术床沿 30cm 以下。

九、注意事项

1. 已经接触污染部位的药液纱布，不应再返回涂擦清洁部。

2. 消毒时注意消毒钳勿接触患者皮肤。

3. 消毒皮肤应由手术区中心向四周涂擦，如为感染伤口则应从手术区的外周涂向中央。

（朱明玥）

第二章 腹腔镜手术消毒铺单技巧

腹腔镜手术消毒
铺单技巧（视频）

一、目的

手术区域正常皮肤的消毒铺单主要为了防止手术的外源性污染，消灭拟作切口处及周围皮肤的细菌，防止细菌进入创口，是无菌操作的一个重要环节。

二、皮肤消毒剂

10%碘伏原液。

三、手术前皮肤准备

1. 沐浴更衣。
2. 术前备皮，但剃毛时勿损伤皮肤。
3. 用棉球将脐部污垢除净。
4. 如发现皮肤有感染、疖肿等，应及时处理。
5. 冬季注意保暖，防止患者受凉。

四、腹腔镜手术区消毒的操作原则

1. 消毒前检查皮肤清洁情况，如油垢较多或粘有胶布痕迹，应用松节油擦净；备皮不净者应重新备皮。
2. 妇科手术为下腹部手术，消毒范围一般上至剑突下到大腿上 1/3 处，两侧到腋中线。
3. 术者遵循刷手法正确刷手后方可进行消毒。
4. 先消毒脐凹，之后以下腹部中心区域为起点，由内而外、由上而下，采用"叠瓦式"的皮肤消毒手法，已接触消毒范围边缘的消毒纱块，不得返回中央涂擦。
5. 按顺序消毒一遍后，应更换消毒纱块再消毒两遍。
6. 使用后的消毒钳应放于指定位置，不可放回无菌台面上。
7. 更换消毒钳，使用碘伏对会阴部进行消毒，顺序为阴阜、双侧大阴唇和阴裂。

五、主要步骤

1．铺单由穿戴完毕的刷手护士和负责消毒的手术医生共同完成。

2．刷手并穿好无菌手术衣和戴好无菌手套的护士将无菌单传递给手术医生，注意在传递交接过程中，未戴无菌手套的术者应避免接触护士的手套。

3．在距离切口四周2～3cm处铺单，一旦放下，不要再移动，必须移动时，只能由内向外移动。

4．严格遵循铺单顺序，原则上是第1层无菌小单先遮住污染区域（阴阜），而后按指定次序铺出手术野，下腹部腹腔镜手术顺序一般为先下，后对侧，再上方，最后是术者所在的一侧，铺完后手术野为三角形（腹腔镜下腹部手术铺无菌小单见图6-2-1，先A，后B，再C，最后是D）。铺单时，既要避免手术切口暴露太小，又要尽量少使切口周围皮肤暴露在外。

5．铺完第1层无菌单后继续铺无菌中单，在展开时，刷手护士要手持单角，向内翻转遮住手背，以免双手被外部物品污染。

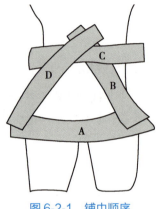

图6-2-1　铺巾顺序
先A，后B，再C，最后是D。

6．铺完中单后消毒医生离开行第2遍刷手，其余手术单由刷手护士和巡回护士或已穿好手术衣、戴好无菌手套的医生完成。

7．铺大单时应悬垂至手术床沿30cm以下，无菌台面布单不应少于4层。

8．打开大单时，应注意大单不要触及无菌手术衣的腰以下部位。

六、注意事项及要点

1．若为感染伤口，消毒方向应由外向内。

2．将吸引器、电刀线等用绑扎的形式固定在大单上，不建议使用巾钳夹持固定，以防钳尖穿透布单引起污染，但可使用组织钳固定。

3．若行阴式手术和腹腔镜联合手术或宫腹腔镜联合手术，应先对相对清洁的腹部区域消毒，再对具有潜在污染的外阴及阴道区域消毒，然后铺单。

（刘翔宇）

第三章　阴式手术消毒铺单技巧

阴式手术消毒铺单技巧（视频）

一、适应证

所有经阴道手术。

二、禁忌证

同手术本身禁忌证。

三、术前特殊性检查

根据手术类别进行检查；患者入院后应行阴道擦洗。

四、术前准备

根据手术类别进行术前告知。

五、主要步骤

1. 一般准备　根据手术类别进行相应麻醉后，患者取膀胱截石位。

2. 消毒　由第一助手在洗手抹消毒液后不戴手套进行消毒；首先进行外阴消毒，使用无菌卵圆钳钳夹碘伏纱块消毒手术区域 3 遍，消毒范围上至耻骨联合、下至臀部与床紧贴处、两侧至大腿内上 1/3，外阴及大腿消毒顺序为由内而外、由上而下，即为髂前上棘连线→耻骨上→大腿内侧的中上 1/3 区域→大腿与床沿交界处→会阴；阴部消毒顺序：外阴及大腿区域消毒完毕后，需更换第二把无菌卵圆钳钳夹碘伏棉球进行消毒，由外向内的顺序为阴阜→大阴唇→小阴唇→阴道→会阴→肛门。

3. 铺单　先铺中单，再铺大单；台下助手协助患者抬高臀部，第一助手取的两块对折中单垫于患者臀下，再与器械护士共同将中单包裹于患者双下肢，再将一块中单铺于耻骨联合上侧；第一助手再次进行手消毒后穿手术衣、戴无菌手套，与器械护士一起铺好大单。

六、术中注意事项及要点

1. 麻醉后注意核对患者信息及手术方式。

2. 根据手术范围，注意患者保暖，可适当保留患者上身衣物。

3. 患者取膀胱截石位，注意保护其髋关节、膝关节，臀部应至床沿。

4. 消毒外阴时，卵圆钳不可触及患者皮肤、衣物、手术床垫（单）等，肛周为最后消毒的区域。

5. 铺单时，台下助手抬高臀部应注意避免污染手术区域，双下肢铺单应至大腿根部且双足不露出。

（郑友红）

第四章　外阴癌手术消毒铺单技巧

外阴癌手术消毒
铺单技巧（视频）

一、适应证

需要进行手术治疗的各种类型的外阴恶性肿瘤。

二、禁忌证

无。

三、术前特殊性检查

无。

四、术前准备

患者取仰卧分腿位，消毒医生更换清洁洗手衣，戴外科口罩及手术帽，进行外科洗手。

五、主要步骤

1. 消毒范围　上至肋缘，下至膝盖下缘，腹部两侧至腋中线，会阴部至臀缘，大腿进行环形消毒。

2. 消毒顺序　先使用碘伏棉纱进行下腹部及大腿部的消毒，消毒三遍后更换消毒钳及碘伏纱块再进行会阴部及阴道的消毒。

（1）下腹部：由阴阜向上横行消毒至肋缘，两侧消毒至腋中线。

（2）大腿：由大腿根部至膝盖方向进行环形消毒。

（3）会阴部及阴道消毒：按照小阴唇→大阴唇→阴阜→会阴后联合→阴道的顺序进行消毒，最后一遍消毒肛门区。

3. 铺单

（1）双折中单垫于臀下。

（2）两块中单包裹两条腿至大腿上 1/3。

（3）两块中单对折分别覆盖两腿，四块小单 1/3 折分别覆盖脐、双大腿外侧、肛门上，巾钳固定。

(4) 两块中单对拉盖于上腹部。

(5) 四块中单交叉对拉盖于大腿外侧。

(6) 小单盖于会阴部,四把巾钳固定。

(7) 手术大单覆盖。

六、术中注意事项及要点

1. 注意无菌原则,不可跨越无菌区。

2. 外阴癌的手术范围既包括清洁区域(腹股沟区)又包括清洁 - 污染区域(会阴及阴道),铺单的原则是两部分区域既相互连通又相对隔离。

(李肖璇)

手术名称索引

G

J

K

开腹广泛全子宫切除＋盆腔淋巴结清扫术

030509

开腹广泛全子宫切除＋盆腔淋巴结清扫术（视频）

93

开腹手术消毒铺单技巧

060101

开腹手术消毒铺单技巧（视频）

262

扩大宫颈切除术

030504

扩大宫颈切除术（视频）

81

L

冷刀宫颈锥切术

030503

冷刀宫颈锥切术（视频）

79

Q

钳刮术

020102

钳刮术（视频）

14

X

Y

Z